認知症の
リハビリテーション栄養

若林秀隆　編著

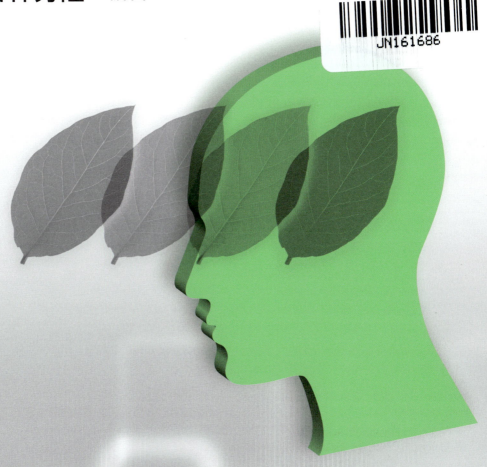

医歯薬出版株式会社

This book was originally published in Japanese
under the title of :

NINCHISHÔ NO REHABIRITÊSHON EIYÔ
(Rehabilitation nutrition for neurocognitive disorders)

Editor :
WAKABAYASHI, Hidetaka
    Assistant Professor, Department of Rehabilitation Medicine,
    Yokohama City University Medical Center

© 2015 1st ed.

ISHIYAKU PUBLISHERS, INC.
    7-10, Honkomagome 1 chome, Bunkyo-ku,
    Tokyo 113-8612, Japan

はじめに

　リハビリテーション栄養に関する8冊目の書籍を，医歯薬出版株式会社から出版させていただくことになりました．今回は認知症をテーマにしました．高齢社会のリハビリテーションでは，介護予防や摂食嚥下障害の対応が重要です．要介護状態や摂食嚥下障害の原因疾患として最も重要なのは，脳卒中，認知症，サルコペニア（運動器疾患，神経筋疾患，低栄養，廃用症候群を含む広義）です．脳卒中とサルコペニアのリハビリテーション栄養に関しては，先行書籍でかなり紹介してきました．一方，認知症に関しては，「リハビリテーション栄養ハンドブック」と「サルコペニアの摂食・嚥下障害」で3～5ページ紹介したのみでした．そのため，認知症のリハビリテーション栄養に関するエビデンスが少ない状況であることを承知のうえで今回，企画しました．

　認知症に対しては，薬物療法とケアが治療の中核です．認知症をリハビリテーションや栄養療法で治すことは困難です．一方，認知症を予防することや進行を遅らせるエビデンスは，徐々に蓄積されています．実際，2014年の診療報酬改定で，認知症患者リハビリテーション料が新設されました．「認知症だからリハビリテーションできなくても仕方ない」「認知症だから拒食や低栄養は仕方ない」という時代ではありません．しかし現在，認知症のリハビリテーション栄養のエビデンスが，臨床現場で認識，活用されているとはいえない状況です．

　認知症が主疾患だけでなく，脳卒中，大腿骨近位部骨折，慢性心不全，慢性呼吸不全，がんなどの併存疾患として認知症を合併する患者も増えています．特に後者の場合，主疾患のリハビリテーション栄養は十分に考慮しても，認知症のリハビリテーション栄養に対する考慮は不十分となりがちです．併存疾患としての認知症対応にも活用してほしいと考えています．

　今回，認知症の診断と治療，認知症のリハビリテーション栄養，主な認知症疾患のリハビリテーション栄養，施設別のリハビリテーション栄養について，リハビリテーション栄養の専門家に執筆依頼しました．認知症の専門家による認知症の先行書籍は多数ありますので，あえて認知症の専門家には執筆依頼しませんでした．大変お忙しい中，執筆してくださった皆様に深謝いたします．執筆に難渋された方も少なくないと感じます．

　日本リハビリテーション栄養研究会（https://sites.google.com/site/rehabnutrition/）の会員数は，2014年11月時点で4000人となりました．今後は健康，機能，活動だけでなく，参加，個人因子，環境因子を考慮したリハビリテーション栄養をより重視するつもりです．リハビリテーション栄養に関心のある方はぜひご入会ください．

　最後に医歯薬出版株式会社の小口真司さんには，今回も企画，執筆，編集などで大変お世話になりました．心より御礼申し上げます．

2015年1月
若林秀隆

【編者】

若林　秀隆　横浜市立大学附属市民総合医療センターリハビリテーション科

【執筆者】

御子神由紀子　東京都保健医療公社大久保病院リハビリテーション科
植木　昭彦　高松協同病院リハビリテーション科
横山絵里子　秋田県立リハビリテーション・精神医療センターリハビリテーション科
東　敬一朗　浅ノ川総合病院薬剤部
古谷　房枝　アルペンリハビリテーション病院新規事業部
若林　秀隆　横浜市立大学附属市民総合医療センターリハビリテーション科
小蔵　要司　社会医療法人財団董仙会恵寿総合病院臨床栄養課
西岡　心大　是真会長崎リハビリテーション病院栄養管理室
吉村　芳弘　熊本リハビリテーション病院リハビリテーション科
鈴木　達郎　産業医科大学病院栄養部
山岸　誠　横浜市立大学附属市民総合医療センターリハビリテーション部
溝部　恵美　横浜市立大学附属市民総合医療センターリハビリテーション部
上野理美子　横浜市立大学附属市民総合医療センターリハビリテーション部
金久　弥生　九州歯科大学歯学部口腔保健学科口腔機能支援学講座
藤原　大　宮城厚生協会坂総合病院リハビリテーション科
嶋津さゆり　熊本リハビリテーション病院栄養管理部
吉田　貞夫　沖縄メディカル病院あがりはまクリニック
荒金　英樹　愛生会山科病院消化器外科
岡田　有司　一般財団法人信貴山病院ハートランドしぎさん栄養部
吉村　由梨　医療法人社団刀圭会協立病院栄養課
髙山　仁子　熊本機能病院診療技術部栄養部
新見　昌央　東京都立墨東病院リハビリテーション科
百崎　良　東京慈恵会医科大学附属第三病院リハビリテーション科
藤本　篤士　渓仁会札幌西円山病院歯科
阿部沙耶香　渓仁会札幌西円山病院診療技術部栄養科
岡村　寛子　渓仁会札幌西円山病院診療技術部栄養科
諸冨　伸夫　港北ニュータウン診療所

（執筆順）

目次

認知症のリハビリテーション栄養

第1章 認知症の診断と治療 ... 1

1. 認知症総論 ... 2
定義 2／疫学 3／原因疾患 4

2. 認知症の症状 ... 8
はじめに 8／認知症の中核症状 8／認知症の行動・心理症状（BPSD） 12／認知症とせん妄・うつ状態との鑑別 14

3. 認知症の診断 ... 16
はじめに 16／認知症の早期診断の必要性 16／認知症診断の流れ 17／問診 17／診察 19／診断の実際 19／診断の告知，診断の確定が困難なときは 25

4. 認知症の薬物療法 ... 26
はじめに 26／アルツハイマー型認知症治療薬 27／BPSDに対する薬物療法 29／認知症の薬物治療とリハビリテーション栄養 31

5. 認知症の人のケア ... 32
はじめに 32／「認知症の人のケア」の目指すところ 32／「認知症を生きる人」のこころ 33／認知症の人のケア 33／認知症の人を支える介護家族に対するケア 36／認知症の人や介護家族を支える援助者へのケア 36／認知症の人の食のケア 36／おわりに 37

第2章 認知症のリハビリテーション栄養 ... 39

1. 認知症のリハビリテーション栄養総論 ... 40
リハビリテーション栄養とは 40／認知症のリハビリテーション栄養評価 41／認知症のリハビリテーション栄養のゴール設定 42／認知症の栄養管理のエビデンス 42／認知症のリハビリテーションのエビデンス 43／認知症のリハビリテーション栄養ケアプラン 44

2. 認知症予防と軽度認知障害のリハビリテーション栄養 ... 48
はじめに 48／認知症予防と栄養素および食品 48／認知症発症予防と運動 51／軽度認知障害のリハビリテーション栄養 52／おわりに 53

3. 認知症と低栄養，および微量栄養素欠乏 ... 56
はじめに 56／認知症患者における低栄養 56／認知症と微量栄養素欠乏 59／おわりに 61

目次

4. 認知機能低下とサルコペニア …………………………………………… 63
はじめに　63／サルコペニアとは　63／認知機能低下とサルコペニアの関連についてのエビデンス　64／認知機能低下とサルコペニア肥満　66／認知機能低下とフレイル　66／高齢リハ入院患者の認知機能とサルコペニアの関連　67／認知機能低下とサルコペニアに対するアプローチ　68／おわりに　70

5. 認知症の栄養療法 ………………………………………………………… 72
はじめに　72／エネルギー必要量　72／認知症における行動因子　74／ストレス因子とストレス係数　75／経口栄養剤　75／栄養投与ルート　76

6. 認知症の作業療法 ………………………………………………………… 79
作業療法とは　79／認知症作業療法のエビデンス　80／認知症に対する作業療法の実際　81

7. 認知症の理学療法 ………………………………………………………… 87
認知症の理学療法・運動療法　87／認知症の理学療法・運動療法のエビデンス　87／認知症の理学療法・運動療法の実際　89／認知症の生活機能障害と理学療法　92／認知症予防と運動　92

8. 認知症の摂食嚥下リハビリテーション ………………………………… 94
認知症の摂食嚥下障害　94／認知症の各タイプの摂食嚥下障害の特徴　95／認知症の摂食嚥下障害への対応　97／摂食嚥下リハビリテーション　97／食事体位や嚥下方法，食物の調整　98

9. 認知症のオーラルケアマネジメント …………………………………… 103
はじめに　103／認知症の口腔機能障害　103／認知症のオーラルケアマネジメントの必要性　104／口腔のアセスメント　105／口腔ケアを受け入れた一症例　110／認知症のオーラルケアマネジメントに関するエビデンスの現状　111

10. BPSDのリハビリテーション栄養 ……………………………………… 115
BPSDの基本的対応　115／BPSDへの対応のエビデンス　116／BPSDに対するリハビリテーション栄養　117

11. 排泄障害のリハビリテーション栄養 …………………………………… 121
排泄とは　121／排便障害と認知症　122／便秘―認知症で問題となりやすい排便障害　122／便失禁の原因について　123／排尿障害と認知症　124／認知症の排泄障害に対するリハビリテーション栄養　126／おわりに　128

12. 認知症の音楽療法 ………………………………………………………… 130
音楽療法とは　130／音楽療法の分類　130／音楽療法のメソッド　131／認知症に対する音楽療法の効果　131／音楽療法士　133／おわりに　134

13. 認知症終末期のリハビリテーション栄養 ……………………………… 136
はじめに　136／認知症の病期分類　136／認知症終末期におけるリハビリテーション栄養138／臨床倫理と法　140

第3章 主な認知症疾患のリハビリテーション栄養 ……… 143

1. アルツハイマー型認知症 …………………………………… 144
アルツハイマー型認知症とは 144／アルツハイマー型認知症の疫学 145／アルツハイマー型認知症の診断基準 145／アルツハイマー型認知症の治療 146／リハビリテーション栄養のエビデンス 146／ステージ別のリハビリテーション栄養 147／ユマニチュードとリハビリテーション栄養 148

2. 血管性認知症 ………………………………………………… 151
血管性認知症とは 151／症状 152／リハビリテーション栄養のエビデンス 152／ステージ別（CDR）のリハビリテーション栄養 153／疫学 154

3. Lewy 小体型認知症 ………………………………………… 159
Lewy 小体型認知症とは 159／疫学 160／診断基準 160／リハビリテーション栄養のエビデンス 160／ステージ別のリハビリテーション栄養 162／症例提示 163／おわりに 165

第4章 施設別の認知症のリハビリテーション栄養 ……… 167

1. 急性期・回復期病院での認知症のリハビリテーション栄養 ……… 168
認知症患者での摂食嚥下障害 168／認知症に対する栄養療法 169／認知症に対するリハビリテーション 170／急性期・回復期病院における認知症リハビリテーション栄養の実際 171／症例提示 171／おわりに 174

2. 療養型病院・施設での認知症のリハビリテーション栄養 ……… 175
認知症患者の現状 175／札幌西円山病院の概要と取り組みの現状 176／症例提示 178

3. 在宅での認知症のリハビリテーション栄養 ……………… 182
リハビリテーション栄養における在宅の認知症患者のポイント 182／症例提示 184／おわりに 186

索引 …………………………………………………………………… 188

第1章

認知症の診断と治療

第1章 認知症の診断と治療

1. 認知症総論

> **ポイント**
> ・認知症とは単に記憶力の低下ではなく，注意障害，遂行機能障害，学習，言語など多数の高次脳機能の障害の疾患である．
> ・わが国では高齢化が進むにつれ，認知症の有病率は増加している．
> ・認知症のなかには治癒し得る認知症があり，見逃さないことが重要である．

定義

認知症の診断には代表的なものとして世界保健機関による国際疾病分類第10版（ICD-10），アメリカ精神医学会による精神疾患の診断・統計マニュアル第5版（DSM-5）などがある．

ICD-10による認知症の定義は「通常，慢性あるいは進行性の脳疾患により生じ，記憶，思考，見当識，理解，計算，学習，言語，判断など多数の高次脳機能の障害からなる症候群」[1,2]となっている（**表1**）．

アメリカ精神医学会ではDSMシリーズを出版しており，2013年にDSMの新版で

表1　ICD-10による認知症診断基準の要約

G1. 以下の各項目を示す証拠が存在し，その結果日常生活動作や遂行能力に支障をきたす 　1）記憶力の低下：新しい事象に関する著しい記憶力の減退，重症の場合は過去に学習した情報の想起も障害される 　2）判断能力の低下：判断と思考に関する能力の低下や情報処理全般の悪化であり，従来の遂行能力水準からの低下を確認する
G2. 周囲に対する認識が基準G1の症状をはっきりと証明するのに十分な期間があること，せん妄のエピソードが重なっている時は認知症の診断は保留する
G3. 以下の項目で1つ以上認める 　1）情緒易変性 　2）易刺激性 　3）無感情 　4）社会的行動の粗雑化
G4. 基準G1の症状が明らかに6カ月以上存在していて確定診断される

（日本神経学会監修：認知症疾患治療ガイドライン2010 コンパクト版2012, 医学書院, 2012, p2）[2]

表2　NIA-AAによる認知症診断基準の要約

1. 仕事や日常生活に支障がある
2. 以前と比較し，遂行機能の低下を認める
3. せん妄や主な精神疾患が否定される
4. 患者あるいは情報提供者からの病歴と客観的認知機能検査により認知機能の低下を認める
5. 認知機能あるいは行動異常は次の項目のうち少なくとも2領域を含む
    1) 新しい情報を獲得し，記憶にとどめておく能力の障害
    2) 推論，複雑な仕事の取り扱いの障害や判断力の低下
    3) 視空間認知障害
    4) 言語障害
    5) 人格，行動，態度の変化

(日本神経学会監修：認知症疾患治療ガイドライン2010 コンパクト版2012，医学書院，2012，p3)[2]

あるDSM-5が出版された．その前のDSM-IV（1994）から19年，DSM-IV-TR（2000）からみても13年ぶりの改訂となった．DSM-5ではDSM-IV-TRまでにはあった「認知症（dementia）」という言葉は差別や高齢者であるという印象を与えるため削除され，「神経認知障害（neurocognitive disorders）」という診断名が新たに記載された．ただし便宜上，「dementia」という言葉は使用してもよいと明記されている．神経認知障害の分類としてせん妄（delirium），大神経認知障害（major neurocognitive disorders），小神経認知障害（mild neurocognitive disorders）の3つに定められ，今回から「健忘」は病名から除外された．なお，従来の認知症にあたるものは大神経認知障害と小神経認知障害である．定義としては「神経認知領域（注意障害，遂行機能障害，学習と記憶，言語，知覚と運動，社会認知）で以前の活動レベルから明らかな低下をきたしたもの」となっている．さらに神経認知領域について障害の重症度と日常生活の自立度により大神経認知障害もしくは小神経認知障害かのどちらかに分類していくことになっている[3]．

ICD-10，DSM-5以外にはアメリカ国立老化研究所とアルツハイマー協会（NIA-AA；National Institute on Aging-Alzheimer's Association workgroup）による診断基準が用いられることがある．これは非アルツハイマー型認知症にも活用ができ，「記銘力障害」「遂行機能障害」「視空間認知障害」「言語障害」「人格と行動の変化」の5領域を同等に評価し，診断していく[2,4]（**表2**）．

疫学

わが国の65歳以上の認知症の有病率は3.8～11.0%とかなりばらつきがある結果になっている．これはわが国ではさまざまな方法による小規模調査が主体で，全国規模で同一の方法で同時の調査は行われず，調査地域の高齢化率も影響を与えていると考えられる．年齢別の調査報告では65～69歳での有病率は1.5%だが，以後5歳ごと倍に増加し，85歳では27%に達している[5]．また，別の報告では85歳以上は3人に1人，90歳では半数以上[6]とされている．今後高齢化が進むにつれ有病率は増加し，また患者数も増加し，2025年には470万人まで増加すると予想されている[5,6]．

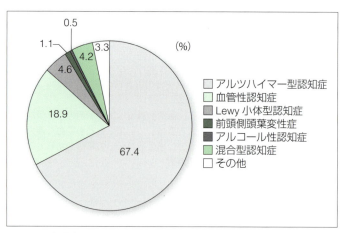

図1 高齢者認知症の病型頻度　　　　　　　　　　　（朝田，2011）[6]

表3 治癒し得る認知症

脳外科疾患	正常圧水頭症，慢性硬膜下血腫，脳腫瘍，頭部外傷
中枢神経の炎症性疾患	神経梅毒，脳炎
代謝・内分泌疾患	甲状腺機能低下症，副甲状腺機能低下症，亢進症，ビタミン欠乏症，電解質異常症，血糖異常（低血糖，高血糖）
自己免疫疾患	多発性硬化症，神経ベーチェット病
内臓疾患	肝性脳症，透析脳症
中毒性疾患	薬物（抗がん剤，向精神薬，抗痙攣薬），アルコール，金属

　認知症の原因疾患は，1980年代まで血管性認知症が最多とされたが，近年はアルツハイマー型認知症が最も多い（**図1**）[6]．性差については，アルツハイマー型認知症は女性に，血管性認知症は男性に多い傾向がある．

原因疾患

　認知症はかつて，治らない不可逆的な疾患と考えられていたが，慢性硬膜下血腫，正常圧水頭症など外科的手術によって治癒し得る疾患，代謝・内分泌疾患，自己免疫疾患など改善の可能性がある疾患が原因である場合がある（**表3**）．治癒し得る認知症を見落として漫然と診療を行うと不可逆的な認知症になることもあり得るので正確な診断が必要である（**図2**）．また，後述する軽度認知障害の状態か認知症の状態かを診断することも重要である．

1）軽度認知障害

　当初，軽度認知障害（mild cognitive impairment；MCI）は1996年にPetersenらにより定義された記憶障害を中心とした概念であった[7]が，その後，幾度か概念の変遷があり，現在では記憶障害とその他の認知機能（言語，遂行機能，視空間機能，注意力など）の障害の有無で4つのタイプに分類されている（**図3**）[2]．MCIはDSM-5では小神経認知障害と概念が近似していると思われる．わが国では認知症ではないが，正常ともいえない状況と認識されている．

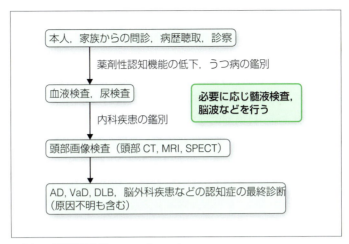

図2 認知症診断フローチャート

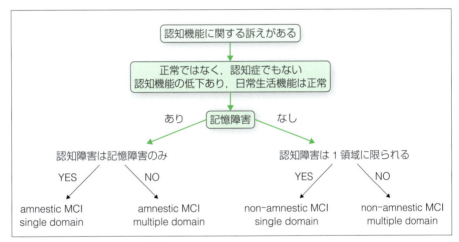

図3 MCIのサブタイプ診断のためのフローチャート
(日本神経学会監修：認知症疾患治療ガイドライン2010 コンパクト版2012，医学書院，2012，p108)[2]

　MCIの一部では，近年アルツハイマー病の病理の基本であるアミロイドがMCIの段階で既にプラトーに達していることが明らかになった[8]．MCIから認知症には年間10％移行していくといわれている．しかし，MCIと診断されたものの10％は最終的に認知症に進行しないといわれている．MCI自体の診断方法は確立したものはなく，まず認知症でないことを確認する．次に記憶，言語，遂行機能，視空間機能，注意力などの検査を行い，年齢，性別を考慮した平均値から1 SDもしくは1.5 SD下回っていたらその機能障害と判断する．またMCIと診断しても前項で述べたように原因が治療可能な疾患である可能性もあるので見逃さないことが重要である．また，うつ病などの精神疾患である可能性も疑う必要がある．
　以下に代表的な認知症疾患について説明する．

2）アルツハイマー病

　アルツハイマー病（Alzheimer's disease；AD）は進行性の認知症をきたす疾患で，

年齢が高くなるほど発症は高くなり，65歳以上は有病率が高くなる．症状は記憶障害で発症し，特に近時記憶が障害されやすい．それ以外には言葉の表出困難，理解障害といった言語障害，計算障害がみられる．進行すると判断能力の低下，遂行機能障害が出てくる．行動心理症状（BPSD）としては，無気力，易刺激性，妄想が認められる．病理学的には大脳皮質に老人斑（アミロイドβ蛋白の沈着），神経原線維変化（主要構成成分は過剰にリン酸化されたタウ蛋白）を大量かつ広範囲に認める．画像診断では頭部CT，MRIで内側側頭葉，海馬の萎縮，SPECTでは両側側頭葉と後部帯状回の血流低下がみられる．髄液検査ではAβ42の低下，総タウ蛋白あるいはリン酸化タウ蛋白の上昇を認める．しかしながら実際の臨床では髄液検査は侵襲があるため行わないことが多い．認知機能障害に対する治療としてはコリンエステラーゼ阻害薬であるドネペジル，リバスチグミン，ガランタミン，NMDA受容体阻害薬であるメマンチンがある．しかし，いずれも根治治療ではなく，ドネペジルなどコリンエステラーゼ阻害薬は食思不振，嘔吐，不眠症など，またメマンチンにはめまいなどの副作用がある．そのため，投与する時は家族と相談してから開始し，臨床症状の経過をみながら投与量を調整するのが望ましい．

3）血管性認知症

血管性認知症（vascular dementia；VaD）はADとともに高齢者の認知症の大部分を占めている．認知症だけでなく，パーキンソニズム，前頭葉徴候，排尿障害，うつ症状，麻痺などを呈することがある．ADとVaDを症状に関して比較してみるとVaDはうつ症状，不安，行動遅滞，遂行機能障害の低下がADより多く，記憶障害の低下はADより軽度であるといわれる．VaDには病変による分類があり，NINDS-AIRENの国際ワークショップで提唱された分類が広く用いられている[9]（**表4**）．治療としてVaDの認知機能障害に対して保険適応外であるが，コリンエステラーゼ阻害薬であるドネペジル，リバスチグミン，ガランタミン，NMDA受容体阻害薬であるメマンチンなどで効果があったという報告がされている．

4）Lewy小体型認知症

Lewy小体型認知症（dementia with Lewy bodies；DLB）は認知症に加え，幻視，パーキンソニズム，レム期睡眠行動異常，一過性の原因不明の意識障害がみられる．パーキンソニズムを認める場合，認知症がパーキンソニズムより前か同時に発症している場合にDLBと診断する（ちなみにパーキンソニズムが先行する時は認知症を伴うパーキンソン病と定義されている）．病理学的にはパーキンソン病でみられるLewy小体が大脳皮質にも認められる．画像診断では頭部CT，MRIで大脳の萎縮は軽度ではあるが，脳血流SPECTで後頭葉の血流低下を認める．MIBG心筋シンチグラフィーではパーキンソン病と同様にMIBGの心臓への取り込みの低下がみられる．治療は現時点では保険適応外であるが，コリンエステラーゼ阻害薬であるドネペジルで効果がある．

5）前頭側頭葉変性症

前頭側頭葉変性症（frontotemporal lobar degeneration；FTLD）は過去にはPick小体を認めることでPick病といわれていた．現在はPick小体の有無で分類するのではなく，臨床症状と前頭葉ないし側頭葉あるいは両方が神経細胞脱落によって萎縮する疾患群として定義されている．症状として性格変化，行動異常（脱抑制，性的逸脱

表4　NINDS-AIREN 診断基準によるVaD分類

多発梗塞性認知症	大脳皮質・白質を含む比較的大きい多発性脳梗塞による認知症
認知症発現部位の単一病変の梗塞による認知症	認知機能に影響を与える部位（海馬，視床，側頭葉白質，前頭葉白質）に脳梗塞を発症したため生じる認知症
小血管病変性認知症	多発性ラクナ脳梗塞とBinswanger病がある．Binswanger病は血管性認知症の原因としては最も多い．発症は緩徐である．
低灌流性認知症	心停止などにより脳への血流が低下し，脳全体の虚血により発症する認知症
脳出血性認知症	脳出血，慢性硬膜下血腫，くも膜下出血などによる認知症

行為，食行動異常など），進行性非流暢性失語症，意味性認知症（文章は理解できるが，単語の意味の記憶の低下が出現すること）があげられる．性格変化，行動異常は初期から出現し，発症年齢は他の認知症と比較すると50〜60歳代と若いため，患者の介護負担が多いといわれ，患者本人だけでなく，家族にも指導，支援が必要である[10]．認知症状を改善させる薬はなく，行動異常に対してセロトニン再取り込み阻害薬が効果があるという報告[11]もあるが，現時点ではまだ保険適応外である．（**御子神由紀子**）

文献

1) World Health Organization：International Statistical Classification of Disease and Related Health Problems, 10th Revision, Geneva：World Health Organization, 1993.
2) 日本神経学会：認知症疾患治療ガイドライン2010 コンパクト版2012，医学書院，2012，pp2-3, 108-109.
3) 日本精神神経学会日本語版用語監修：DSM-5 精神疾患の診断・統計マニュアル，医学書院，2014, pp594-602.
4) Mckhann GM et al：The diagnosis of dementia due to Alzheimer's disease：Recommendations from the National Institute on Aging- Alzheimer's Association workgroups on diagnostic guidelines for Alzheimer's disease. *Alzheimers Dement* **7**：263-269, 2011.
5) 下方浩史：我が国の疫学統計，痴呆症候学3．日本臨床 **62**（増刊号4）：121-125, 2004.
6) 朝田 隆：厚生労働科学研究費補助金認知症対策総合研究事業 認知症の実態把握に向けた総合的研究，2011.
7) Petersen RC et al：Mild cognitive impairment；clinical characterization and outcome. *Arch Neurol* **56**：303-308, 1999.
8) Albert MS et al：The diagnosis of mild cognitive important due to Alzheimer's disease：Recommendations from the National Institute on Aging- Alzheimer's Association workgroups on diagnostic guidelines for Alzheimer's disease. *Alzheimers Dement* **7**：270-279, 2011.
9) 水野美邦：神経内科ハンドブック，第4版，医学書院，2010, pp168-169.
10) Kumamoto K et al：Problems family caregivers encounter in home care of patients with frontotemporal lobar degeneration. *Psychogeriatrics* **4**：33-39, 2004.
11) Ikeda M et al：Efficacy of fluvoxamine as a treatment for behavioral symptoms in frontotemporal lobar degeneration patients. *Dement Geriatr* **17**：117-121, 2004.

2. 認知症の症状

> **ポイント**
> - 認知症の症状には,「中核症状」と「行動・心理症状(BPSD)」がある.
> - 認知症の中核症状は,記憶障害,見当識障害,遂行機能障害,失語,失行,失認などがある.
> - BPSDは精神症状や行動面の症状の総称で,行動症状と心理症状に分かれる.

はじめに

　認知症の症状には,認知症患者に程度の差はあれ必ず認められる「中核症状」と,患者によって差があり,身体状況や環境によって影響される「周辺症状」がある.周辺症状は,幻覚・妄想などの心理症状と脱抑制などの行動異常からなり,最近では,認知症の行動・心理症状(behavioral and psychological symptoms of dementia;BPSD)とよばれている.認知症の中核症状と周辺症状を合わせたものが,認知症患者の症状となる.

認知症の中核症状

　脳の神経細胞が壊れることにより直接生じる症状で,認知機能障害と同じ意味であり,程度や発症の差はあるがすべての認知症患者に何らかの症状が認められる.脳の器質的障害により生じているため,一般的に病状が進行すれば症状も徐々に進行していく.具体的には,記憶障害,見当識障害,遂行機能障害,失語・失行・失認などがある.DSM-IVの認知症をきたす疾患の診断基準では,記憶障害と,失語・失行・失認・遂行機能障害が1つ以上あることだった.DSM-5では,①複雑性注意,②実行機能,③学習と記憶,④言語,⑤知覚-運動機能,⑥社会的認知能力の6つの認知領域のうち1つ以上が障害され,日常生活で自立できないことが診断基準となり,記憶障害が必須ではない[1].

　最初は軽度の記憶障害から発症することが多い.中核症状の進行とともに,生活機能障害が進行していくが,最初は仕事や社会活動など対外的なことから障害される.

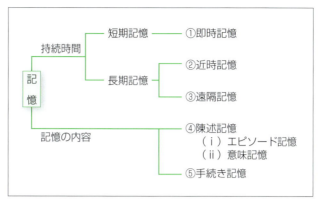

図1 記憶の分類

次に調理や掃除，洗濯などの家事動作，そして買い物・電話をかける，電気製品の使用などの手段的ADLが低下する．その後入浴・更衣・食事動作・歩行などのADLが低下し，最終的には排泄や嚥下などが自力でできなくなる．これらが数年かけて徐々に進行していく．

1）記憶障害

　記憶障害では新しいことが覚えられない，以前に覚えていたことを思い出しにくいなどの症状がみられる．短期記憶である，①即時記憶（約1分間保持する能力：物を提示した後にすぐ思い出させたり，数字の復唱などで確認できる）と，長期記憶である，②近時記憶（数分覚えておく能力：3つの物品を記憶させ，数分後に想起させる），③遠隔記憶（数日～数十年保持する能力：発症する以前に覚えた，個人の生活史や歴史的事柄：家族構成や職業，歴史的事件を聞く）の3つがある（**図1**）．

　また，記憶の内容別に，④陳述記憶（学習によって獲得された事実や知識に関する記憶），⑤手続き記憶（身体の動きで覚えている記憶，自動車運転や楽器演奏など）に分類される．陳述記憶には（ⅰ）エピソード記憶（自分の生活史や，自分が経験した出来事などに関する記憶），（ⅱ）意味記憶（日常生活に必要な一般的な知識の記憶）がある．

　アルツハイマー型認知症では早期より近時記憶の障害が目立ち，症状が進行すると即時記憶や遠隔記憶が障害されていく．また，エピソード記憶は認知症全般で障害されることが多いが，手続き記憶は保持されやすい．前頭側頭葉変性症（FTLD）の一表現型である意味性認知症（semantic dementia）では，意味記憶の障害が特徴的である[2]．

2）見当識障害

　見当識障害とは，現在の年月日や時刻，自分のいる場所，人間関係などの基本的な状況を把握することが曖昧になることをいう．記憶障害と並んで比較的早期から生じる症状で，「時間→場所→人」の順番で進行する．時間的見当識が低下すると，最初は予定の行動ができない，外出の時間に準備ができない，長時間待てないなどの症状が出現する．進行すれば時間だけでなく日付や季節，年単位となり，何度も今日は何日かと質問したり，服装が季節にあっていない，自分の年齢が分からないなどの症

表 1　認知症にみられる失語の種類と特徴

失語の種類	特徴
健忘性失語	換語障害，語想起障害を呈するが，発話は流暢で言語理解は良好．
超皮質性感覚性失語	他の人が言った語や句を繰り返す反響言語を特徴とし，言語理解は著しく障害されている．発話は流暢．
運動性失語	非流暢な発話，発話量の減少，構音の障害，言語理解は比較的保たれる．
語義失語	超皮質性感覚性失語に似ているが，語の意味が理解できないことを特徴とする．

(日本神経学会監修：認知症疾患治療ガイドライン 2010，医学書院，2010，p29)[2]

状になる．中等度になると場所や方向の見当識障害が出現する．重度になると人間関係の見当識障害が出現し，夫や子どもなどの身近な家族が分からなくなる．

3）遂行機能障害（実行機能障害）

　遂行機能とは，物事を論理的に考えたり，順序立てて考え，状況を把握して行動に移す思考・判断力のことをいう．ある課題を達成するためには，目標を決め，計画を立て，意志決定を行い，必要な情報を念頭に置きながら，あれこれ試行錯誤を行い，時には常識にとらわれずに，課題に柔軟に対応することが必要である．これを遂行（実行）機能といい，主に前頭前野で行われている．遂行機能障害が生じると，料理が手順どおりにできない，電話をしながらメモが取れないなどがみられるが，初期の認知症では料理の味が変わるなどで気づくことがある．考えるスピードが遅くなる，決断ができない，1つのことにしか集中できない，複雑な目的行動が困難になったりあきらめたりする，日常と異なる環境下で混乱する，などの症状が生じる．血管性認知症では前大脳動脈の閉塞で前頭前野が早期から障害される場合があり，前頭側頭型認知症でも早期に障害される．

4）失語（表1）[2]

　聴く，話す，読む，書くなど，言葉を利用したコミュニケーションが障害された状態で，しゃべりたい言葉がうまく話せない，言葉の意味が理解できないなどの症状がある．認知症でみられる失語には，健忘性失語，超皮質性感覚性失語，運動性失語，語義失語などがある．アルツハイマー型認知症では健忘性失語が多くみられる．意味性認知症では語義失語，前頭側頭型認知症では反響言語を特徴とする超皮質性感覚性失語を生じる[2]．

5）失行（表2）[2]

　麻痺などの運動機能の障害がないにもかかわらず，目的に合った動作や行動がうまく行えなくなった状態をいい，主に頭頂葉の障害でみられる．目的とする行為を理解し，対象が理解でき，運動器の障害がないにもかかわらず，目的に沿って運動を遂行できない状態となる．具体的には，箸が使えない，歯ブラシで歯を磨けない，などの症状が起こる．立方体が模写できなくなる構成失行や服が着られなくなる着衣失行はアルツハイマー型認知症で多く，肢節運動失行や観念運動性失行，観念性失行は大脳皮質基底核変性症（CBD）でしばしば出現する[2]．

6）失認（表3）[2]

　感覚機能の障害がないにもかかわらず，人や物体の認識がうまく行えない状態をい

表2 失行の種類と特徴

失行の種類	特　徴
構成失行	空間的形態処理の障害，立方体の模写，積み木の組立の障害がみられる．
着衣失行	衣服がうまく着られない，障害は着衣に限られる．検査時だけでなく，日常生活でもみられる．
肢節運動失行	動作の拙劣症．運動麻痺や錐体外路症状，運動失調はない．
観念運動性失行	検者の口頭命令に従った動作や，模倣がうまくできない．日常生活上の自発的動作は行うことができる．
観念性失行	複数の対象物を用いたいくつかの運動からなる系列行為で障害が明らかになる．

（日本神経学会監修：認知症疾患治療ガイドライン 2010，医学書院，2010，p30）[2]

表3 失認の種類と特徴

失認の種類	特　徴
視覚性失認	視力・視野が保たれているにもかかわらず，視覚的に提示された物品がわからない．
視覚性認知障害	物体の大きさや形の弁別，錯綜図の同定ができない．
地誌的失見当識	熟知しているはずの場所や風景がわからない（街並失認）．熟知しているはずの道順を説明できない，地図が描けない（道順障害）．

（日本神経学会監修：認知症疾患治療ガイドライン 2010，医学書院，2010，p30）[2]

表4 認知症症状を呈する疾患と認知症症状の特徴

疾　患	認知症症状の特徴
Alzheimer 病（AD）	記憶障害，健忘性失語，着衣失行，構成失行
Lewy 小体型認知症（DLB）	視覚性認知障害，構成失行
前頭側頭型認知症（FTD）	遂行機能障害，超皮質性感覚性失語
進行性非流暢性失語	運動性失語
意味性認知症	語義失語
大脳皮質基底核変性症（CBD）	肢節運動失行，観念運動性失行，運動性失語

（日本神経学会監修：認知症疾患治療ガイドライン 2010，医学書院，2010，p31）[2]

う．目の前に提示された物品がわからない，よくわかるはずの場所に行けず道に迷うなどがある．アルツハイマー型認知症で進行性の視覚性失認や道に迷う地誌的失見当識がしばしば出現する．Lewy 小体型認知症（DLB）では，視覚性認知障害がよくみられる．

7）疾患別にみられる主な認知症症状（表4）[2]

主な認知症の疾患に特徴的な症状を表4に示す．

認知症の行動・心理症状（BPSD）

BPSDは，感情・意欲の障害・幻視・妄想などの精神症状や行動面の症状の総称であり，観察に基づいて理解できる行動症状と，患者や家族との面接に基づく心理症状の2つに分かれる（**表5**）[1]．これらの症状は，「中核症状」と対比させて「周辺症状」とよばれていた．国際老年精神医学会が1999年に，認知症患者にみられる認知，思考内容，気分，および行動の障害を表す用語としてのBPSDを定義した[3]．

原因として，中核症状による歪んだ外界認知に，患者の性格・素質・周囲の環境・人間関係・心理的状況などが複合的に作用して起こる．中核症状の進行に伴い記憶力や見当識・判断力が低下し，不安な状況の打開を図るために第三者からは異常と思える行動に及ぶ．それが周囲との軋轢を生むことで不安状態が進行し，さらに症状を進行させていく．患者にとってはBPSDの症状は周りの世界に適合しようと苦しみもがいている結果であり，患者の苦痛を緩和する観点からかかわることが重要である．

どの認知症患者にも起こるものではないが，その症状は非常に多岐にわたり，多数の症状が同時にみられることも珍しくない．BPSDは，非薬物的な介入や薬物療法で症状が改善・消退する可能性があり，早期発見と早期対応で症状悪化を防ぐことが重要である．また，BPSDが悪化すると認知症患者の介護を困難にする要因となるため，早期からの適切な対応が必要であり，改善そのものが介護負担の軽減に直結する．

アルツハイマー型や血管性よりもLewy小体型や前頭側頭型で多くみられる．また，アルツハイマー型では物とられ妄想が多く，幻視や誤認はLewy小体型で，反社会的行為（万引きなど）は前頭側頭型で特徴的である．

1）不安

不安とは漫然とした恐れであり，軽度の認知症患者の場合，認知機能障害の悪化に対して病識をもち，不安に思い始めることがある．自分の財産や，記憶を含む健康状態を憂慮し，日常生活の細かいことにも不安が広がる．認知症の進行により，患者がこれらの不安を歪曲した形で認識してしまい，焦燥や徘徊など他の問題行動につながっていく．症状として必要以上に繰り返し尋ねたりするため，介護者にとって大きな負担となる．自分1人が取り残される不安もみられ，1人になるのを異常に怖がったり，屋内でも介護者や家族のあとを付きまとったりする[2]．

2）焦燥（agitation）

一般的には苛立ち，焦ることを意味するが，agitationの意味としてはより幅広く，状況に不適当な言語，音声，運動上の行動をとることをいう．このため，心理症状，行動症状両方に関係する．具体的には，不平を言う，奇妙な音を出す，無視する，物を隠す，部屋の中をうろうろする，言語的・身体的暴力をふるうなど幅広い．

3）幻覚

認知症患者の幻覚は介護者を最も悩ませる症状の1つである．幻覚で多いのは幻視であり，人や動物が幻視としてみられることが多く，Lewy小体型認知症に特徴的である．他にも，幻聴・幻臭・幻触・幻味などがある．

表5 認知症の行動・心理症状（BPSD）の分類

行動症状	活動性の障害：焦燥，不穏，多動，徘徊，収集，無目的な行動 攻撃性：言語性（暴言），身体性（暴力） 叫声（鋭く叫びたてる） 性的脱抑制 摂食障害：異食，過食，拒食 日内リズムの変動：夕暮れ症候群 睡眠と覚醒の障害：不眠，レム睡眠行動異常 文化的に不適切な行動
心理症状	焦燥，不安，うつ症状，アパシー，感情不安定，興奮 妄想：物盗られ妄想，被害妄想，嫉妬妄想 誤認：自分の家ではない，配偶者が偽物，鏡徴候 幻覚：幻視，幻聴，幻臭，幻触 器質的パーソナリティ障害：人格変化

(三好，2014)[1] を改変

4) 妄想・誤認

妄想は，Levy 小体型＞アルツハイマー型＞血管性で頻度が高い．妄想の種類では物盗られ妄想・侵入妄想が最も多く，見捨てられ妄想も比較的多い．配偶者が浮気しているという嫉妬妄想も時々みられる．認知症の妄想は，非現実的で奇妙なものは少ないが，内容が変化しやすく，短絡的なものが多い．物盗られ妄想では，記憶障害のために大切な物をどこに収納したのかわからなくなったことが妄想形成の原因となり，嫉妬妄想も配偶者の自分に対する態度の変化が原因となる．妄想の対象は，家族や介護者など身近な人物であることが一般的で，適切な対処がなければ患者との人間関係が悪化し介護困難になることも多い．

誤認は，妄想性誤認症候群ともいわれ，よく知った人が他人と入れ替わる，家族が他人にみえてしまう，同じ人が姿を変えて現れる，自分と他人が入れ替わる，自分が何人もいる，鏡に映った自分は他人であるなどと妄想によって誤認してしまう状態の総称である．

5) うつ症状・アパシー

脳の器質的変化はうつ病を起こしやすい．認知症も原因は脳の器質的な疾患であり，合併症としてうつ症状が出現する．アルツハイマー型の初期にはうつ症状の発症が多い．将来への不安や自責の念，焦燥からしばしばうつ症状を合併するが，非特異的な気分変調タイプのうつ症状が多い．アパシー（無為）は，これまで行っていた趣味や社会活動への興味を示さなくなり，周囲に対する関心が低下する．進行すると家事などの日常生活も面倒になり，自宅でごろごろしているようになる．自発性や意欲が低下している状態で，アルツハイマー型では初期から後期まで高頻度にみられる[3]．

6) 暴言・暴力（攻撃性）

大声で叫ぶ，罵るなどの暴言や，叩く，押す，ひっかく，噛むなどの暴力は，周囲が最も対応に苦慮する症状の1つである．認知機能障害が高度な男性や，対人関係の苦手な患者でみられやすい．前頭側頭型ではアルツハイマー型より暴言の頻度は高い．家族や介護者との人間関係で失敗を指摘されたり，非難され自尊心が傷つけられたとき，行動を制止させられたり命令されたときなどに多く出現するため，介護者の

対応により改善する可能性もある．重度の場合は薬物療法なども必要である[2]．

7）徘徊

不安や落ち着きのなさでじっとしていられないために動き回ったり，地誌的失見当識のためにさまよい歩いてしまうことがある．介護者が目を離した隙に外に出て行き，事故に遭う可能性もあり，介護者に心理的・時間的に大きな負担がかかる．屋内に閉じ込めることは難しく，自宅での生活が困難となる場合もある．睡眠・覚醒の障害から徘徊になることも多いため，睡眠コントロールも重要である．

8）不穏

落ち着かず穏やかでない状態である．入院や入所など急な環境変化で出現することが多い．まずは非薬物的にアプローチするが，効果がない場合は薬剤療法も検討する．

9）性的脱抑制

認知症患者においては，不適切な性的言動がみられることもあるが，行動までに至ることはそれほど多くない．地誌的失見当識や着衣失行，陰部の疾患などが原因で起きた行動が，周囲に性的問題行動ととられることもあり，原因の分析が重要である．ただ，問題となる性的行動には毅然と対応する必要がある．

10）摂食障害

認知症の摂食障害では，異物を食べる異食，食事をとったことを忘れて食べてしまう過食，自発性が減少し，介助で口に入れても飲み込まない拒食などがある．過食はアルツハイマー型で時にみられ，拒食は重度の認知症で自発性の低下により出現することが多い[1]．

11）夕暮れ症候群（sundowning）

老年期の認知症において，夕方から夜間にかけて精神症状の悪化，行動障害の増悪がみられる現象を「夕暮れ症候群」という．夕方から夜間にかけて，焦燥，興奮，不安，見当識障害がみられ，徘徊や不穏がひどくなるなど行動症状が増悪する．午前から昼間にかけて過剰な睡眠がしばしばみられる．せん妄や薬剤使用が原因の1つといわれており，適切な薬剤使用と睡眠リズムの調整が重要である[1]．

中核症状とBPSDを図式化すると，**図2**のようにまとめられる．

認知症とせん妄・うつ状態との鑑別

せん妄は意識障害による急性の精神症状で，注意の集中や維持が困難となり，不穏・易刺激性，暴言，幻覚などが出現し，理解や判断が困難となる状態である．疾患や環境変化，薬剤の影響などが原因となることが多く，短期間で急激に発症し，症状が変化する．特に夕方から夜間に増悪することが多く，数日〜数週間続く[2]．

うつ病やうつ状態による偽性認知症は，うつ気分を訴えず，動作・思考緩慢や集中困難となり記憶力の低下や判断の障害が起こり，自覚症状として記銘力障害を訴えることがある．症状は発症後に進行し，日内変動がある．記憶障害が中心で，過去も現在の記憶も同様に障害される．患者自身に自覚症状があるため，自分の記銘力障害を嘆くことが多く，質問に対しても「わからない」と答えることが多い[2]．一般的な認知症との違いを（**表6**）[2]に示す．

（植木昭彦）

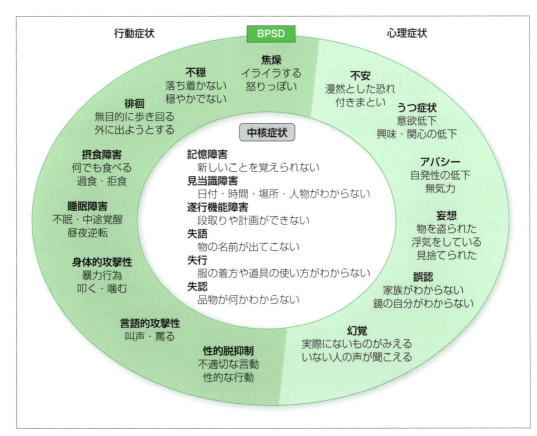

図2 認知症の症状

表6 せん妄,うつ状態（偽性認知症）と認知症の鑑別の要点

	せん妄	うつ状態（偽性認知症）	認知症
発症	急激	日時がある程度明確	緩徐
初発症状	錯覚・幻覚・妄想・興奮	記憶力低下	記憶力低下
日内変動	あり，夕方や夜間に悪化	あり	変化に乏しい
持続・経過	数日〜数週間で変化大きい	数時間〜数週間で進行する	永続的で緩徐進行性
身体疾患	合併が多い	特になし	時にあり
薬剤や環境の関与	しばしばあり	時々あり	なし
症状の内容	興奮し理解や判断が困難	昔も最近の記憶も障害	最近の記憶の障害中心
自己評価	困難	自分の能力低下を嘆く	自分の能力低下を隠す
言語理解・会話	支離滅裂で困難．暴言あり	困難でない．質問に「わからない」と答える	困難．誤った答えや作話，取りつくろい反応あり

（日本神経学会，2010）[2] を参考に作成

文献

1) 三好功峰：認知症—正しい理解と診断技法．中山書店，2014，pp27-46，51-59．
2) 日本神経学会監修：認知症疾患治療ガイドライン 2010．医学書院，2010，p9，pp24-36．
3) 髙橋 智：認知症の BPSD．日老医会誌 48：195-204，2011．

第 1 章 認知症の診断と治療

3. 認知症の診断

> **ポイント**
> ・認知症であるかどうかの診断と認知症の原因疾患・病態の診断を区別して行う．
> ・疾患の診断に加えて，認知症の経過に影響する要因も検討する．
> ・補助診断として画像診断や心理検査などの評価も必要に応じて行う．

はじめに

　認知症は，認知機能が持続的に低下して日常生活や社会生活に支障をきたす状態である．世界保健機関による国際疾病分類第 10 版（ICD-10）の定義では，「通常，慢性あるいは進行性の脳疾患によって生じ，記憶，思考，見当識，理解，計算，学習，言語，判断など多数の高次大脳機能の障害からなる症候群」とされる[1,2]．大多数の認知症は，加齢による生理的な衰えに重畳して生ずる病的変化である．日常で診療する認知症患者の多くは，認知症疾患と同時にさまざまな疾患を抱える高齢者であり，栄養状態や生活環境の悪化で著しく生活能力が低下する．リハの立場では，認知症の診断を疾患名の特定のみに留めず，加齢，栄養，活動，環境の側面から，認知症に影響する要因も検討することが必要である．アルツハイマー型認知症（AD），血管性認知症（VaD），Lewy 小体型認知症（DLB）診断の詳細は他項をご参照いただき，本項では一般的な認知症の診断や検査について概説する．

認知症の早期診断の必要性

　認知症は診断基準に基づく厳密な診断も大切だが，認知症の疑いがあるか，または軽度の段階からの多面的な早期介入が重要である．認知症の早期診断の意義は以下のようにまとめられる．①治療可能な認知症を診断し，非可逆的な状態になる前に的確な治療を行う，②早期から認知症に伴う合併症のリスク管理や，認知・身体機能悪化予防のためのリハや環境的介入を行うことで，機能的な悪化を軽減する可能性がある，③患者や家族へ典型的な認知症の症状や経過などの情報を提供することにより，今後の変化に対する心理的な準備期間をもつことができる，④予測される状態に応じて適

切な福祉サービスの指導を行い，家族の介護負担を軽減する，⑤軽度から中等度のADやDLBでは，進行抑制効果が期待できる薬剤治療を行う，である．

認知症診断の流れ

認知症は病名としても使われるが，厳密にいえば認知症は症状を表す用語である．ADなどの認知症疾患は認知症の下位分類に位置づけられる．認知症の診断では，まず認知症であるかどうかの診断と，認知症の原因疾患の診断を区別する必要がある．認知症の診断は病歴や症状に基づいて可能だが，疾患の確定診断にはある程度の専門的な知識や検査を要する．①認知症であるかないか，②原因疾患・病態の特定，③重症度の評価〔認知機能や日常生活活動（ADL）など〕，④認知症の経過に影響する要因の検討（加齢，併存疾患，薬剤，環境，活動性など），をふまえて診断を進める（**表1**）．

認知症の診療では，一般的な内科や外科疾患と異なる点がある．まず患者本人に病識がない場合や，自分の症状を正しく訴えられないことがある．また，診断の補助となる心理検査の成績には，年齢，教育水準，文化的背景が影響し，個人差が大きい．認知機能が年齢平均的な範囲でも，以前の水準と比較して低下しているかどうか，主観的，客観的な評価を要する．認知症に対して本人や家族が強い負のイメージや不安をもつことが多い点にも注意する．

認知症の診療を行う機会には，本人や家族が物忘れを主訴に受診する，外来の再来で認知症を発症する，入院中や施設療養中，などがある．外来はできれば予約制として待ち時間を短縮する．外来の初診患者では家族がどのように患者に説明して受診したか予め確認し，本人に病識がない場合は「認知症の予防のために，脳と身体の健康診断をしましょう」などと説明する．診察時は家族にも同席して状況をみてもらい，実際の状態を認識してもらう．プライドや心情を尊重し，説明や指示は平素よりも意識して，笑顔で，穏やかに，はっきり，ゆっくり，簡潔に行う．患者は注意を集中できる時間が短いことが多く，問診や診察は効率的に行う．入院中であれば，患者の生活リズム，体調にも配慮する．再来患者は雑談のなかでさりげなく見当識や記憶を診察するとよい．「ところで今日は何曜日でしょう」「料理がお得意ですよね．昨日の夕食は何でしたか」などの質問をする．

問診

患者の訴えや病歴が正しい情報かどうか判断するため，事前に付添者や家族から情報を聴取し，次いで本人へ問診することが望ましい．認知症の中核症状（記憶障害，失見当識，失語，失行，失認，注意障害，遂行機能障害など），認知症の行動・心理症状（behavioral and psychological symptoms of dementia；BPSD）の陽性症状（活動性亢進症状）である暴言，暴力，興奮，脱抑制，幻覚，妄想，徘徊，帰宅願望，拒絶反応，常同行動，作話，多幸症や，陰性症状（活動性低下症状）である自発性低下，不安，うつ症状，睡眠障害，発話の減少などについて尋ねる．先に問診票で必要な情

表1 認知症診断の流れ

認知症であるかないか 　生理的な加齢，せん妄，精神疾患，意識障害などとの鑑別
- 病歴の聴取（家族，本人から）
- 本人の問診，診察（一般身体所見，神経学的所見）
- 認知機能のスクリーニング検査

↓

原因疾患，病態の特定 　（DSM-5の下位分類）
- 画像検査（脳形態画像，脳機能画像，一般撮影など）
- 血液生化学などの臨床検査，
- 生理学的検査（脳波，心電図など）

↓

重症度の評価
- 記憶（記銘，近時記憶，長期記憶など）
- 認知機能（失語，失行，視空間認知，注意，遂行機能障害など）
- 周辺症状（BPSD）
- ADL，介護負担度
- 全体的な重症度

↓

認知症に影響する要因の検討
- 併存疾患（臓器不全，代謝障害，感染症など）
- 加齢（生理的な知的機能低下，体力低下，視力低下，難聴など）
- 栄養状態（低栄養，欠乏性疾患など）
- 活動性（廃用症候群，運動機能障害，疼痛など）
- サルコペニア（筋量低下，筋力低下，摂食嚥下機能低下）
- 薬剤（向精神薬，睡眠薬，抗うつ薬，抗コリン剤など）
- 環境（家族構成，介護状況，経済的問題など）

↓

診断，今後の方針の説明
- 経過観察
- 治療開始
- 専門医へ紹介

報を確認するとよい．問診では，①主訴，随伴症状：物忘れ以外に，運動症状，嚥下障害，病識の有無，症状の変動なども確かめる，②症状の発症様式：突発性か，緩徐発症か（潜行性で不明確なことも多い），③進行性：進行なしか，緩徐進行性か，亜急性，急性の進行か，④ADL：どの程度社会生活に影響しているか，などがポイントである．

既往歴は前医の診療情報，薬剤や処方歴の確認（特に向精神薬，睡眠薬，鎮静薬，抗うつ薬，抗てんかん薬，抗コリン作用をもつ薬剤，パーキンソン病治療薬など），胃切除，心肺疾患などの手術歴も重要である．家族歴は認知症，精神疾患，神経筋疾患，脳卒中なども聴取する．生活歴では職業，普段の生活，飲酒，喫煙，食事摂取状態，体重の変化，偏食の有無，常用の市販薬や嗜好品，家族構成や介護者，キーパーソンなどの情報も参考になる．

診察

　診察室へ入室する時の身なり，態度，姿勢，歩行，着座までの動作観察は情報が多い．医師が自己紹介した際の反応や指示理解もみる．血圧，脈拍，体温，呼吸，酸素飽和度（SpO_2），身長，体重，胸腹部の一般身体所見を一通りチェックし，神経学的診察では，問診から絞り込んだ疾患も考慮して，意識，認知機能，脳神経系，運動麻痺などの局所症状，筋緊張，姿勢反射障害，不随意運動などを確認する．

　認知機能については，日時，場所，人物の見当識，記憶，注意，失語，失行，失認（視空間認知）などの評価を行う．記憶検査では，即時記憶は，数桁の数字や文字を直後に復唱させる．近時記憶は，3つの単語を復唱させ，他の質問をはさんで3～4分後に再度答えてもらう．遠隔記憶は，本人や家族の生活史や歴史的事件などを問う．記憶の内容による分類では，エピソード記憶は個人の体験や生活に結びつく記憶で，本人が関与した出来事や社会的出来事を尋ねる．意味記憶は社会的常識や一般的知識を指す．手続き記憶は身体で覚えている運転やスポーツなどの技能である．患者が返答できず，家族に振り向いて答えを求める様子は頭部振り返り徴候（head turning sign）といわれる．診察行為の前には本人の同意を求めることが望ましい．

診断の実際

1) 認知症であるかないか

　認知症では複数の診断基準が提唱されており，代表的なものには，ICD-10やアメリカ精神医学会による精神疾患の診断・統計マニュアル，第4版テキスト改訂版（Diagnostic and statistical Manual of Mental Disorders：DSM-IV-TR）[3]，第5版（DSM-5）[4,5]，National Institute on Aging-Alzheimer's Association workgroup（NIA-AA）による診断基準[6]がある（第1章1．認知症総論を参照）．DSM-IV TRのdementiaは，DSM-5ではneurocognitive disordersという疾患単位に含まれ，major neurocognitive disorderが認知症，mild neurocognitive disorderが軽度認知障害とされる．後者は概ね従来の軽度認知障害（mild cognitive impairment）に相当する．

　最新のDSM-5の診断基準の要点は，①1つ以上の認知機能において，以前の水準から有意な低下があることが，本人，本人をよく知る人や臨床家によって確認され，神経心理学的検査や臨床的評価で実証されている，②生活の自立が阻害される，③せん妄の状況でのみ起こるものではない，④他の精神疾患で説明できない，とされる[5]．すなわち，1つ以上の認知機能が以前より低下している証拠を主観的・客観的に示すことと，生活に支障があることが要件となる．

　認知症の鑑別では，加齢による正常な認知機能の低下，せん妄，精神症状（うつ病，統合失調症，詐病，虚偽性障害），てんかん，薬剤性障害などが問題となる．加齢と認知症は同時に進行するため，加齢による物忘れとの境界域に位置する場合の判断が難しい．また，軽度認知障害は認知症と正常の中間状態を指す．正常と軽度認知障害と認知症は連続性をもつため，正確な閾値は決め難い．生理的な物忘れでは，日常生活

表2　前頭側頭型認知症（DSM-5）の診断基準

A. 認知症または軽度認知障害の基準を満たす．
B. その障害は潜行性に発症し緩徐に進行する．
C. （1）または（2）
　（1）行動障害型
　　（a）以下の行動症状のうち3つ，またはそれ以上
　　　ⅰ．行動の脱抑制
　　　ⅱ．アパシーまたは無気力
　　　ⅲ．思いやりの欠如または共感の欠如
　　　ⅳ．保続的，常同的または強迫的/儀式的行動
　　　ⅴ．口唇傾向および食行動の変化
　　（b）社会的認知および/または実行能力の顕著な低下
　（2）言語障害型
　　（a）発語量，喚語，呼称，文法，または語理解の形における，言語能力の顕著な低下
D. 学習および記憶および知覚運動機能が比較的保たれている
E. その障害は脳血管疾患，他の神経変性疾患，物質の影響，その他の精神疾患，神経疾患，または全身性疾患ではうまく説明されない．

確実な前頭側頭型神経認知障害は，以下のどちらかを満たした時に診断される．
それ以外は疑いのある前頭側頭型神経認知障害と診断されるべきである：
（1）家族歴または遺伝子検査から，前頭側頭型神経認知障害の原因となる遺伝子変異の証拠がある．
（2）神経画像による前頭葉および/または側頭葉が突出して関与しているという証拠がある．
疑いのある前頭側頭型神経認知障害は，遺伝子変異の証拠がなく，神経画像が実施されなかった場合に診断される．

（日本精神神経学会日本語版用語監修，髙橋三郎・大野 裕監訳：DSM-5 精神疾患の診断・統計マニュアル，医学書院，2014，p606）[5]

に支障がない，進行や悪化がない，周囲が困らない，病識がある，などの点が認知症との鑑別の目安となるが能力には個人差があり，明らかに以前と比べて低下があれば，さらに精査を進める．診断がつかないときは，症状や客観的な心理検査を追跡して判断する．

　せん妄，てんかん，うつ状態は認知症疾患に伴うこともある．幻覚，妄想はDLBで多く，AD，VaDでも認める．症状や覚醒レベルの変動を注意深く観察して認知症のBPSDと鑑別する．せん妄は，意識障害による急性の精神症状で，急激に発症して日内変動があり，身体合併症，薬剤，環境が関与することが多い．初診時はJapan Coma Scale（JCS）1桁の軽度の意識障害はわかりにくいため，「普段よりぼんやりしている」などの家族の情報を参考にする．せん妄でないときにも認知機能低下があれば認知症が疑われるが，特に高齢者では両者の鑑別は難しい．ADのうつ症状は意欲障害が多く，悲観的言動，罪責感，不眠，食思不振，希死念慮などが強ければうつ病，うつ状態が疑われる．

2）原因疾患・病態の特定

　認知症の原因疾患・病態には，可逆的（治療可能）な場合と非可逆的（治療困難）な場合がある．原因が単一の疾患とは限らず，複数の疾患の関与や複合的な病態の可能性も考え，治療可能な疾患を見逃さないことが重要である．

　認知症や認知症様症状の原因には，AD，VaD，DLB，前頭側頭葉変性症（FTLD）や多くの原因疾患がある（第1章1．認知症総論を参照）．FTLDには3つの下位分類の臨床型が提唱されており，中核疾患が前頭側頭型認知症（FTD）である（**表2**）[5,7]．

表3 認知症を呈する疾患の主な神経症状の特徴

疾患	認知症症状の特徴	認知機能以外の神経症状の特徴
アルツハイマー型認知症	記憶障害．特に近時記憶障害，エピソード記憶障害が強い．遠隔記憶は比較的保たれる．健忘性失語，視空間障害，計算障害，着衣障害，構成障害	初期は錐体路・錐体外路症状や局所徴候を欠く．進行すると錐体路・錐体外路症状，ミオクローヌス，把握反射など
血管性認知症	局所病変により，失語，失行，失認，視空間認知障害，注意障害，構成障害など多様	感情失禁，構音障害，嚥下障害，運動麻痺，感覚障害，失調がある
Lewy小体型認知症	病初期は記憶障害が比較的軽いこともある．視空間認知障害，構成障害，幻視，妄想	さまざまな程度のパーキンソニズムを認める
前頭側頭型認知症	遂行機能障害，超皮質性感覚性失語（発話流暢．著しい言語理解障害．反響言語），常同言語，保続，無言など	無動，錐体外路症状，失禁，原始反射など
進行性核上性麻痺	記憶障害，感情障害，注意障害，幻覚，妄想	発声・構音障害，嚥下障害，眼球運動障害，ジストニア，姿勢反射障害など
大脳皮質基底核変性症	肢節運動失行，観念運動失行，運動失語	構音障害，眼球運動障害，錐体路・錐体外路症状，不随意運動など多様
特発性正常圧水頭症	記憶障害，遂行機能障害，注意障害，アパシー	歩行障害（開脚，小刻み，すり足歩行が多い），尿失禁

（日本神経学会，2012）[1]（日本精神神経学会，2014）[5]（川畑，2011）[9]（森，2010）[11] を参考に作成

このほかに進行性非流暢性失語，意味性認知症があり，進行期には3型の症状が重複することもある．主要な認知症疾患の神経症状の特徴を示す（**表3**）[1,5,9,11]．

初発年齢も鑑別の参考になり，ADの初発は70〜80代が多く，DLBは50〜80代，FTDは75〜80%が65歳未満である[5]．わが国の認知症全体ではAD，VaD，DLBの順に多く[1]，65歳未満ではVaD，AD，頭部外傷，アルコール，FTLD，DLBの順である[8]．家族性や遺伝歴があれば，Huntington病，家族性AD，FTLD，遺伝性プリオン病（家族性Creutzfeldt-Jacob病，Gerstmann-Sträussler-Scherinker病など），家族性血管性認知症も疑う．

多発性脳梗塞で経過中に認知機能が低下してきた場合は，鑑別として再発脳梗塞・出血による段階的低下で生ずるVaD，他の認知症疾患の併発，抑うつなどの精神症状の出現を考慮する．VaDとADの合併も多い．

DLBは認知症，精神症状，パーキンソニズムを呈する疾患と鑑別する．PD，AD，多系統萎縮症（MSA），進行性核上性麻痺（PSP），大脳皮質基底核変性症（CBD）などがある．DLBと認知症を伴うパーキンソン病は本質的な差はなく，両者をLewy小体病という同一スペクトラムの疾患とみなす考え方もある[1]．

原因疾患や病態の診断には，血液生化学，尿検査，生理検査，画像検査が必要である．

①血液，尿検査，生理検査

治療可能な認知症の診断に不可欠である．血液一般，血沈，生化学（血糖，肝機能，腎機能，電解質など），アンモニア，甲状腺機能（TSH，fT_3，fT_4），HbA1c，ビタミンB_1，B_6，B_{12}，梅毒の項目が推奨される[1]．尿，血液ガス，血清カルシウム，葉酸，

ニコチン酸（ナイアシン），セルロプラスミンなども有用で，低栄養ではビタミンのほか，リン，マグネシウムなどのミネラル欠乏も疑う．症状の変動があれば血糖の日内変動もみる．より詳細な検査では，薬剤性や中毒の鑑別で被疑薬の血中濃度，各種自己抗体（膠原病など），腫瘍マーカー（転移性脳腫瘍や傍腫瘍性神経症候群など），ウイルス抗体（HIV，麻疹，風疹など）などもある．心電図や胸部写真のほか，徐脈性疾患の除外には24時間心電図（ホルター心電図）も行う．脳波は意識障害，てんかん，代謝性脳症，プリオン病などの鑑別に情報が得られる．

②画像診断

認知症における画像診断の意義は，脳の器質性病変の除外（脳血管障害，脳腫瘍，慢性硬膜下血腫，正常圧水頭症，頭部外傷，脳炎など），脳血管障害の合併や病変の程度の把握，脳萎縮の状態や経時的変化の把握である．認知症を画像検査だけで診断することはできないが，疾患に特徴的な所見を認める場合は有力な診断の補助となる．認知症があり，MRIで脳血管障害を認めるからVaDと診断するのは早計で，脳血管障害の発症と認知症には時間的な関係があるか，認知症の責任病巣として病巣部位や範囲が妥当か，認知症と脳血管障害の因果関係を総合的に診断する．

画像診断には脳形態画像と脳機能画像がある．脳形態画像にはX線CT，MRIがあり，MRIの情報量は多いが，精神症状が強いと検査できない．T1強調画像，T2強調画像のほか，拡散強調画像（新鮮梗塞の検出），FLAIR（脱髄病変の描出も鋭敏），T2*（出血性病変の検出），MRA（頭頸部の血管画像）も有用である．

MRI画像のVSRAD（voxel-based specific regional analysis system for Alzheimer's disease，ブイエスラド）解析では，ADで変化が目立つ海馬傍回の萎縮を定量的に評価できる．VSRADではMRIの矢状断画像をもとに画像統計処理を行い，関心領域のZスコアの平均値を被験者と健常者で比較する（50〜86歳が解析対象）．Zスコアが3であれば，平均値から標準偏差の3倍の位置にあると解釈される．臨床像がADで，VSRADスコアが2以上であればADの可能性が高い[9]．

脳機能画像には，SPECT（single-photon emission computed tomography，スペクト）やPET（positron emission tomography，ペット）があり，SPECTが一般的で，^{123}I-IMPや^{99m}Tc-ECDがトレーサーとして使われる．脳機能画像は認知症の診断に必須ではないが，脳の形態的変化が不明確でも，脳血流代謝の異常を検出できる場合がある．病歴や診察，脳形態画像から診断が困難な場合や，早期診断に有用な情報が得られる．

SPECTの基本的な断層画像の読影では，読影者の経験によって診断にばらつきがあるため，基本画像の読影の補助として，客観的に局所の脳血流低下を検出する統計画像解析も利用される．代表的な解析法にはthree-dimensional stereotactic surface projection（3D-SSP），statistical parametric mapping（SPM），easy Z-score imaging system（e-ZIS）がある．3D-SSPの統計画像は，全脳，視床，小脳，橋を参照部位として，相対的な局所脳血流の増加，減少をZスコアmapで表す．主な認知症疾患の特徴的な画像所見を示す（図，表4）[1,9-11]．

DLBの鑑別診断では，^{123}I-metaiodobenzylguanidine（MIBG）を用いた心筋交感神経シンチグラフィー（MIBG心筋シンチ）の所見も参考になる．ノルエピネフリン類

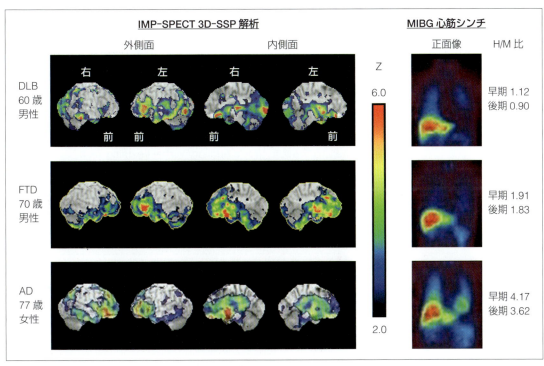

図　IMP-SPECT 3D-SSP 解析と MIBG 心筋シンチ
H/M 比（Heart-to-Mediastinum ratio）：心臓と縦隔の MIBG 取り込みの比率．
3D-SSP 解析は参照部位全脳
上段：DLB 60 歳，男性．両側後頭葉，左前頭葉側頭葉の脳血流低下．H/M 比低下．
中段：FTD 70 歳，男性．両側前頭葉内側，外側面の脳血流低下．H/M 比軽度低下．
下段：AD　77 歳，女性．両側帯状回後部，両側前頭葉の脳血流低下．H/M 比正常範囲．

表 4　認知症疾患の画像診断の主な特徴

疾患	脳形態画像（CT，MRI）	脳機能画像（PET，SPECT）
アルツハイマー型認知症	海馬，海馬傍回，扁桃体などの側頭葉内側の萎縮が特に目立つ．	頭頂葉，楔前部，後部帯状回の脳血流低下．アミロイド-PET でアミロイド蓄積を認める．
血管性認知症	脳梗塞，脳出血など．皮質・皮質下の単独病変，多発性病変など多様．	病変により多様．
Lewy 小体型認知症	大脳のびまん性萎縮．AD に比し，側頭葉内側の萎縮は顕著ではない．	頭頂葉，楔前部，後部帯状回，後頭葉皮質の血流低下．
前頭側頭型認知症	前頭葉および側頭葉前方部に強い萎縮．	前頭葉皮質，帯状回前部，側頭葉前部の血流代謝の低下．
進行性核上性麻痺	中脳被蓋，前頭葉の萎縮．	前頭葉の血流・代謝低下．
大脳皮質基底核変性症	頭頂葉，前頭葉，後頭葉の順に萎縮が多く，中心前回・後回，前頭葉内側面で強い．非対称性の萎縮．	脳血流低下の左右差．萎縮部位の血流・代謝の低下．
特発性正常圧水頭症	側脳室，第 3・4 脳室拡大，側脳室周囲白質の異常信号，両側シルビウス裂拡大，高位円蓋部の脳溝狭小化．	脳の変形を反映した，シルビウス裂の強い血流低下．前部帯状回の血流低下．
Huntington 病	尾状核（特に頭部）に強い萎縮，側脳室拡大．大脳皮質の萎縮．	全般的脳血流低下．前頭葉，大脳基底核の低下が目立つこともある．

血管性認知症や特発性正常圧水頭症以外は，CT，MRI で脳実質の明らかな異常を認めない．
（日本神経学会，2012)[1]（川畑，2011)[9]（長房・他，2010)[10]（森，2010)[11] を参考に作成

表5 認知症に用いられる主な検査，評価尺度

目的	検査名
スクリーニング	改訂長谷川式簡易知能評価スケール（HDS-R） Mini-Mental State Examination（MMSE） 時計描画テスト（Clock Drawing Test） N式精神機能検査
記憶	Wechsler記憶検査改訂版（Wechsler Memory Scale-Revised） 日本語版リバーミード行動記憶検査（Rivermead Behavioral Memory Test） 聴覚性言語性学習検査（Rey's Auditory Verbal Learning Test） Benton視覚記銘検査（Benton visual Retention Test） 自伝的記憶検査（Autobiographical Memory Interview） 三宅式記銘力検査 Rey-Osterriethの複雑図形検査 ADAS-Jcog（Alzheimer Disease Assessment Scale-cognitive subscale, 日本語版）
遂行機能障害	ウィスコンシンカード分類検査（Wisconsin Card Sorting Test） Behavioural Assessment of the Dysexecutive Syndrome（BADS） Iowa gambling test Stroop test
言語	標準失語症検査（SLTA） Western Aphasia Battery（WAB）
失行	標準高次動作性検査（SPTA）改訂第2版
注意障害	Trail making test 仮名ひろいテスト
ADL	Physical Self-Maintenance Scale（PSMS） 道具的日常生活動作能力 Instrumental Activity of Daily Living（IADL） N式老年者用日常生活動作能力評価尺度 認知症のための障害評価表（Disability Assessment for Dementia） FIM（Functional Independence Measure）
BPSD	Neuropsychiatric Inventory（NPI） Behavioral Pathology in Alzheimer's Disease Rating scale（Behave-AD）
全般的重症度	Clinical dementia rating（CDR） Functional Assessment Staging（FAST） N式老年者用精神状態尺度

（日本神経学会，2012）[1]（本間，2012）[12] を参考に作成

似物質であるMIBGは，交感神経に取り込まれて放出される．判定には心臓と縦隔のMIBG取り込みの比率（H/M比）が用いられる．H/M比の基準は施設によって異なるが，2.0～2.4が正常とされ，1.5以下は確実な低下と判断される[10]．DLBやパーキンソン病では心臓交感神経の脱神経によりMIBG取り込み低下を認めることが多く，ADでは維持される．

3）重症度の評価（神経心理学的検査，ADLなどの評価）

認知症が疑われる場合は，必要に応じてテスト式心理検査でスクリーニングや，認知機能，ADLなどの重症度評価を行う．テスト式心理検査は補助的手段であり，心理検査の結果だけで認知症と診断すべきではない．患者の状態に配慮し，能力的に困難と判断されたら中止する．神経心理検査の成績は，患者の年齢，教育年数，文化的

背景の影響が大きく，低い教育水準では適用しにくい．認知症の一般的な心理検査や評価スケールを示す（**表5**）[1,12]．

4）認知症の経過に影響する要因の検討

認知症の主な原因疾患を特定したら，認知症にマイナスとなる他の要因についても検討する．加齢，併存疾患，栄養，薬剤，環境，活動低下などの影響がある（表1）．加齢への対応や，認知症疾患自体の治療は困難でも，他の治療可能な要因への介入によって機能の悪化を軽減し，生活を維持し得る期間を延長できる可能性がある．

診断の告知，診断の確定が困難なときは

結果を本人へどのように説明するかは，患者の社会的立場や家族の意向にも配慮する．患者が障害に向き合うことを強いるべきではない．家族や介護者には，認知症は病気であることや，今後考えられる症状，一般的な経過を理解してもらい，対応を指導する．

認知症の有無が判断できないときや，認知症はあるが病名や病態が不明確なときも多い．診断が確定できない事例では，まず本人と家族に現在の状態と検査結果をわかりやすく説明し，今後の方針について，専門医への紹介か，経過観察か，あるいはADやDLBが疑われる患者では，ドネペジルなどの投与を開始して定期的に再評価するか決定する．AD，VaD，DLB，FTD/FTLDの非典型例が疑われる場合や，暴力，興奮などBPSDの管理が困難な場合も，認知症専門医，または神経内科，精神科への紹介を考える．

〈横山絵里子〉

文 献

1) 日本神経学会監修：認知症治療ガイドライン2010 コンパクト版2012，医学書院，2012，pp2-48，126-219．
2) World Health Organization：International Statistical Classification of Disease and Related Health Problems, 10 th Revision, World Health Organization, Geneva, 1993.
3) American Psychiatric Association：Diagnostic and Statistical Manual of Mental Disorders, Fourth Edition, Text Revision. American Psychiatric Association, American Psychiatric Publishing, Washington DC, 2000.
4) American Psychiatric Association：Diagnostic and Statistical Manual of Mental Disorders, Fifth Edition. American Psychiatric Association, American Psychiatric Publishing, Arlington, 2013.
5) 日本精神神経学会日本語版監修：神経認知障害群．DSM-5 精神疾患の診断・統計マニュアル，医学書院，2014，pp583-634．
6) McKhan GM et al：The diagnosis of dementia due to Alzheimer's disease：Recommendation from the National Institute on Aging-Alzheimer's association workgroups on diagnostic guidelines for Alzheimer's disease. *Alzheimers Dement* **7**：263-269, 2011.
7) Neary D et al：Frontotemporal lobar degeneration：a consensus on clinical diagnosis criteria. *Neurology* **51**：1546-1554, 1998.
8) 安野史彦：若年性認知症の疫学と課題．神経内科 **72**：17-21，2010．
9) 川畑信也：日常診療から見た認知症診断と脳画像検査，南山堂，2011，pp4-100．
10) 長房裕子，佐藤典子：脳画像検査の方法．神経内科 **72**：118-125，2010．
11) 森 敏：特発性正常圧水頭症．神経内科 **72**：416-421，2010．
12) 本間 昭：認知症に用いられる代表的な尺度・テスト．神経内科 **72**：85-92，2010．

4. 認知症の薬物療法

> **ポイント**
> - コリンエステラーゼ阻害薬，NMDA 受容体拮抗薬には，アルツハイマー型認知症の進行を遅らせる効果が期待できる．
> - BPSD に対する治療はケアやリハが基本であり，効果が不十分な場合は薬物療法が併用される．
> - 認知症患者は高齢で肝機能や腎機能が低下している例も多いため，薬物療法を行う際は副作用や相互作用に十分な注意が必要である．

はじめに

　認知症の定義にはいくつかあるが，世界保健機関による ICD-10 では「通常，慢性あるいは進行性の疾患により生じ，記憶，思考，見当識，理解，計算，学習，言語，判断などの多数の高次脳機能の障害からなる症候群」とされている[1]．通常は，これらにより日常生活や社会生活に支障をきたすようになった状態を認知症という[2]．認知症の治療の基本は，"早期診断" と "早期治療" である．生活に支障が出る前に治療を開始することで進行を遅らせることが期待でき，軽度の支障であればその原因への対処が可能となる．

　認知機能の向上や認知症の行動・心理症状（BPSD）への治療の基本は，適切なケアやリハとなる．まずは，これにより日常生活動作（ADL）の向上を図り，さらには生活の質（QOL）の向上を目指す．ケアやリハによる効果が不十分な場合には薬物療法が選択されるが，この場合でもケアやリハとの併用が原則となる[2]．

　残念なことに，現時点では認知症を根本的に治療する薬物は存在しない．一方，やはり根本治療ではないが，アルツハイマー型認知症や Lewy 小体型認知症に対しては，薬物療法によって認知機能低下の進行を遅らせることが期待できるようになった（ドネペジルのみ Lewy 小体型認知症にも適応あり，それ以外のものは適応外）．

　本稿では，アルツハイマー型認知症に対する薬物療法を中心に，認知症に対する薬物療法の現状を紹介する．

アルツハイマー型認知症治療薬

1) コリンエステラーゼ阻害薬[3-5]

アルツハイマー型認知症治療薬のうち，コリンエステラーゼ阻害薬の一覧を**表1**に示す．

1996年，世界初のアルツハイマー型認知症治療薬であるドネペジル（商品名：アリセプト®）が米国で承認された．わが国では1999年に承認，発売となっている．それまでは，認知症に伴う諸症状に対する対症的な薬物療法しか存在していなかった．ドネペジルは，やはり根本治療ではないが，アルツハイマー型認知症の進行を遅らせる効果を有する画期的な薬物であった．アルツハイマー型認知症の発症には，神経伝達物質であるアセチルコリンの不足が関与しているという説（コリン作動性仮説）が以前より唱えられており[6,7]，ドネペジルはそれに基づいて開発されたコリンエステラーゼ阻害薬（cholinesterase inhibitor；ChEI）である．アセチルコリンの分解に関与するコリンエステラーゼを阻害することで，体内のアセチルコリン量を増やし，効果を発揮すると考えられている．アルツハイマー型認知症の発症機序には複数の説が存在しているが，これまでにわが国で承認，発売されているアルツハイマー型認知症治療薬の多くがコリン作動性仮説に基づいて開発されたChEIである．

ドネペジルは，コリンエステラーゼのなかでも特にアセチルコリンエステラーゼを阻害することで効果を示す．1999年のわが国承認時の適応は「軽度および中等度アルツハイマー型痴呆（認知症）における痴呆（認知症）症状の進行抑制」だったが，その後の追加の臨床試験の結果，重症度に関係なく「アルツハイマー型認知症における認知症症状の進行抑制」が適応となった．

ガランタミン（商品名：レミニール®）は，ドネペジルと同様にアセチルコリンエステラーゼを阻害することで作用を示すChEIである．それに加えて，ニコチン性アセチルコリン受容体（nAChR）のアセチルコリン結合部とは異なる部位に結合してアセチルコリンによるnAChRの活性作用を増強させる効果もあるため[8]，より高い効果が期待できる可能性がある．ガランタミンの適応は「軽度から中等度のアルツハイマー型認知症における認知症症状の進行抑制」となっている．

リバスチグミン（商品名：リバスタッチ®パッチ，イクセロン®パッチ）は分子量が小さいため，経皮吸収が可能である点が最も大きな特徴である．そのため，ドネペジルやガランタミンのような経口薬ではなく貼付剤として製品化された．当初，海外では経口薬として発売されたが，消化器系の副作用（主に悪心，嘔吐）が認められた．これらは，経口投与後の最高血中濃度などに起因すると考えられたため[9]，副作用の軽減を目的として経皮吸収型の貼付剤が開発された．わが国では貼付剤のみが承認，発売されている．経皮吸収によりリバスチグミンの血中濃度が一定に保たれるため，ChEIでよくみられるコリン作用に基づく副作用が他の薬物よりも少なく，認容性も高い．また，他の薬物が主にアセチルコリンエステラーゼのみを阻害するのに対し，リバスチグミンはブチリルコリンエステラーゼ（butyrylcholinesterase；Buch E）も阻害するため[10]，従来の薬物よりも多面的に脳内アセチルコリン濃度を上昇させ高い

表1 コリンエステラーゼ阻害薬一覧

成分名	製品名[*1]	剤形（規格）	用法・用量	主な副作用	薬価[*2]
ドネペジル塩酸塩	アリセプト®	錠（3, 5, 10 mg） 口腔内崩壊錠（3, 5, 10 mg） 内服ゼリー（3, 5, 10 mg） 細粒（0.5%） ドライシロップ（1%）	【錠,口腔内崩壊錠,内服ゼリー】成人にはドネペジルとして1日1回3 mgから開始し，1～2週間後に5 mgに増量する．高度のアルツハイマー型認知症患者およびLewy小体型認知症患者には，5 mgで4週間以上経過後，10 mgに増量する． 【細粒】成人には1日1回0.6 gから開始し，1～2週間後に1.0 gに増量する．高度のアルツハイマー型認知症患者およびLewy小体型認知症患者には，1.0 gで4週間以上経過後，2.0 gに増量する． 【ドライシロップ】成人には1日1回3 mg（本剤0.3 g）から開始し，1～2週間後に5 mg（本剤0.5 g）に増量する．高度のアルツハイマー型認知症患者およびLewy小体型認知症患者には，5 mg（本剤0.5 g）で4週間以上経過後，10 mg（本剤1.0 g）に増量する．	【消化器系】消化性潰瘍，消化管出血，食思不振，嘔気・嘔吐，下痢，腹痛 【中枢系】脳性発作，脳出血，錐体外路障害 【精神神経系症状】興奮，不穏，不眠，眠気，易怒性，幻覚，攻撃性，せん妄，妄想，多動，徘徊 【循環器系】QT延長などの重篤な不整脈，心筋梗塞，心不全，動悸，血圧上昇 【泌尿器系】血中尿素窒素上昇，頻尿，尿失禁 【その他】肝機能障害，悪性症候群，急性膵炎，横紋筋融解症，白血球減少，貧血，倦怠感，むくみ，転倒など	【錠，口腔内崩壊錠】 3 mg：225.8 円/錠 5 mg：334.7 円/錠 10 mg：598.7 円/錠 【内服ゼリー】 3 mg：223.3 円/個 5 mg：338.7 円/個 10 mg：608.6 円/個 【細粒】 318.6 円/g 【ドライシロップ】 619.9 円/g
ガランタミン臭化水素酸塩	レミニール®	錠（4, 8, 12 mg） 口腔内崩壊錠（4, 8, 12 mg） 内用液（4 mg/mL）	成人にはガランタミンとして1日8 mg（1回4 mgを1日2回）から開始し，4週間後に1日16 mg（1回8 mgを1日2回）に増量する．なお，症状に応じて1日24 mg（1回12 mgを1日2回）まで増量できるが，増量する場合は変更前の用量で4週間以上投与した後に増量する．	【消化器系】食思不振，嘔気・嘔吐，下痢，腹痛，胃部不快感 【中枢系】錐体外路障害 【精神神経系症状】不眠，頭痛，浮動性めまい，怒り，攻撃性，不安，せん妄，幻覚，傾眠，パーキンソニズム 【循環器系】QT延長などの重篤な不整脈，心室性期外収縮，高血圧 【泌尿器系】頻尿，尿失禁 【その他】肝炎，肝機能障害，背部痛，白血球増加，倦怠感など	【錠，口腔内崩壊錠】 4 mg：107.3 円/錠 8 mg：191.5 円/錠 12 mg：242.5 円/錠 【内用液】 96.6 円/mL
リバスチグミン	リバスタッチ®パッチ イクセロン®パッチ	経皮吸収型貼付剤（4.5, 9, 13.5, 18 mg）	成人にはリバスチグミンとして1日1回4.5 mgから開始し，原則として4週ごとに4.5 mgずつ増量し，維持量として1日1回18 mgを貼付する．本剤は背部，上腕部，胸部のいずれかの正常で健康な皮膚に貼付し，24時間毎に貼り替える．	【消化器系】食道裂孔を伴う重度の嘔吐，胃潰瘍，悪心，嘔吐，下痢，食思不振 【中枢系】脳血管発作，痙攣発作 【精神神経系症状】失神，不安，攻撃性，不眠，うつ病，傾眠，振戦 【循環器系】狭心症，心筋梗塞，徐脈，ブロック，頻脈 【泌尿器系】頻尿，尿失禁 【その他】肝炎，肝機能障害，脱水，膵炎，貧血など	4.5 mg：346.8 円/枚 9 mg：390.5 円/枚 13.5 mg：418.6 円/枚 18 mg：439.7 円/枚

[*1]：先発医薬品のみ． [*2]：2014年8月現在．

表2 NMDA受容体拮抗薬

成分名	製品名[*1]	剤形（規格）	用法・用量	主な副作用	薬価[*2]
メマンチン塩酸塩	メマリー®	錠（5, 10, 20 mg）口腔内崩壊錠（5, 10, 20 mg）	成人にはメマンチン塩酸塩として1日1回5 mgから開始し、1週間に5 mgずつ増量し、維持量として1日1回20 mgを経口投与する．	【消化器系】消化性潰瘍、消化管出血、食思不振、嘔気・嘔吐、下痢、腹痛【中枢系】痙攣、失神、意識消失【精神神経系症状】めまい、激越、攻撃性、妄想、幻覚、錯乱、せん妄、傾眠、徘徊、不穏、不随意運動【循環器系】血圧上昇【泌尿器系】血中尿素窒素上昇、頻尿、尿失禁【その他】肝機能障害、貧血、発熱、倦怠感、浮腫、血糖上昇など	【錠、口腔内崩壊錠】5 mg：137.7円/錠10 mg：246.0円/錠20 mg：439.7円/錠

*1：先発医薬品のみ． *2：2014年8月現在．

効果が期待される．さらには、ドネペジル、ガランタミンが肝臓でチトクロームP450のうちCYP3 A4やCYP2D6によって代謝を受けるのに対して、リバスチグミンは肝臓主にエステラーゼによる加水分解よって代謝を受けるため、CYPで代謝される他の薬物との相互作用が少ないという特徴もある．

2）NMDA受容体拮抗薬[11]

ChEI以外にも、N-methyl-D-aspartate（NMDA）受容体拮抗薬であるメマンチン（商品名：メマリー®）も承認、発売された（表2）．NMDA受容体は中枢神経系を中心に体内に広く分布しており、NMDAが選択的に結合して活性化されることが名前の由来となっている．NMDA受容体を介した生理的なグルタミン酸神経活動は特に問題はないが、脳の器質的障害などによる過剰なグルタミン酸による神経細胞毒性は認知機能に影響すると考えられている．メマンチンはNMDA受容体に結合し、その働きを抑制することで、脳神経細胞の過剰な興奮による神経細胞死を防ぐことで効果を発揮する．メマンチンの適応は、「中等度および高度アルツハイマー型認知症における認知症症状の進行抑制」であり、ChEIとの併用も可能である．海外ではあるが、ドネペジルとの併用によりドネペジル単独よりも認知症症状の進行が抑制されたというデータ[12]があり、併用でより高い効果が期待されている薬物である．

一部の薬物は、Lewy小体型認知症や他の認知症に対しても有効だとの報告があるが、わが国ではいずれの薬物にもその適応はない．

3）アルツハイマー型認知症治療薬の選択

わが国でも、現在ChEIが4種類発売され、さらにNMDA受容体拮抗薬も加わったことで選択肢が増えた．基本的にはまずChEIのどれか一剤を選択し、効果が不十分な場合には他のChEIに切り替える．それでも効果は不十分、認められない場合には、メマンチン単剤への切り替えまたはメマンチンとChEIを併用する[2]．

BPSDに対する薬物療法

アルツハイマー型認知症に限らず、すべての認知症には行動・心理症状（BPSD）

表3 BPSDの主な症状と有効性が期待される薬物

BPSD症状	有効性が期待される薬物（製品名[*1,2]）
不安	【非定型抗精神病薬】 リスペリドン（リスパダール®），オランザピン（ジプレキサ®）， クエチアピン（セロクエル®）
興奮	【非定型抗精神病薬】 リスペリドン（リスパダール®），オランザピン（ジプレキサ®）， クエチアピン（セロクエル®），アリピプラゾール（エビリファイ®）
幻覚	【非定型抗精神病薬】 リスペリドン（リスパダール®），オランザピン（ジプレキサ®）， アリピプラゾール（エビリファイ®）
うつ症状	【選択的セロトニン再取り込み阻害薬：SSRI】 フルボキサミン（デプロメール®，ルボックス®），パロキセチン（パキシル®）， セルトラリン（ジェイゾロフト®），エスシタロプラム（レクサプロ®） 【セロトニン・ノルアドレナリン再取り込み阻害薬：SNRI】 ミルナシプラン（トレドミン®），デュロキセチン（サインバルタ®）
暴力，不穏	【非定型抗精神病薬】 リスペリドン（リスパダール®）
徘徊	【非定型抗精神病薬】 リスペリドン（リスパダール®）

[*1]：主な先発医薬品のみ．[*2]：一部適応外含む．

を伴うことが多い．BPSDに対する治療は，適切なケアとリハが基本となる．特に，焦燥性興奮や攻撃性，暴力については，医療従事者が気づいていない要因が存在していることが多いため，薬物治療を選択する前に問題となる行動，症状を分析することで要因を明らかにし，それに対して適切なケアというかたちで介入することで改善することも多い．それらでは効果が不十分な場合には薬物治療を選択する．

一方で，米国の老年精神医学会（American Association for Geriatric Psychiatry；AAGP）は「認知症のBPSDに対しては劇的に奏効する薬物はない」としている[13]．効果が得られたとしても多くは限定的であることから，薬物を使用することのメリットとリスクを十分に勘案したうえで薬物治療を選択するかどうか決定することが重要である．また，認知症患者は高齢な場合が多く，当然ながら肝臓や腎臓の機能は低下していることも多い．そのため，ChEIやNMDA受容体拮抗薬にもいえることだが，薬物の肝代謝能，腎排泄能が低下することにより副作用が生じやすい傾向があるので，薬物の種類，投与量は細心の注意を払ったうえで決定する．また，他の疾患に対して複数の薬物を使用していることも多いため，相互作用にも注意が必要となる．

表3に，代表的なBPSDの症状と効果が期待される薬物を示す[2]．多くのBPSDの症状に比較的安全に使用できる薬物としては，リスペリドン，オランザピン，クエチアピンのような非定型抗精神病薬があげられる．ハロペリドールなどの定型型抗精神病薬も有用性が期待できるが，錐体外路症状などの副作用のリスクが高く，使いにくい場合もある．

うつ症状については，一般的なうつ病の薬物治療と同様に選択的セロトニン再取り込み阻害薬（selective serotonin reuptake inhibitor；SSRI）や選択的セロトニン・ノルアドレナリン再取り込み阻害薬（serotonin-norepinephrine reuptake inhibitor；

SNRI）などの抗うつ薬が使用される．

前述した ChEI も，特にアルツハイマー型認知症に伴う BPSD にはある程度の効果が期待できる．

認知症の薬物治療とリハビリテーション栄養

摂食嚥下は「認知期」「準備期」「口腔期」「咽頭期」「食道期」に分けられる．認知症患者の場合，認知機能の低下に伴い認知期が不完全であることが摂食障害の原因になっていることもある．この場合，適切なケア，リハや薬物治療により認知機能の低下を予防・改善が得られれば，それは良好な摂食につながる．一方で，認知症に用いられる薬物には，副作用として活動性を低下させるものも多く，それにより摂食意欲の低下やリハへの悪影響を及ぼす可能性もある．つまり，薬物治療が摂食不良や活動性の低下を惹起することもある．

認知症の薬物治療で重要なことは，薬物の効果を発揮することも当然ではあるが，効果的であるはずの薬物治療が実は悪影響を及ぼしている可能性があるということを，われわれ医療従事者が認識することである．そのためにも，薬物治療を実施する際は，それまで以上に適切なケアやリハも実施し，十分に症状を観察したうえで，薬物治療の効果，リスクを総合的に判断しなければならない．時には，薬物治療を中止することが効果的であることもある．

〈東　敬一朗〉

文献

1) World Health Organization : International Statistical Classification of Disease and Related Health Problems, 10th Revision, Geneva : World Health Organization, 1993.
2) 日本神経学会監修：認知症疾患治療ガイドライン 2010，医学書院，2010.
3) エーザイ株式会社：アリセプト® インタビューフォーム，第 27 版，2013.
4) ヤンセンファーマ株式会社：レミニール® インタビューフォーム，第 5 版，2013.
5) ノバルティスファーマ株式会社：イクセロンパッチ® インタビューフォーム，第 3 版，2012.
6) Davis KL et al : Cholinergic markers in elderly patients with early signs of Alzheimer disease. *JAMA* **281** : 1401-1406, 1999.
7) Whitehouse PJ et al : Alzheimer's disease and senile dementia : Loss of neurons in the basal forebrain. *Science* **215** : 1237-1239, 1982.
8) Samochochi M et al : Galantamine is an allosterically potentiating ligand of neuronal nicotinic but not of muscarinic acetylcholine receptors. *J Pharmacol Exp Ther* **305** : 1024-1036, 2003.
9) Winblad B et al : IDEAL : a 6-month, double-blind, placebo-controlled study of the first skin patch for Alzheimer disease. *Neurology* **69** : S14-22, 2007.
10) Ogura H et al : Comparison of inhibitory activities of donepezil and other cholinesterase inhibitors on acetylcholinesterase and butyrylcholinesterase in vitro. *Methods Find Exp Clin Pharmacol* **22** : 609-613, 2000.
11) 第一三共株式会社：メマリー® インタビューフォーム，第 6 版，2013.
12) Lopez OL et al : Long-term effects of the concomitant use of memantine with cholinesterase inhibition in Alzheimer disease. *J Neurol Neurosurg Psychiatry* **80** : 600-607, 2009.
13) Lyketsos CG et al : Position state- ment of the American Association for Geriatric Psychia-try regarding principles of care for patients with demen-tia resulting from Alzheimer's disease. *Am J Geriatr Psy- chiatry* **14** : 561-572, 2006.

5. 認知症の人のケア

> **ポイント**
> ・認知症の人のケアには，「認知症」の理解，「認知症の人のこころ」の理解という2つの視座が必要である．
> ・認知症の人のケアは，認知症を生きる「人」が中心で，「その人らしい」「こころのありよう」に寄り添うケアである．
> ・認知症の人が最期までその人らしく生きるために，援助者は同じ目線で寄り添い続ける「ケアパートナー」としての立ち位置が重要である．

はじめに

　認知症の人をケアするためには，2つの視座が必要である．一つは医療，看護，福祉などの学問を通して「認知症」を理解するための視座，もう一つは「一人の人間」として，「認知症の人のこころ」を理解するための視座である．これには介護者の人生経験や人格，対人関係能力も影響していく．

　まずは認知症と原因疾患ごとの特徴を正しく知ることで，中核症状が脳の器質性変化により生じていることを理解する．次に認知症の人のケアをより難しくさせている認知症の行動・心理症状（BPSD）が，中核症状を背景にして生じる不安や混乱をベースに，周囲とのかかわりのなかで生じていることを理解する．そのうえでその人の思いを知ろうとする努力が必要である．

　認知症本態については別稿にゆずり，ここでは認知症を抱えて生きている「人」のこころのありようを中心に，ケアのありかたを述べる．

「認知症の人のケア」の目指すところ

　「認知症ケア」はしばしば，「認知症」に対処・介入するケアと考えがちである．しかし認知症の「中核症状」や「BPSD」だけをターゲットにしてしまうと，認知症である「人」，認知症を抱えて生きている「人」はないがしろにされ，さらに症状の増悪につながっていく．認知症の人は，今までできていたことができなくなる，自分の想いを伝えられなくなる，といった，生きづらさのなかで，自分なりの対処行動をと

っている．それがしばしばBPSDとして顕在化し，問題行動ととらえられ，その対応に介護者は追われてしまう．

「認知症ケア」の目標は，認知症という病気を抱えながら，そのこころの世界で懸命に何とかしようとしている人のために，その人がその人らしく，よりよく暮らし，生きるためのケア，すなわち「ライフサポートケア」を支援することが目標である[1]．

「認知症を生きる人」のこころ

あるときから当たり前にできたことができなくなっていく．そしてそのことを自覚する．言葉のやりとりや記憶の低下，判断力の障害により送られてきたメッセージを理解できず，また発信もままならず，他者との関係も危ぶまれる．そういった世界のなかで認知症の人は不安，恐怖，苛立ち，孤独などを感じ，「心の傷」を負っている．渡辺[2]は認知症の人のこころの世界を精神分析的な観点から述べているが（**表1**），認知症の人がいかに揺れ動く不安定な世界に存在しているかがわかる．そのやり場のないこころの叫びの表れとして，BPSDはより強く，多岐にわたり顕在化する．一方で松本[3,4]は認知症の人のこころの理解として，「喜」「怒」「哀」「楽」のこころをそれぞれの面にわけて述べている．認知症の人のこころの世界は決して否定的な感情ばかりではなく，「喜」「楽」という感情は，介護者とのよい関係を維持させ，さらに介護者のエンパワメントにつながる重要な感情であることが理解できる（**表2**）．

46歳でアルツハイマー病と診断されたChristine Bryden（旧姓Borden）は，2003年に著書『私はだれになっていくの？』[5]のなかで，そして2004年の国際アルツハイマー病協会国際会議（京都で開催）で，認知症を病む当事者として，自ら世に発信した第一人者である．Christineは認知症になった自分が自分らしく生きていきたい，そして他の認知症，あるいはそうでない人たちとともに希望をもって生きていきたいと願い，たとえ認知と感情の機能が低下しても，自分たちは「スピリチュアルな自己（コアになる一人ひとりの豊かな個性）」をもつ真の人間であり，敬意に値する者であると説いた．そしてやれることを代わりにやってくれるケアではなく，できることを，自分がやれる（＝enable）という達成感を大事にしていけるケアが重要であると示した．そのため「ケアギバー（ケアを与える者）」という上下関係ではなく，「ケアパートナー」，つまり介護を一方的にする人ではなく，「共に人生を生きる者」という横の関係を大切にしようと，新しい考え方を提唱した[6]．その後日本全国各地で，自分が認知症であることを世に発信する人が次々と現れ，行政や地域での支援体制に展開している．

認知症の人のケア

1972年に出版された『恍惚の人』[7]には，認知症の人は「何も考えていない」「何を言われてもわからないから，不安も心配もない状態」「動物のような存在」として描かれ，認知症の人に対して多くの誤解があった．しかし，認知症の人のこころは先のみえない，他者との関係性がとれない不自由な世界で生きてはいるものの，スピリ

表1 認知症の人のこころの世界

精神分析的な観点	具体的な心理的ケア
自尊感情の傷つき	自尊感情は自分で人生がコントロールできることで高まる 当事者の自尊感情は，能力の低下についての落胆と，他者からの叱責によって傷つく
集中力の低下	日常のあらゆる生活場面（仕事，会話，行動など）で集中力が続かず，注意が散漫となり，多くのことが中途半端のままになってしまう
記憶の障害	体験してきたことの記憶が自身の存在を支えているため，記録の欠落は自身の存在感の希薄につながる 当事者は「今」を生きていると考える （記憶力の検査は当事者の自尊感情を脅かすので，控えることも重要）
言葉の能力の低下	発語や相手を理解する能力が低下する反面，口調，表情，身振り，視線などの非言語的態度に敏感 「何を話すか」よりも「どのように話すか」が重要
抽象的な思考能力の低下	比喩とかユーモアが理解できない 予測する能力も低下するため，具体的な指示でないと理解できない 【例】「火の元を気をつけて」よりも「このガス栓は使わないように」
アイデンティティの混乱	自分自身は他人と違う唯一の存在という意識が低下 自分が誰なのか，自分の顔や身体なども自分のものではないような感覚があり，しばしば性的な逸脱行為もみられる
外界の認識と外界の体験の変化	「見当識障害」 外界は自分とは縁遠い世界として体験され，新しい環境下では必ず混乱する
知覚について解釈する能力の低下	当事者は五感は残っていても，それを解釈する能力が低下 におい，食感，味覚などの低下で食欲低下を招くことがある
幻覚と妄想	「物盗られ妄想」 幻覚や妄想に伴う不快感や否定的感情は傾聴し，寄り添う
人間関係の変化	当事者の人間関係は表面的で断片的．記憶障害のため，昨日のことは今日まで保持できず，「今日は今日の関係」 多くの人との交流はストレスであり，馴染みのある人と一緒にいる時が一番安心
五感の刺激に敏感	五感からの刺激入力を制御する「刺激防壁」というこころの機能が低下することで，すべての刺激が過剰に入力され，混乱したりイライラしたりする
判断能力の低下	状況を把握し，何が適切かを判断する能力の低下で，金銭管理，献立づくりなどから始まり，赤信号で止まる，タバコの火を消すなどの簡単な判断能力まで低下していく
感情制御の低下	脳そのものの障害により，感情制御が低下しているうえに，自尊感情が低下し，被害感や易怒性が高まる しばしば性的感情に影響したり，性的逸脱行動の出現もある
否認の多用	記憶低下，外界の体験の変化，五感の変化などにより，否認が多用され，問題行動を起こしても，都合のよいように忘れてしまう
依存性の問題	認知能力，記憶能力の低下により，他者に依存しなければならないが，時にはやれることまで依頼されることもある 当事者のできることとできないことをよく理解したうえでの対応が必要
空想力の低下	ストレスから守る働きとしての空想力が低下することで，ユーモアや遊び心も低下する 一緒に楽しみ，肯定的な感情がもてるような配慮が大切
統合能力の低下	上記機能の統合制御が難しいうえに，それを補完する能力も低下 さまざまな困難場面に存在していることを理解することが必要

（渡辺，2005）[2] を参考に作成

表2 認知症の人のこころの理解

	【喜】のこころ	【怒】のこころ	【哀】のこころ	【楽】のこころ
感情の種類	喜び,誇り,希望,自負心,嬉しさ,祈り	怒り,疑い,くやしさ,ねたみ,恐怖	焦り,不安,寂しさ,悲しさ,恥ずかしさ,申し訳なさ,後ろめたさ,うつ	親しみ,楽しさ,ここちよさ,安心感,共感,思いやり
当事者の背景	当事者自身の「喜」だけではなく,他者のことを思い,他者のために「喜」を感じる	ケア場面では「問題行動」として評価情動に基づく感情は,脳病変に起因していることが多い	初期にみられる感情で,当事者は喪失体験や自己否定に傷つき,自分を責め,悔やむ	当事者だけではなく,他者と自分との関係を楽しむ感情
支援者の対応	当事者の他者への「喜」に対して,積極的に評価(褒めるなど)することで,当事者は自尊感情が満たされ,穏やかな真の姿をみることができる.	「怒」の感情は双方向性に影響しあい,支援者自身も感情的態度で応答病気に起因するものと捉え,「冷静さ」で対応することで,当事者の「怒」は静まり,その人らしさを取り戻せる	「哀」に寄り添い,ただ傍らにいて人生に伴走しつづけることが重要「うつ」や「自殺(企図)」への配慮も必要	「楽」の感情は未来への希望につながる.病状の悪化や,孤立していくなかで,他者との交流を楽しめることを発見し,サポートすることで,「楽」の感情が刺激される

(松本,2013)[3](松本,2010)[4] を参考に作成

チュアルな自己は存在していることから,その人らしいを支え,できないことをサポートする認知症の人のケアが重要となる.

　現在,わが国における認知症の人のケアの基本となっているのは,1997年に英国のTom Kitwoodが提唱した,パーソンセンタードケア(person-centered care)である.従来の医学的対応に基礎を置くケア(old culture)に対して,パーソンフッド(personhood:その人らしさ)を維持することを大切にするケアを新しい概念(new culture)と位置づけた.「その人らしさ」とは,一人の人間として認められること,尊重され,信頼されることを意味している.認知症になっても「いつでも,どこでも,その人らしく」暮らせるようにケアすることが基本理念である.BPSDを介護者の立場から「問題行動」ととらえる従来の視点(old culture)ではなく,BPSDを認知症の人のこころの表現として,その症状の意味を本人の立場から理解して,対応しようとする視点(new culture)を提唱した[8].尊厳を大切にするケアが認知症の症状を改善し,進行を緩やかにし,症状の緩和や進行防止が可能となったケースが多く報告されている.

　また,認知症ケアの新しい技法として注目を集めるフランス発の「ユマニチュード(humanitude)」は1995年Yves GinesteとRosette Marescottiの2人によって作り出された,知覚・感情・言語による包括的コミュニケーションに基づいたケアの技法である.日本には2012年に本田美和子により導入された.「人とは何か」「ケアをする人とは何か」を問う哲学と,それに基づく150を超える実践技術から成り立ち,その中心となる理念は「絆」である.たとえさまざまな機能が低下して他者に依存しなければならない状況になったとしても,最期の日まで尊厳をもって暮らし,その障害を通じて"人間らしい"存在であり続けることを支える.「あなたのことを,私は大切に思っています」というメッセージを発信しながら,具体的な技法として「見る」「話す」「触れる」「立つ」ことを援助する4つの柱を提唱している[9,10].

　どのケアの理念や技法も,「問題行動」といわれるBPSDの対処ではないこと,認

知症を生きる「人」が中心で，「その人らしい」に寄り添えるケアであることを忘れてはならない．

認知症の人を支える介護家族に対するケア

　医療従事者および介護スタッフである援助者にとって，認知症の人を支える介護家族もまたケアの対象になる．認知症の理解度によっては，身内が認知症になったと思いたくない，外部には知られたくないと否認する．また大切な家族のその人らしさが失われていくことに対する喪失感や悲哀，役割の変更を強いられるなかでの葛藤，先のみえない介護への不安，そして目の当たりにするBPSDへの対応で，こころは繰り返し傷ついていく．介護家族は大きな努力と労力を注ぎ込んでいくも，その人から感謝の言葉がでない（表現できない）．そのため介護家族は拭いきれない大きな徒労感で満たされている[11]．援助者はまずは介護家族の思いに耳を傾けることが重要である．そして介護家族だけが抱え込むのではなく，家族会などで同じ状況下にいる人たちとの交流や，インフォーマル，フォーマルな社会的資源の活用ができるよう提案する．介護家族が孤立しないように，そして生活の多様性に併せた地域のネットワークのなかで認知症の人や介護家族が支えられていることが重要である．介護家族がケアされていれば，認知症の人もまたケアされていくことにつながる．

認知症の人や介護家族を支える援助者へのケア

　「患者の治療」という目的のために，マンパワー不足，時間や環境の制約でBPSDが増強される患者には，「患者の安全」のためにという名の下で，「行動抑制」が行われている．援助者は「寄り添うケア」を実践できないばかりでなく，自らが認知症の人や介護家族の自尊心を傷つけたり，脅かす存在であることに自身も揺らぐ．病気は治っても認知症は進行してしまう現状にしばしば否定的感情（無力感，罪悪感，負担感など）をもつ．また認知症の人や介護家族から受ける言動で，援助者自身が傷つき，相手に陰性転移（嫌悪，非難，敵意など）することもある．これでは良好な関係が築けない．援助者のこころが疲弊しないためにも一人で抱え込まず，適度な距離を保つためにもチームでの取り組みは重要である．互いの関係が良好であれば，援助者自身も相手からエンパワメントされていく．援助者もまたケアされる対象であり，支援されながら日々の仕事に向かえるのである．

認知症の人の食のケア

　人それぞれ育ってきた環境やその土地の食文化，そして生活歴などから，食習慣は十人十色である．元気な時であれば，自分の身体の状態や嗜好，生活スタイルにあった食行動が自らとれる．しかし認知症が重度になればなるほど，援助者の価値観や判断で食事支援（ケア）が決定される．また病院や施設であれば，摂取時間や食事内容など，本人の意思に関係なく制限下に置かれてしまう．美味しいものを味わうことは，

本来至福のときであり，認知症の人の生きる希望につながり，それがきっかけで食べる力を取り戻すこともできる．

山田は認知症の人の食事支援に対して，「サイエンスの視点（摂食・咀嚼・嚥下機能や認知症の病態を踏まえた科学的根拠に基づく支援）」「アートの視点（社会文化的営み，食の楽しみ，美味しさなどへの支援）」「生活リズムの視点（睡眠覚醒リズムや排泄リズムなど，他の生活リズムとも連動した生活の営みとしての食事）」の三つの柱で構成された枠組みが必要としている[12]．そして「認知症の中核症状が食事に及ぼす影響と環境調整の方向性」では，まずは認知症の正しい知識の理解を促す．また，「認知症の人の摂食力を高める環境づくりの視点」では具体的な環境づくりを詳細に示している[12]．

食べる喜びは，生きる喜びとなり，またその喜びは介護家族をはじめとする援助者の喜びでもある．その人らしさを見据えた食のケアで，認知症の人が美味しく豊かな食生活を人生最期まで継続できるよう，支援していくことが必要である．

おわりに

認知症の人のケアは，認知症の人だけに限ったものではない．人が最期までその人らしく生きるための，当然のケアである．そして援助者としての立ち位置はケアパートナーとして，同じ目線で，常に寄り添う伴走者でありたい．超高齢社会において，たとえ認知症を抱えていながらも，豊かな人生を最期まで過ごせるような社会であってほしい．「認知症ケアとは，まさに絆を失い，絆のズレに苦しむ人を支えるために，ぬくもりのある豊かな絆を再構築することである」[13]．日本人として大事にしてきた「絆」を忘れずに，認知症の人のこころのありように寄り添うケアの実践が，当たり前のように，どこにいても行われることを期待したい．

（古谷房枝）

文献

1) 大谷るみ子：認知症の人との向き合い方．おはよう21 **24**(12)：10-13，2013.
2) 渡辺俊之：ケアを受ける人のこころを理解するために．中央法規出版，2005，pp160-170.
3) 松本一生：認知症の人の気持ちを知る．おはよう21 **24**(12)：38-47，2013.
4) 松本一生・他：喜怒哀楽でわかる認知症の人のこころ．中央法規，2010.
5) クリスティーン・ボーデン（檜垣久美子・檜垣陽子訳）：私は誰になっていくの？―アルツハイマー病者からみた世界―．クリエイツかもがわ，2003.
6) NPO法人認知症当事者の会：扉を開く人 クリスティーン・ブライデン 認知症の本人 が語るということ．クリエイツかもがわ，2012.
7) 有吉佐和子：恍惚の人．新潮社，1972.
8) 山口晴保・他：認知症の正しい理解と包括的医療・ケアのポイント．第2版，協同医書出版社，2010，pp59-60.
9) 本田美和子・他：ユマニチュード入門．医学書院，2014.
10) 本田美和子日本語監修：DVD ユマニチュード 優しさを伝えるケア技術．医学書院，2014.
11) 渡辺俊之：介護者と家族のこころのケア 介護家族カウンセリングの理論と実践．金剛出版，2005.
12) 山田律子：認知症の人の食事支援BOOK 食べる力を発揮できる環境づくり．中央法規出版，2013，pp10-13, 37, 43.
13) 長谷川和夫：認知症ケアの心 ぬくもりの絆を創る．中央法規出版，2010.

第2章

認知症のリハビリテーション栄養

1. 認知症のリハビリテーション栄養総論

> **ポイント**
> - 認知症のリハ栄養とは，認知機能やBPSDの悪化軽減，改善と機能，活動，参加を最大限発揮させるリハと栄養管理を行うことである．
> - 認知症の栄養管理とリハには，一定のエビデンスがある．
> - 認知症の薬物療法やケアにリハ栄養を併用する包括的対応が重要である．

● リハビリテーション栄養とは

　リハ栄養とは，栄養状態も含めて国際生活機能分類（International Classification of Functioning, Disability and Health；ICF）で評価を行ったうえで，障害者や高齢者の機能，活動，参加を最大限発揮できるような栄養管理を行うことである．リハ栄養管理の主な内容には，低栄養や不適切な栄養管理下におけるリハのリスク管理，リハの時間と負荷が増加した状況での適切な栄養管理，筋力・持久力などのさらなる改善が含まれる．認知症のリハ栄養とは，認知機能やBPSDの悪化軽減とさらなる改善を目指すとともに，その他の機能，活動，参加を最大限発揮できるようなリハと栄養管理を行うことである．

　ICFの心身機能のなかには，栄養関連の項目だけでなく認知関連の項目が含まれている．心身機能の第1レベルに，全般的精神機能と個別的精神機能がある．全般的精神機能の第2レベルには，意識機能，見当識機能，知的機能，全般的な心理社会的機能，気質と人格の機能，活力と欲動の機能，睡眠機能，その他がある．認知症は知的機能障害に含まれるが，他の障害を認めることも少なくない．個別的精神機能の第2レベルには，注意機能，記憶機能，精神運動機能，情動機能，知覚機能，思考機能，高次認知機能，言語に関する精神機能，計算機能，複雑な運動を順序立てて行う精神機能，自己と時間の経験の機能，その他がある．認知症では複数の機能が低下している．

　ICFの活動と参加の第1レベルには，学習と知識の応用，一般的な課題と要求，コミュニケーション，運動と移動，セルフケア，家庭生活，対人関係，主要な生活領域，コミュニティライフ・社会生活・市民生活が含まれる．認知症ではすべての活動制限

表1 リハビリテーション栄養評価のポイント

項目	内容
栄養障害	栄養障害を認めるか評価する．何が原因か評価する．
サルコペニア	サルコペニア（広義）を認めるか評価する．何が原因か評価する．
摂食嚥下障害	摂食嚥下障害を認めるか評価する．
予後予測	現在の栄養管理は適切か，今後の栄養状態はどうなるか判断する．
訓練内容判断	機能改善を目標としたリハを実施できる栄養状態か評価する．

と参加制約を認める可能性がある．

認知症のリハビリテーション栄養評価

リハ栄養評価のポイントは**表1**の5項目である．低栄養および低栄養のリスクは認知機能障害と関連するため[1]，すべての認知症患者で栄養スクリーニングを行うべきである．低栄養はMNA®-SFで，過栄養・肥満はBMIで栄養スクリーニングを行う．血管性認知症とLewy小体型認知症は，嚥下障害による食事摂取量低下と，筋緊張亢進や不随意運動によるエネルギー消費量増加で低栄養を認めやすい．

早期アルツハイマー病患者では，除脂肪量とアルツハイマー病の進行，脳萎縮，認知機能に関連を認めた[2]．非終末期の認知症患者（FAST 5〜7）では脂肪量は減少しないが除脂肪量は減少し，終末期認知症患者では脂肪量，除脂肪量とも減少していた[3]．筋力とアルツハイマー病，認知機能低下に関連を認めた[4]．一方，サルコペニアとアルツハイマー病に関連を認めないという報告[5]や，筋肉量変化と認知機能障害に関連を認めないという報告[6]もある．認知症とサルコペニアの関連は明確ではないが，サルコペニアの有無と原因を評価することは有用と考える．

認知症患者の嚥下障害の有病割合は，13〜57％である[7]．前頭側頭型認知症では後期に嚥下障害を認めるが，アルツハイマー型認知症では早期から認めることがある[7]．Lewy小体型認知症とパーキンソン病認知症患者では32％に嚥下障害の症状を認め，92％に嚥下内視鏡検査で異常を認めた[8]．血管性認知症でも嚥下障害を認めることが多いため，すべての認知症患者で嚥下機能評価を行うべきである．

今後の栄養状態は，栄養も含めた全身状態と栄養管理の内容によって，改善，維持，悪化のいずれかと予測する．今後の栄養状態が悪化すると予測される場合，体重，筋力，持久力は低下する可能性が高い．この状況での筋肉量増加目的のレジスタンストレーニングや持久力増強目的の持久性トレーニングは，栄養状態を悪化させて筋肉量や持久力を低下させるため禁忌である．一方，座位での認知リハによるエネルギー消費量は比較的少ないため，栄養状態が悪化すると予測される場合でも実施する．

表2 SMARTなゴール

頭文字	内容
S	Specific（具体的）
M	Measurable（測定可能）
A	Achievable（達成可能），Attainable, Appropriate
R	Relevant（切実・重要），Result-based（成果に基づく），Related, Realistic
T	Time-bound（期限が明確），Timely

(若林，2013)[9]

認知症のリハビリテーション栄養のゴール設定

リハ栄養評価の次に，リハ栄養のゴールを設定する．その際，「認知機能の改善」や「栄養状態の改善」といった漠然としたゴールを設定してしまうことがある．「認知機能の改善」の場合，HDS-RやMMSEの点数が1点向上しても，軽度認知障害から認知障害なしに改善してもゴールを達成したことになる．「栄養状態の改善」の場合，るいそうの状態から体重が0.1 kg増加しても5 kg増加してもゴールを達成したことになる．そのため，ゴールはSMART（表2）[9]に設定することが重要である．

しかし，認知症のリハ栄養のゴール設定は難しいことが多い．その場合，一人で考えないこと，仮説思考と捉えること，見極めでもよいので設定することが有用である[9]．どんなにゴールを精緻に考えても，ゴールは仮説でしかない．仮説の構築→仮説の検証→検証結果の判断→仮説の構築（進化）のサイクルを繰り返す仮説思考と捉えてサイクルを回し続けると，仮説の精度が徐々に向上する．

認知症の栄養管理のエビデンス

認知症の栄養管理には，一定のエビデンスがある．肥満および低栄養は，認知症のリスクである．正常範囲のBMIと比較して，中年期の低栄養（BMI 18.5以下）はアルツハイマー病のリスクが1.96倍，過栄養（BMI 25以上）は認知症のリスクが1.26～1.35倍，肥満（BMI 30以上）はアルツハイマー病のリスクが2.04倍，認知症のリスクが1.64倍となる[10]．そのため，るいそうであれば体重増加，肥満（BMI 30以上）であれば減量することが望ましい．

認知症高齢者では，経口栄養剤の摂取で平均6.5カ月後のフォローアップ時の体重，BMI，認知機能が有意に改善した[11]．トレーニング・教育プログラムで食事時間の増加と食事困難の減少は得られるが，食事摂取量の増加は得られなかった[12]．低栄養の認知症の場合，高エネルギーの栄養剤投与は体重増加に有用であり，食欲増進剤，食事介助，食形態調整も体重増加に有用な可能性がある[13]．しかし，機能予後や生命予後の改善は不明である[17]．

肥満（BMI 30以上）の場合，ダイエット（意図的な体重減少）で記憶と注意・遂行機能が軽度改善した[14]．しかし，過栄養（BMI 25以上）では，ダイエットによる

認知機能改善を認めなかった[14]．

アルツハイマー病では，葉酸，ビタミン A，ビタミン B_{12}，ビタミン C，ビタミン E の血中濃度が有意に低く，亜鉛とビタミン D も低下傾向にあり，微量栄養素障害がエネルギー蛋白質低栄養に先行する可能性がある[15]．ビタミン E とビタミン C は，アルツハイマー病のリスク軽減に有用というメタ解析がある[16]．一方，コクランレビューでは，アルツハイマー型認知症と軽度認知障害に対するビタミン E 投与の有効性に関する十分なエビデンスは存在しない[17]．葉酸投与は，認知機能低下を予防する効果を認めない[18]．ビタミン B_{12} 投与は，認知機能を変化させない[19]．以上より，微量栄養素が欠乏している場合には補給すべきであるが，それ以外の場合に認知症の予防や治療目的で微量栄養素を投与する必要はない．

EPA，DHA，総 n-3 脂肪酸の血中濃度は，認知症患者で有意に低い．EPA のみ軽度認知障害の患者でも血中濃度が有意に低かった[20]．n-3 脂肪酸投与は健常者やアルツハイマー病患者では無効だが，軽度認知障害では一部の認知機能改善に有用というメタ解析がある[21]．一方，コクランレビューでは，n-3 脂肪酸投与による認知機能低下と認知症予防に関するエビデンスは存在しない[22]．

地中海式食事が認知症予防に有用とされている．地中海式食事とは，野菜，果物，魚介類を多く摂取する，オリーブオイルを油に使用する，低脂肪の乳製品を少量摂取する，肉の摂取をなるべく控える，1 日にグラス 1 杯程度のワインを飲む食事である．地中海式食事へのアドヒアランスが高い場合には，軽度認知障害とアルツハイマー病のリスク，および軽度認知障害からアルツハイマー病への進行のリスクを軽減するという系統的レビューとメタ解析がある[23-25]．個々の栄養素ではなく食事全体へのアプローチが，認知機能低下やアルツハイマー病の予防に有用と思われる[26]．

認知症のリハビリテーションのエビデンス

認知症に対する身体活動や運動には，一定のエビデンスがある．認知症高齢者に対する身体活動や運動で，身体機能は改善した[27,28]．身体活動で認知機能低下[29]や血管性認知症[30]の予防が一部可能であった．身体活動で身体機能は改善するが，抑うつと QOL の改善に関するエビデンスは限られている[31]．運動療法は BPSD のうち，抑うつ，興奮，徘徊の減少，夜間睡眠に有用な可能性がある[32]．一方，不安，無気力，反復行動には無効であった[32]．コクランレビューでは，運動療法で認知機能と ADL が改善する可能性があるが，研究間の異質性が大きいため解釈には留意が必要とされている[33]．以上より，身体機能や認知機能の維持，改善目的に身体活動や運動を行うべきである．1 日 30 分以上の歩行が有用な可能性がある[32]．

認知症に対する認知リハや作業療法にも，一定のエビデンスがある．認知症の行動障害と抑うつに対する作業療法（感覚刺激，環境調整，機能的なタスク活動）のメタ解析では，感覚刺激は行動障害の改善に有用であった[34]．軽度認知障害に対する認知リハで，客観的な認知機能は改善するが決定的とはいえない[35]．認知症に対する認知リハのコクランレビューでは，軽中度の認知症の場合，リハ終了時から 1~3 カ月後まで認知機能が改善した[36]．QOL，コミュニケーション，社会交流も改善したが，気

表3 主な身体活動のMETs

METs	身体活動
1.0	横になって静かにテレビを観る，睡眠
1.3	座って静かにする，立位で静かにする 編み物：裁縫，楽な労力，プレゼントをラッピングする 座位：勉強，全般，読み書きを含む，楽な労力
1.5	座位：会話をする，食事をする 座位：音楽鑑賞（会話や読書はしない），映画館での映画鑑賞 座位：ボードゲーム・カードゲーム・チェス
1.8	トイレ：座位，立位，しゃがんでの排泄 描く：書く，塗る，立位 座位：学校の授業，ノートをとることや討論をすることなどを含む 立位：会話をする，電話をする，コンピュータ，楽な労力 座位：美術品や工芸品，木彫りの工芸品を作る，機織り，紡績，楽な労力
2.0	家の中を歩く，シャワーを浴びる（タオルで拭く，立位），身支度をする（手を洗う，髭を剃る，歯を磨く，化粧をする，座位または立位） 楽器の演奏：全般 座位：ピアノ・オルガンの演奏
2.5	着替え（立位，または座位） 立位：美術品や工芸品，木彫りの工芸品を作る，機織り，紡績，楽な労力
2.8	歩行（3.2 km/時，ゆっくり，平らで固い地面）
3.0	歩行（4.0 km/時，平らで固い地面） 静養・家族で親睦会：子どもとゲームをして遊ぶ
3.5	レジスタンストレーニング（複合的エクササイズ，さまざまな種類のレジスタンストレーニングを8〜15回繰り返す），階段を降りる
4.0	階段を上る（ゆっくり）
6.0	レジスタンストレーニング（ウェイトリフティング，フリーウェイト，マシーンの使用），パワーリフティング，ボディービルディング，きつい労力
8.8	階段を上る（速い）

(国立健康・栄養研究所)[45]

分，ADL，問題行動は不変であった[36]．しかし，軽度から中等度のアルツハイマー病と血管性認知症に対する認知リハのコクランレビューでは，認知リハのエビデンスは限られていて明らかな効果はない[37]．

その他のコクランレビューでは，認知症と軽度認知症の抑うつと不安に対する心理療法は，抑うつと不安の軽減に有用である[38]．一方，光線療法[39]，アロマセラピー[40]，自動車運転能力評価[41]の有用性を示すエビデンスは不十分である．コクランレビューではないが，認知症に対する音楽療法の有用性がメタ解析で報告されている[42,43]．

認知症のリハビリテーション栄養ケアプラン

アルツハイマー病患者の1日エネルギー消費量は，健常者と同等である[44]．そのため，身体活動によるエネルギー消費量の計算には，身体活動の代謝当量（metabolic equivalent；METs，メッツ）が参考になる．改訂版『身体活動のメッツ（METs）表』

表 4　推定エネルギー必要量

身体活動レベル	男性			女性		
	Ⅰ	Ⅱ	Ⅲ	Ⅰ	Ⅱ	Ⅲ
50〜69（歳）	2,100	2,450	2,800	1,650	1,900	2,200
70以上（歳）	1,850	2,200	2,500	1,500	1,750	2,000

日本語版[45]から抜粋した主な身体活動のMETsを表3に示す．座位での身体活動はほとんどが2 METs以下であるため，座位での認知リハや作業療法は，低栄養や栄養状態が悪化すると予測される場合でも実施すべきである．

身体活動によるエネルギー消費量（kcal）は下記の式で計算できる．

1.05×体重（kg）×METs×活動時間（h）

例えば体重50 kgの患者が1日2時間，ピアノ・オルガン・楽器の演奏（2 METs）を行う場合，エネルギー消費量は

1.05×50（kg）×2（METs）×2（時間）＝210 kcal

となる．

エネルギー必要量の計算には，「日本人の食事摂取基準（2015年版）」を参考とする[46]（第2章5，表4参照）．エネルギー消費量＝基礎エネルギー消費量×活動係数で計算できる．50歳以上の基礎エネルギー消費量は，男性21.5 kcal/kg体重/日，女性20.7 kcal/kg体重/日である．ただし，筋緊張亢進や不随意運動を認める場合には，活動係数を0.1〜0.2高く設定する．また，せん妄やBPSDを認める場合には，エネルギー消費量が増加する可能性がある．これらの数値より，エネルギー消費量＝エネルギー必要量とした場合の50〜69歳と70歳以上の推定エネルギー必要量を計算できる（**表4**）．理論的には約7,000 kcalで1 kgの体重増減が得られる．しかし実際には，体重増減とともに基礎エネルギー消費量と身体活動によるエネルギー消費量が変化するため，1 kgの体重変化を認めないことが多い．高齢者の体重を1 kg増加させるには，8,800〜22,600 kcalを要する[47]．

蛋白質摂取量は，健常高齢者では1.0〜1.2 g/kg体重/日，運動している高齢者では1.2 g/kg体重/日以上，急性疾患や慢性疾患で低栄養の高齢者では1.2〜1.5 g/kg体重/日以上が推奨される[48,49]．ただし，慢性腎疾患でeGFR30未満かつ透析していない場合には，蛋白質摂取制限を要する[48]．

実際には，リハ栄養のみで認知症に対応することは不十分である．認知症を必ず予防，改善できる治療法が現時点では存在しないため，薬物療法やケアにリハ栄養，心理療法，何らかの社会参加などを併用する包括的対応が重要である． 〔若林秀隆〕

文献

1) Ogawa S：Nutritional management of older adults with cognitive decline and dementia. *Geriatr Gerontol Int* **14**：17-22, 2014.
2) Burns JM et al：Reduced lean mass in early Alzheimer disease and its association with brain atrophy. *Arch Neurol* **67**：428-433, 2010.
3) Camina Martín MA et al：Changes in body composition in relation to the stage of de-

mentia in a group of institutionalized elderly. *Nutr Hosp* **28**：1093-1101, 2013.
4) Boyle PA et al：Association of muscle strength with the risk of Alzheimer disease and the rate of cognitive decline in community-dwelling older persons. *Arch Neurol* **66**：1339-1344, 2009.
5) Gillette-Guyonnet S et al：Determination of appendicular muscle mass by dual energy X-ray absorptiometry method in women with sarcopenia and Alzheimer's disease. *J Nutr Health Aging* **4**：165-169, 2000.
6) van Kan GA et al：Association of a 7-year percent change in fat mass and muscle mass with subsequent cognitive dysfunction：the EPIDOS-Toulouse cohort. *J Cachexia Sarcopenia Muscle* **4**：225-229, 2013.
7) Alagiakrishnan K et al：Evaluation and management of oropharyngeal dysphagia in different types of dementia：a systematic review. *Arch Gerontol Geriatr* **56**：1-9, 2013.
8) Londos E et al：Dysphagia in Lewy body dementia - a clinical observational study of swallowing function by videofluoroscopic examination. *BMC Neurol* **13**：140, 2013.
9) 若林秀隆：高齢者リハビリテーション栄養，カイ書林，2013，pp50-53.
10) Anstey KJ et al：Body mass index in midlife and late-life as a risk factor for dementia：a meta-analysis of prospective studies. *Obes Rev* **12**：e426-437, 2011.
11) Allen VJ et al：Use of nutritional complete supplements in older adults with dementia：systematic review and meta-analysis of clinical outcomes. *Clin Nutr* **32**：950-957, 2013.
12) Liu W et al：Interventions on mealtime difficulties in older adults with dementia：a systematic review. *Int J Nurs Stud* **51**：14-27, 2014.
13) Hanson LC et al：Oral feeding options for people with dementia：a systematic review. *J Am Geriatr Soc* **59**：463-472, 2011.
14) Siervo M et al：Intentional weight loss in overweight and obese individuals and cognitive function：a systematic review and meta-analysis. *Obes Rev* **12**：968-983, 2011.
15) Lopes da Silva S et al：Plasma nutrient status of patients with Alzheimer's disease：Systematic review and meta-analysis. *Alzheimers Dement* **10**：485-502, 2014.
16) Li FJ et al：Dietary intakes of vitamin E, vitamin C, and β-carotene and risk of Alzheimer's disease：a meta-analysis. *J Alzheimers Dis* **31**：253-258, 2012.
17) Farina N et al：Vitamin E for Alzheimer's dementia and mild cognitive impairment. *Cochrane Database Syst Rev* **11**：CD002854, 2012.
18) Wald DS et al：Effect of folic acid, with or without other B vitamins, on cognitive decline：meta-analysis of randomized trials. *Am J Med* **123**：522-527.e2, 2010.
19) Health Quality Ontario：Vitamin B12 and cognitive function：an evidence-based analysis. *Ont Health Technol Assess Ser* **13**：1-45, 2013.
20) Lin PY et al：A meta-analytic review of polyunsaturated fatty acid compositions in dementia. *J Clin Psychiatry* **73**：1245-1254, 2012.
21) Mazereeuw G et al：Effects of ω-3 fatty acids on cognitive performance：a meta-analysis. *Neurobiol Aging* **33**：1482.e17-29, 2012.
22) Sydenham E et al：Omega 3 fatty acid for the prevention of cognitive decline and dementia. *Cochrane Database Syst Rev* **6**：CD005379, 2012.
23) Shah R：The role of nutrition and diet in Alzheimer disease：a systematic review. *J Am Med Dir Assoc* **14**：398-402, 2013.
24) Lourida I et al：Mediterranean diet, cognitive function, and dementia：a systematic review. *Epidemiology* **24**：479-489, 2013.
25) Singh B et al：Association of mediterranean diet with mild cognitive impairment and Alzheimer's disease：a systematic review and meta-analysis. *J Alzheimers Dis* **39**：271-282, 2014.
26) Solfrizzi V, Panza F：Mediterranean diet and cognitive decline. A lesson from the whole-diet approach：what challenges lie ahead? *J Alzheimers Dis* **39**：283-286, 2014.
27) Heyn P et al：The effects of exercise training on elderly persons with cognitive impairment and dementia：a meta-analysis. *Arch Phys Med Rehabil* **85**：1694-1704, 2004.
28) Pitkälä K et al：Efficacy of physical exercise intervention on mobility and physical functioning in older people with dementia：A systematic review. *Exp Gerontol* **48**：85-

93, 2013.
29) Sofi F et al : Physical activity and risk of cognitive decline : a meta-analysis of prospective studies. *J Intern Med* **269** : 107-117, 2011.
30) Aarsland D et al : Is physical activity a potential preventive factor for vascular dementia? A systematic review. *Aging Ment Health* **14** : 386-395, 2010.
31) Potter R et al : A systematic review of the effects of physical activity on physical functioning, quality of life and depression in older people with dementia. *Int J Geriatr Psychiatry* **26** : 1000-1011, 2011.
32) Thuné-Boyle IC et al : The effect of exercise on behavioral and psychological symptoms of dementia : towards a research agenda. *Int Psychogeriatr* **24** : 1046-1057, 2012.
33) Forbes D et al : Exercise programs for people with dementia. *Cochrane Database Syst Rev* **12** : CD006489, 2013.
34) Kim SY et al : A systematic review of the effects of occupational therapy for persons with dementia : A meta-analysis of randomized controlled trials. *NeuroRehabilitation* **31** : 107-115, 2012.
35) Huckans M et al : Efficacy of cognitive rehabilitation therapies for mild cognitive impairment (MCI) in older adults : working toward a theoretical model and evidence-based interventions. *Neuropsychol Rev* **23** : 63-80, 2013.
36) Woods B et al : Cognitive stimulation to improve cognitive functioning in people with dementia. *Cochrane Database Syst Rev* **2** : CD005562, 2012.
37) Bahar-Fuchs A et al : Cognitive training and cognitive rehabilitation for mild to moderate Alzheimer's disease and vascular dementia. *Cochrane Database Syst Rev* **6** : CD003260, 2013.
38) Orgeta V et al : Psychological treatments for depression and anxiety in dementia and mild cognitive impairment. *Cochrane Database Syst Rev* **1** : CD009125, 2014.
39) Forbes D et al : Light therapy for improving cognition, activities of daily living, sleep, challenging behaviour, and psychiatric disturbances in dementia. *Cochrane Database Syst Rev* **2** : CD003946, 2014.
40) Forrester LT et al : Aromatherapy for dementia. *Cochrane Database Syst Rev* **2** : CD003150, 2014.
41) Martin AJ et al : Driving assessment for maintaining mobility and safety in drivers with dementia. *Cochrane Database Syst Rev* **8** : CD006222, 2013.
42) Ueda T et al : Effects of music therapy on behavioral and psychological symptoms of dementia : a systematic review and meta-analysis. *Ageing Res Rev* **12** : 628-641, 2013.
43) Vasionytė I, Madison G : Musical intervention for patients with dementia : a meta-analysis. *J Clin Nurs* **22** : 1203-1216, 2013.
44) Poehlman ET et al : Daily energy expenditure in free-living non-institutionalized Alzheimer's patients : a doubly labeled water study. *Neurology* **48** : 997-1002, 1997.
45) 国立健康・栄養研究所：改訂版『身体活動のメッツ（METs）表』Available from：http://www0.nih.go.jp/eiken/programs/2011mets.pdf
46) 「日本人の食事摂取基準（2015年版）策定検討会」報告書 Available from：http://www.mhlw.go.jp/stf/shingi/0000041824.html
47) Hebuterne X et al : Ageing and muscle : the effects of malnutrition, re-nutrition, and physical exercise. *Curr Opin Clin Nutr Metab Care* **4** : 295-300, 2001.
48) Bauer J et al : Evidence-based recommendations for optimal dietary protein intake in older people : a position paper from the PROT-AGE Study Group. *J Am Med Dir Assoc* **14** : 542-559, 2013.
49) Deutz NE et al : Protein intake and exercise for optimal muscle function with aging : Recommendations from the ESPEN Expert Group. *Clin Nutr* doi：10.1016/j.clnu.2014.04.007.〔Epub ahead of print〕

2. 認知症予防と軽度認知障害の
リハビリテーション栄養

> **ポイント**
> ・栄養による認知症の発症予防は，特定の栄養素よりも食事パターンなど全体の内容が重要である．
> ・週に2〜3回以上，1回30〜50分の運動や身体活動が認知症の発症リスクを軽減する．
> ・リハ栄養アプローチは，低体重，老年症候群，廃用症候群，運動機能障害を呈する認知症患者に有効である．

はじめに

認知症対策には，発症予防と早期介入によって病状の進行を遅らせることが重要である．特に軽度認知障害（mild cognitive impairment；MCI）の時期からアプローチを行い，認知症への進展を防ぐことが求められる．本稿では，認知症予防の食事（栄養），運動・身体活動と，軽度認知障害患者に対するリハ栄養について述べる．

認知症予防と栄養素および食品

1）n-3系多価不飽和脂肪酸

不飽和脂肪酸のなかでも青魚などに含まれるn-3系不飽和脂肪酸（図1）には，認知症の予防効果があることが観察研究を中心に報告されてきた[1-3]．しかし，介入研究のメタ解析では，健常者とアルツハイマー型認知症（Alzheimer's disease；AD）患者ともに，ドコサヘキサエン酸（docosahexaenoic acid；DHA）やエイコサペンタエン酸（eicosapentaenoic acid；EPA）を投与したプラセボ群との比較で差がなく効果は認めなかった[4]．コクランレビューでもn-3系脂肪酸による直接的な認知症発症予防と認知機能低下に関して，有効というエビデンスは存在しない[5]．ただし，別のメタ解析では，n-3系不飽和脂肪酸はMCIの認知機能改善に有用とされている[4]．

2）抗酸化物質

活性酸素やフリーラジカルによる酸化ストレスは，脳に神経細胞障害を与えADをはじめとする認知症発症にかかわる．ビタミンC，E，β-カロテンに代表される抗酸

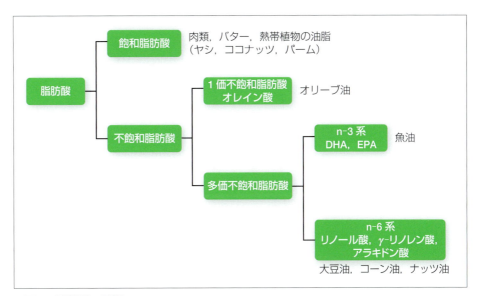

図1　脂肪酸の種類

化物質には，酸化ストレスから生体を防御し，認知症の発症リスクを低下させる作用が期待されてきた．ビタミンC，Eのサプリメントや食事摂取がADや血管性認知症のリスクを低下させるとの報告がある[6,7]．さらに，ビタミンEとビタミンC，β-カロテンは，ADの予防と治療に有用というメタ解析も存在する[8]．しかし，中年期のβ-カロテンやフラボノイド，ビタミンE，Cの食事からの摂取は，高齢期の認知症を予防できない[9]．さらにコクランレビューでは，ADとMCIにおけるビタミンEの予防や治療における有効性のエビデンスは存在しない[10]．抗酸化物質の効果については，意見が分かれているが，コクランレビューでは否定的である．

3）ビタミンB群

ホモシステインは，その酸化過程において活性酸素やフリーラジカルを生成し，アミロイドβの神経毒性を増強させる．ビタミンB_6やB_{12}，葉酸の欠乏は血中のホモシステイン濃度の上昇につながることから，認知症の発症予防への効果が期待されていた．しかし，コクランレビューで，ビタミンB_6，B_{12}および葉酸の認知機能に対する有効性は否定されている[11-13]．葉酸は認知機能低下を予防する効果を認めず[14]，ビタミンB_{12}投与は認知機能を変化させない[15]．ビタミンB群による認知症の予防や認知機能改善の効果は否定的である．

4）食品

野菜（ジュース）や果物の摂取により，認知機能の低下を抑制し，AD発症のリスクを低下するとの報告がある[16-19]．これらのうち2つの論文では，抗酸化物質（ビタミンCとビタミンE）は，食物からの摂取が有効でありサプリメントは無効としている[16,17]．

魚の摂取と認知症の発症リスクの低下についてはこれまでに多く報告されている[1,2,20,21]．しかし系統的レビューでは，魚の摂取が認知症のリスクを抑制する[22]としているものと，エビデンスが不十分である[23]としているものがあり，結果に相違がある．

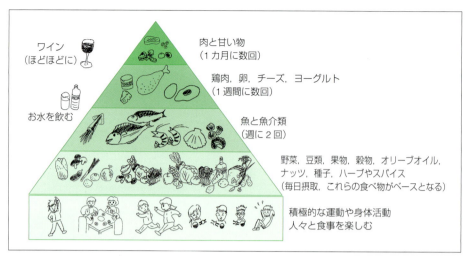

図2 地中海食のピラミッド

　適量のアルコール摂取が認知症の発症リスクの低下に関連し[24]，その効果はアルコールの種類によらないとの報告がある[24,25]．特に，赤ワインに含まれるポリフェノールに，活性酸素から身を守る抗酸化作用や，フリーラジカルの除去作用がある．これまでに赤ワインの認知症への発症リスク抑制効果が示されており[26]，総説レビューでは適度のアルコールはADおよび血管性認知症ともに予防するとされている[25]．

5) 食事スタイル

　認知症の予防において，個別の栄養素よりも食事全体のスタイルを重要視する方法がある．地中海食（Mediterranean diet）は，野菜，豆類，果物，魚を多めに摂取し，油はオリーブオイルを使用，チーズ・ヨーグルトなどの乳製品はやや少なめに，肉は控え，少量のワイン（1日にグラス1杯程度）を摂取する食事である．地中海食に含まれる食品がもつ抗酸化力や抗炎症作用が効果の要因であると考えられており，地中海食を遵守する度合いが強いほどADになりにくい[27]．地中海食の基本には運動・身体活動があり（**図2**），その上に推奨される食事内容が記載されてひとつのピラミッド形を成している．ただし，地中海食と運動・身体活動は，それぞれ独立してADの発症や認知機能低下を防止する[28]．メタ解析や系統的レビューでも，地中海食はMCIとADの発症と，MCIからADへの進行のリスクを軽減する効果を認めている[29-32]．

　栄養素に関しては，しばしば観察研究と介入研究で結果の相違が認められる．観察研究ではランダム化比較試験に比べバイアスが大きいことが，介入研究において無効や有害との結果を生じる一因である．介入研究で対象に低栄養症例が混ざっていると，健常者よりも栄養素投与の効果が強くバイアスを生じる可能性がある．さらに認知症の発症には，特定の栄養素のみが重要な役割を果たしているのではなく，より複合的なメカニズムによって惹起されると考えられる．サプリメントは摂取期間が短く，食事を摂取する期間の方が長いという違いがある．一次および二次予防での抗酸化サプリメントの効果を調査したメタ解析では，抗酸化サプリメントによって死亡率は5%増加した[33]．特定の栄養素を純化し大量に摂取するサプリメント摂取は，食事と比較して身体に及ぼす影響が異なる可能性があり，その使用には注意が必要である．

栄養素および食品による認知症予防では，n-3系多価不飽和脂肪酸と地中海食で，認知症予防と認知機能低下を防止する効果が認められている．栄養素は欠乏している状態では補給が必要だが，サプリメントで摂取することは勧められず食事から摂取することが望ましい．

認知症発症予防と運動

　運動や身体活動が生活習慣病の予防・改善に有効であることは周知の事実であり，その効果は認知症の予防においても重要視されている．

　ホノルルで行われた前向きコホート研究[34]では，71～93歳の健康な男性2,257人の1日あたりの歩行距離と認知機能を評価した．1日2マイル（約3.2 km）以上歩くグループに比べ，0.25マイル（約0.4 km）以下や，0.25～1マイル（0.4～1.6 km）のグループの認知症発症率は1.7～1.8倍であった．よく歩くことは認知症の発症リスクを低下させる可能性がある．またEUの複数国において，60～70代の健常な男女639名を対象に行った調査がある[35]．この研究では，週3回1日30分の運動を行っていたグループは，3年後の血管性認知症の発症リスクが約60%減少していた．しかも定期的な運動は，年齢，学歴，脳の変化，脳卒中の既往などを調整した後も有効であった．

　ランダム化比較試験においても運動が認知症予防に効果を示すとの報告がある[36]．パースで行われた研究では，MCIの男女170名を対象に，運動が認知機能に及ぼす影響について調査した．介入群は，1週間あたり150分以上の運動（1回50分のウォーキングを週3回）を24週間継続して行った．その結果，介入群は通常ケア群と比較して，アルツハイマー病評価尺度・認知機能指標の点数と，臨床認知症評価法スコアが優れていた．そして認知機能への効果は介入中止後も12カ月は持続した．さらにわが国でも，MCIの高齢者に対するランダム化比較試験で運動と身体活動が認知機能低下を抑制することが報告されている[37,38]．

　有酸素運動は，脳の記憶を司る海馬のサイズを増大させ，記憶能力を改善させる効果がある[39]．運動や身体活動の効果は系統的レビューでも示されている．高レベルの身体活動を行う人は行わない人と比較して，認知機能低下のリスクが38%減少する．また低～中程度レベルの身体活動は認知能力低下のリスクを35%減少する[40]．また，血管性認知症の発症についても予防する可能性がある[41]．以上より，運動や身体活動には認知症を予防する一定のエビデンスがある．

　運動・身体活動の頻度と時間は，週に2～3回以上，1回あたり30～50分が認知症発症予防に効果がある．内容は，ウォーキング，社交ダンス，水泳，筋力トレーニング，姿勢のバランス再訓練，およびデュアルタスク（2つのことを同時に行う）訓練が有効であった．近年，MCIに対するアプローチとしてコグニサイズと呼ばれる運動法が提唱されている．コグニサイズとは，cognition（認知）とexercise（運動）を掛け合わせた造語で，認知症を予防する運動プログラムである[42]．たとえば，ステップを踏みながら1から順に数を数え「3」の倍数で手を叩くなど，単に運動だけではなく認知課題を同時に行う．脳と身体の両方を同時に用い，機能の維持と向上を目

的とする．日常生活に運動を定着させることは簡単ではないが，実行により得られるプラスの刺激や報酬，仲間や家族からの支援があれば継続しやすい．

軽度認知障害のリハビリテーション栄養

　栄養療法と運動・身体活動には，認知症の発症と MCI から認知症への進行を予防するエビデンスがある．そして，栄養療法と運動・身体活動を組み合わせるリハ栄養にも同様の効果が得られる可能性がある．

　体重減少は AD 発症に関連する危険因子である．65〜95 歳の AD 患者では，発症する 1〜2 年前から体重減少が生じる[43]．さらに AD 発症後の体重減少は認知機能低下のリスクを増加させる[44,45]．認知症の重症度および体重減少との関連性をみたメタ解析では，認知症の重症度は体重減少の程度と関連していた[45]．中年の時期では BMI が正常域より低値（18.5 kg/m^2 以下）の場合，AD 発症のリスクが 1.96 倍となる[46]．早期 AD においては除脂肪量が減少しており，除脂肪量と脳容量に正の相関関係が認められた[47]．筋力低下は AD 発症のリスク因子と考えられている[48]．骨や筋肉の強化に必要な栄養素であるビタミン D の血中濃度の低下は，認知機能低下や AD のリスクと関連がある[49]．

　AD では意図しない体重減少はどの時期でも起こり得るため，定期的な栄養評価が重要である．受診・入院・入所・訪問時など，評価の機会があればその都度食事摂取量の問診や体重測定を行うべきである．認知症における体重減少はその原因やメカニズムが解明されておらず，そもそも体重減少が原因なのか結果なのかいまだ不明である．それでも体重は摂取エネルギー量（栄養）と消費エネルギー量（運動・身体活動）のバランスで成り立つ原則に変わりはない．適切な栄養管理と運動・身体活動を同時に行うリハ栄養アプローチで，不要な体重減少を予防できると考えられる．

　軽度認知障害は日常生活における自立度が高く，活動量は低下していない場合が多い．健康な高齢者と AD 患者の 1 日のエネルギー消費量は同じである[50]．MCI 患者では，適切な栄養摂取と継続的な運動・身体活動により，除脂肪量を含めた体重の減少を防ぎ身体能力を低下させないことが求められる．さらに体重では肥満にも注意が必要である．中年期では肥満（BMI 30.0 kg/m^2 以上）も認知症発症のリスク因子となる[46]．一方肥満では，意図的な体重減少によって記憶と注意・実行機能が改善する[51]ことから体重は正常域が好ましい．

　認知症に合併しやすい身体症状に老年症候群，廃用症候群，運動機能障害などがある（表）．これらの症状を呈する場合，同時に低栄養を合併することが少なくない．高齢者が罹患する多くの疾患は栄養と深くかかわっており，適切な栄養管理によって疾患の予防や回復が可能である．しかし軽度 AD 患者では 16％に食欲の低下があり，約 30％に何らかの食行動の変化が認められる[52]．RCT では，軽度から中等度の AD 患者に DHA もしくは EPA を 6 カ月投与したところ，投与群で体重増加がみられた[53]．メタ解析では，認知症高齢者での栄養補助食品の使用は，食物摂取量，体重および BMI を増加させるために中等度のエビデンスがある[54]．食事のみで十分な栄養量を確保できない場合には，栄養補助食品の使用を検討する．

表　認知症に合併しやすい身体症状

老年症候群	転倒，骨折，脱水，浮腫，食思不振，体重減少，肥満，摂食嚥下障害，低栄養，貧血，ADL低下，難聴，視力低下，関節痛，不整脈，排尿障害，便秘など
廃用症候群	筋萎縮，骨粗鬆症，関節拘縮，心機能低下，起立性低血圧，深部静脈血栓症，摂食嚥下障害，便秘，誤嚥性肺炎，褥瘡，尿路感染，抑うつ状態，高次脳機能障害など
運動機能障害	パーキンソニズム，不随意運動，パラトニア，痙攣，運動麻痺
その他	味覚障害，悪性新生物

おわりに

認知症は治療法が十分に確立されていない疾患である．治療困難であるがゆえに，発症予防と早期発見が認知症対策の中心となる．軽度認知障害においては，毎日の食事と運動・身体活動が重要であり，高齢となってからの生活を左右する．特定の栄養や食品にこだわることなく，包括的な食事パターンと定期的な運動・身体活動を継続することが重要である．

〈小蔵要司〉

文献

1) Kalmijin et al：Dietary fat intake and the risk of incident dementia in the Rotterdam Study. *Ann Neurol* **42**：776-782, 1997.
2) Morris MC et al：Consumption of fish and n-3 fatty acid risk of incident Alzheimer disease. *Arch Neurol* **60**：940-946, 2003.
3) Schaefer et al：Plasma phosphatidylcholine docosahexaenoic Aaid content and risk of dementia and Alzheimer disease. *Arch Neurol* **63**：1545-1550, 2006.
4) Mazereeuw G et al：Effects of ω-3 fatty acids on cognitive performance：a meta-analysis. *Neurobiol Aging* **33**：1482.e17-29, 2012.
5) Sydenham E et al：Omega 3 fatty acid for the prevention of cognitive decline and dementia. *Cochrane Database Syst Rev* **6**：CD005379, 2012.
6) Engelhart MJ et al：Dietary intake of antioxidants and risk of Alzheimer disease. *JAMA* **287**：3223-3229, 2002.
7) Zandi PP et al：Reduced risk of Alzheimer disease in users of antioxidant vitamin supplements：the Cache County Study. *Arch Neurol* **61**：82-88, 2004.
8) Li FJ et al：Dietary intakes of vitamin E, vitamin C, and β-carotene and risk of Alzheimer's disease：a meta-analysis. *J Alzheimers Dis* **31**：253-258, 2012.
9) Laurin D et al：Midlife dietary intake of antioxidants and risk of late-life incident dementia：The Honolulu-Asia Aging Study. *Am J Epidemiol* **159**：959-967, 2004.
10) Farina N et al：Vitamin E for Alzheimer's dementia and mild cognitive impairment. *Cochrane Database Syst Rev* **11**：CD002854, 2012.
11) Malouf M et al：Folic acid with or without vitamin B-l2 for cognition and dementia. *Chochrane Database Syst Rev* **4**：CD004514, 2003.
12) Malouf R et al：The effect of vitamin B6 on cognition. *Chochrane Database Syst Rev* **4**：CD004393, 2003.
13) Malouf R et al：Folic acid with or without vitamin B12 for the prevention and treatment of healthy elderly and demented people. *Cochrane Database Syst Rev* **4**：CD004514, 2008.
14) Wald DS et al：Effect of folic acid, with or without other B vitamins, on cognitive de-

cline : meta-analysis of randomized trials. *Am J Med* **123** : 522-527.e2, 2010.
15) Health Quality Ontario : Vitamin B12 and cognitive function : an evidence-based analysis. *Ont Health Technol Assess Ser* **13** : 1-45, 2013.
16) Engelhart MJ et al : Diet and risk of dementia ; Does fat matter ? : The Rotterdam Study. *Neurology* **59** : 1915-1921, 2002.
17) Morris MC et al : Dietary Intake of Antioxidant Nutrients. And the Risk of Incident Alzheimer Disease in a Biraeial Community Study. *JAMA* **287** : 3230-3237, 2002.
18) Dai Q et al : Fruit and vegetable juices and Alzheimer's disease : the Kame Project. *Am J Med* **119** : 751-759, 2006.
19) Hughes TF et al : Midlife fruit and vegetable consumption and risk of dementia in later life in Swedish twins. *Am J Geriatr Psychiatry* **18** : 413-420, 2010.
20) Larrieu S et al : Nutritional factors and risk of incident dementia in the PAQUID longitudinal cohort. *J Nutr Health Aging* **8** : 150-154, 2004.
21) Barberger GP et al : Dietary patterns and risk of dementia : the Three-City cohort study. *Neurology* **69** : 1921-1930, 2007.
22) Cole GM et al : Omega-3 fatty acids and dementia. *Prostaglandins Leukot Essent Fatty Acids* **81** : 213-221, 2009.
23) Gillette GS et al : IANA task force on nutrition and cognitive decline with aging. *J Nutr Health Aging* **11** : 132-152, 2007.
24) Ruitenberg A et al : Alcohol consumption and risk of dementia : the Rotterdam Study. *Lancet* **359** : 281-286, 2002.
25) Letenneur L : Risk of dementia and alcohol and wine consumption : a review of recent results. *Biol Res* **37** : 189-190, 2004.
26) Larrieu S et al : Nutritional factors and risk of incident dementia in the PAQUID longitudinal cohort. *J Nutr Health Aging* **8** : 150-154, 2004.
27) Scarmeas N et al : Mediterranean diet and risk for Alzheimer's disease. *Ann Neurol* **59** : 912-921, 2006.
28) Scarmeas N et al : Physical activity diet and risk of Alzheimer disease. *JAMA* **302** : 627-637, 2009.
29) Burgener SC et al : Evidence supporting nutritional interventions for persons in early stage Alzheimer's disease (AD). *J Nutr Health Aging* **12** : 18-21, 2008.
30) Shah R : The role of nutrition and diet in Alzheimer disease : a systematic review. *J Am Med Dir Assoc* **14** : 398-402, 2013.
31) Lourida I et al : Mediterranean diet, cognitive function, and dementia : a systematic review. *Epidemiology* **24** : 479-489, 2013.
32) Singh B et al : Association of mediterranean diet with mild cognitive impairment and Alzheimer's disease : a systematic review and meta-analysis. *J Alzheimers Dis* **39** : 271-282, 2014.
33) Bjelakovic G et al : Mortality in randomized trial of antioxidant supplements for primary and secondary prevention : systematic review and meta-analysis. *JAMA* **297** : 842-857, 2007.
34) Abbott RD et al : Walking and dementia in physically capable elderly men. *JAMA* **292** : 1447-1453, 2004.
35) Verdelho A et al : Physical activity prevents progression for cognitive impairment and vascular dementia : results from the LADIS (Leukoaraiosis and Disability) study. *Stroke* **43** : 3331-3335, 2012.
36) Lautenschlager NT et al : Effect of physical activity on cognitive function in older adults at risk for Alzheimer disease : a randomized trial. *JAMA* **300** : 1027-1037, 2008.
37) Suzuki T et al : A randomized controlled trial of multicomponent exercise in older adults with mild cognitive impairment. *PLoS One* **8** : e61483, 2013.
38) Maki Y et al : Effects of intervention using a community-based walking program for prevention of mental decline : a randomized controlled trial. *J Am Geriatr Soc* **60** : 505-510, 2012.
39) Erickson KI et al : Exercise training increases size of hippocampus and improves memory. *Proc Natl Acad Sci USA* **108** : 3017-3022, 2011.

40) Sofi F et al：Physical activity and risk of cognitive decline：a meta-analysis of prospective studies. *J Intern Med* **269**：107-117, 2011.
41) Aarsland D et al：Is physical activity a potential preventive factor for vascular dementia? A systematic review. *Aging Ment Health* **14**：386-395, 2010.
42) 国立長寿医療研究センター：生活機能賦活研究部ホームページ. http://www.ncgg.go.jp/department/cre/index.html.（2014年9月現在）
43) Johnson DK et al：Accelerated weight loss may precede diagnosis in Alzheimer disease. *Arch Neurol* **63**：1312-1317, 2006.
44) Soto ME et al：Weight loss and rapid cognitive decline in community-dwelling patients with Alzheimer's disease. *J Alzheimers Dis* **28**：647-654, 2012.
45) Albanese E et al：Dementia severity and weight loss：a comparison across eight cohorts. The 10/66 study. *Alzheimers Dement* **9**：649-656, 2013.
46) Anstey KJ et al：Body mass index in midlife and late-life as a risk factor for dementia：a meta-analysis of prospective studies. *Obes Rev* **12**：e426-437, 2011.
47) Burns JM et al：Reduced lean mass in early Alzheimer disease and its association with brain atrophy. *Arch Neurol* **67**：428-433, 2010.
48) Boyle PA et al：Association of muscle strength with the risk of Alzheimer disease and the rate of cognitive decline in community-dwelling older persons. *Arch Neurol* **66**：1339-1344, 2009.
49) Balion C et al：Vitamin D, cognition, and dementia：A systematic review and meta-analysis. *Neurology* **79**：1397-1405, 2012.
50) Poehlman ET et al：Daily energy expenditure in free-living non-institutionalized Alzheimer's patients：a doubly labeled water study. *Neurology* **48**：997-1002, 1997.
51) Siervo M et al：Intentional weight loss in overweight and obese individuals and cognitive function：a systematic review and meta-analysis. *Obes Rev* **12**：968-983, 2011.
52) Ikeda M et al：Changes in appetite, food preference, and eating habits in frontotemporal dementia and Alzheimer's disease. *J Neurol Neurosurg Psychiatry* **73**：371-376, 2002.
53) Irving GF et al：Omega-3 fatty acid supplementation effects on weight and appetite in patients with Alzheimer's disease：the omega-3 Alzheimer's disease study. *J Am Geriatr Soc* **57**：11-17, 2009.
54) Liu W et al：Interventions on mealtime difficulties in older adults with dementia：a systematic review. *Int J Nurs Stud* **5**：14-27, 2014.

第2章 認知症のリハビリテーション栄養

3. 認知症と低栄養，および微量栄養素欠乏

> **ポイント**
> ・認知症患者では低栄養や微量元素欠乏が広く認められる．
> ・低栄養，およびセレン，亜鉛，鉄，銅，ビタミンB群，C，D，Eなどの微量栄養素欠乏は認知症の発症・進展と関連する可能性がある．
> ・低栄養や微量栄養素欠乏の早期発見と治療は認知症の発症・進展予防のために重要である．

はじめに

　認知症は低栄養のリスクであり，低栄養は認知症のリスクである．近年の研究により，認知症患者には広く低栄養を認めること，認知症の発症や進行には低栄養や微量栄養素の欠乏が影響することが示唆されている[1-4]．すなわち栄養状態と認知機能は相互に影響を及ぼしている可能性がある．低栄養は，栄養摂取不足（飢餓）と炎症（侵襲や悪液質）との複合によって生じるとされており[5]，認知症患者では主に栄養摂取不足が主因であると考えられる．また，認知症，特にアルツハイマー型認知症（Alzheimer's disease；AD）においては，種々の微量栄養素欠乏がその発症や進展に関与している可能性が示唆されている．本稿では認知症における低栄養の疫学やその原因，微量栄養素欠乏の影響について述べる．

認知症患者における低栄養

1）疫学

　認知症患者においては低栄養が広く認められる．在宅認知症患者940名においてMini Nutritional Assessment（MNA®）を用いて栄養状態を評価した横断研究では，5.2％が低栄養，42.6％が低栄養のリスクありと判断された[1]．認知症のタイプ別では，Lewy小体型認知症（Dementia with Lewy Bodies；DLB）が最も低栄養者の割合が高く，次いでその他の認知症，ADの順であった（**図1**）[1]．DLBではADと比較して嚥下障害や食事時のムセ，食欲低下を多く認め[6]，主に摂取栄養量不足によって低栄養を生じると考えられる．また，ADにおいても低栄養と体重減少は一般的な合併症で

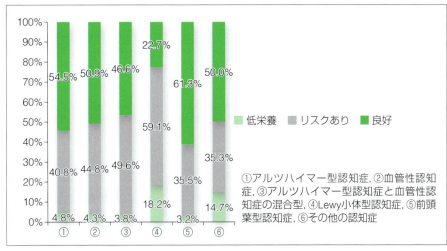

図1　認知症のタイプ別低栄養の割合
対象は在宅高齢者940名．栄養評価はMNA®を用い，低栄養：＜17.5，リスクあり：17.5～23.5，良好：＞23.5として判定． （Roqué et al, 2013)[1]

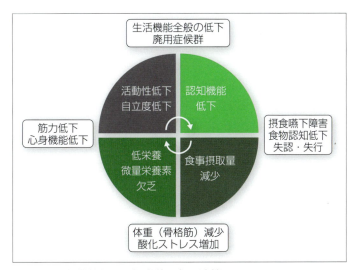

図2　認知機能低下と低栄養の負の連鎖

ある[2]．

　さらに低栄養は感染，褥瘡，転倒・骨折，虚弱，疲労感，そして死亡など，さまざまな帰結をもたらすほか，認知機能障害そのものを悪化させる．ここに，認知症によって低栄養となり，低栄養によって認知症が悪化するという負のスパイラルの存在がうかがえ（**図2**），悪循環を断ち切るために適切に栄養サポートを実施することが望まれる．

2）低栄養の原因

　アメリカ栄養士会（ADA）とアメリカ静脈経腸栄養学会（APSEN）のコンセンサスによると，低栄養の原因は，①急性疾患または外傷（侵襲），②慢性疾患（悪液質），③社会生活環境（飢餓）の3つに分類される（**表1**)[7]．このうち認知症患者においては飢餓が最も大きな要因であると考えられる．認知症患者では食事摂取や記憶を司る

表1　認知症患者における低栄養の原因

低栄養の病因[7]	認知症患者での誘因
急性疾患/外傷 （侵襲）	肺炎，転倒による大腿骨近位部骨折，その他の急性疾患への罹患
慢性疾患 （悪液質）	不顕性誤嚥による持続的慢性炎症，慢性心不全，慢性閉塞性肺疾患，がん，慢性腎不全，慢性肝不全，慢性感染症など
社会生活環境 （飢餓）	中核症状（食物認知の低下，食事動作の失行，遂行機能障害） BPSD（不眠，うつ，興奮，徘徊など） 摂食嚥下障害 薬物療法の副作用による食思不振 社会的問題（介護者の不在，貧困など） 徘徊など過活動による相対的エネルギー不足

側頭葉内側部が障害され，食習慣が変化し，一般的に食事摂取量が低下することからも推測できる．実際，認知症の行動・心理症状（BPSD）には，食事摂取不良と関連するものが多い．

認知症の中核症状のうち失認・失行・見当識障害・遂行機能障害などを生じると「食物を認識できない」「食具の使い方がわからない（茶碗によそった米飯を飲もうとする，など）」「食事の一連の動作がわからない」など食事摂取が妨げられる．一方，食事をしたことを忘れて何度も食事を摂ってしまい，過栄養となるケースもある．

BPSDとしては，夜間不眠による喫食時の覚醒不良，うつによる食事摂取量低下，食事時の興奮や徘徊などが栄養摂取不足のリスクとなる．また，徘徊は消費エネルギーの増加をもたらし，相対的エネルギー不足をもたらす．実際，筆者が勤務する回復期リハ病棟において，血管性認知症をもつ高齢るいそう女性に必要十分と思われる食事量を提供しても体重が増加しなかった経験がある．この症例では病棟で夜間に休みなく徘徊していたことがわかり，活動量を加味して食事量を増やし，ようやく体重が増加するようになった．

摂食嚥下障害もまた飢餓の原因となり，認知症が進行するほど多く認められるようになる．ナーシングホーム入所中の重度認知症患者323名（平均年齢85.3歳）における前向きコホート研究[8]では，18カ月のフォローアップ中に肺炎（41.1%），発熱エピソード（52.6%），摂食嚥下障害（85.8%）がいずれも高い確率で認められた．さらにこれらの症状がある場合は，ない場合と比較して予後不良であった[8]．肺炎では治療に際し（時に不必要に長期の）絶食とされる場合も少なからずあり，肺炎による侵襲と飢餓で栄養状態は悪化しやすい．また慢性的に誤嚥している患者では軽度の炎症が持続することにより，低栄養を助長すると考えられる．加えて高齢認知症患者では慢性疾患を合併していることが多い．実際，前述の前向きコホート研究では，対象者の17.6%がうっ血性心不全を，11.1%が慢性閉塞性肺疾患を合併しており[8]，これらの疾患に起因する悪液質も栄養障害の原因となり得る．栄養障害が進行すると嚥下関連筋のサルコペニアを招き，サルコペニアによる嚥下障害が生じる可能性が指摘されており[9,10]，摂食嚥下障害に対するリハだけでなく十分な栄養サポートの併用が必

須といえる.

　高齢者における体重減少は多くの原因が複合して起こる. Morley はこれらの頭文字をとって "Meals on Wheels"[11] としてまとめている. このなかに含まれる薬物（medication）, 徘徊/認知症（wandering/dementia）, 嚥下障害（swallowing disorder）, 口腔機能障害（oral problems）, 摂食障害（eating problems）, 老年期妄想障害（late life paranoia）などの要素はいずれも認知症と関連が深く, 食事摂取不良や低栄養の原因は多角的に評価することが望ましい.

3）認知症発症リスクとしての低栄養

　低栄養は認知症の発症や悪化のリスク因子となる. 蛋白質エネルギー低栄養は認知機能悪化を招くことがよく知られている[11]. また, AD 患者における低栄養はその症状悪化と関連すること, 体重減少は認知機能低下の予測因子であることが報告されている[2]. 中年期においては肥満（BMI＞30 kg/m^2）が AD 発症リスクを増加させるが, 老年期（65 歳以上）では肥満者の方が AD 発症リスクは低いとの報告[3]がある. そのため, 認知症予防の観点からは低栄養を改善することと同様, 差し迫った合併症がない肥満者における過度の減量を避けた方がよい可能性がある.

認知症と微量栄養素欠乏

　前述のとおり, 認知症患者では食事摂取量が低下するため, 微量栄養素の摂取量も低下していると推測される（**表2**）. 認知症, 特に AD ではセレン, ビタミン C, ビタミン E, ビタミン D, ビタミン B 群などの微量栄養素欠乏が認められる. 一方, 銅や鉄については過剰蓄積の害が示唆されている. AD の発症には脳へのアミロイド β 蛋白（Aβ）の蓄積や酸化ストレスなどが関与している. そのため酸化しやすい多価不飽和脂肪酸の過剰摂取, 鉄や銅など活性酸素（reactive oxygen speacies；ROS）を生成する遷移金属の過剰摂取, セレンやビタミン C, E などの抗酸化物質や亜鉛の摂取不足, などは AD の発症・進展に影響を与えると考えられている[4].

1）セレン

　セレンは抗酸化作用をもつ生体に必須な微量栄養素で, セレノプロテイン P（SePP）やグルタチオンペルオキシダーゼ（GPx）などの構成要素として抗酸化作用を発揮する. 酸化ストレスは AD の発症に関与しているため, セレン欠乏状態は AD の発症・進展のリスクを高める恐れがある.

　セレン濃度の低下は認知症発症のリスクと関連するとされ, AD 患者では SePP や GPx 活性が低下している[4]. また, アポリポ蛋白 E（ApoE）遺伝子の対立遺伝子の1つである ε4 をもつ患者では, もたない患者と比較して特異的に AD 発症率が高いことが知られているが, この ε4 をもつ患者では爪セレン濃度が低いという報告がある[12].

　AD 患者に対するセレン補給の効果を調べた系統的レビュー[13]によると, セレン補給が認知機能に与える影響を調査した介入研究は3つあり, うち1つの研究では 100 μg のセレンを2日に1回, 1年以上投与することで, プラセボと比較して認知機能が維持できた対象者が多かった. ただし多くの先行研究では, セレンの投与形態

表2 食事摂取のパターンと不足栄養素

食事摂取のパターン	不足する可能性がある認知症関連栄養素
主食の摂取量が少ない	エネルギー,セレン
肉類の摂取量が少ない	エネルギー,蛋白質,亜鉛,ビタミン B_1,ナイアシン,ビタミン B_6,セレン
魚介類の摂取が少ない	エネルギー,蛋白質,ナイアシン,ビタミン B_6,ビタミン B_{12},ビタミン D,ビタミン E
緑黄色野菜の摂取が少ない	鉄,亜鉛,銅,ビタミン C,ビタミン E
果物の摂取が少ない	ビタミン C
豆類・種実類の摂取が少ない	蛋白質,鉄,亜鉛,銅,ナイアシン,ビタミン B_1,ビタミン B_6,ビタミン E,セレン

が一定していないこと,セレン投与量が 20 μg～8 mg と幅広いこと,セレンのみでなく他のサプリメントも同時に与えていることなどの課題がある[13].セレンが AD の予防や治療に効果があるかどうかを確立するためにはさらなる研究が待たれる.

2) ビタミン C,E

ビタミン E（トコフェロール,トコトリエノール）は脂溶性の,ビタミン C（アスコルビン酸）は水溶性の抗酸化ビタミンであり,協働して作用する.活性酸素を除去したビタミン E は自らがビタミン E ラジカルとなったのち,ビタミン C により還元されることでは再び抗酸化能を獲得する.AD 患者においてもこれらのビタミンは酸化ストレスから脳を保護するはたらきが期待される.

複数のサプリメント摂取状況と,AD の有病率および発症率を調査した前向きコホート研究[14]では,ビタミン C 単独,E 単独摂取は AD 有病率,発症率双方と関連がなく,ビタミン C と E を両方摂取していた群だけが AD 有病率,発症率が低いと報告されている.しかしビタミン C および E の摂取量と,認知機能低下に関する複数の報告の結果は一貫しておらず,これらの摂取量が少ないことが AD の発症や進行に影響しているかどうかは不明である[4].そのため,現在のところ,AD 発症や悪化予防のためにビタミン C,E のサプリメント摂取を推奨するまでには至っていない.

3) 亜鉛,銅,鉄

亜鉛は蛋白質を含む多くの代謝酵素に含まれ,鉄は酸化的リン酸化や神経伝達物質の産生や酸素運搬,銅は神経伝達物質の合成をサポートする.銅と亜鉛は Cu/Zn スーパーオキシドジスムターゼの構成要素として,活性酸素を除去し,神経保護作用を示す.しかし,脳内ではこれらの金属イオンは Aβ により還元され,活性酸素の産生が促進され,神経毒性を増加させる可能性が指摘されている.銅や鉄は AD 患者におけるプラーク内に多く含まれ,過剰摂取は AD リスクと関連する可能性がある[4].一方で,貧血は認知機能低下のリスクとなることが報告されている.Peters らによる貧血と認知機能に関する系統的レビューでは,貧血（女性＜12 g/dL,男性＜13 g/dL）は認知症発生リスクを有意に増大させる因子である[15].別の系統的レビューでも,貧血は全般的認知機能,遂行能力と有意な関連が認められた[16].鉄欠乏,銅欠乏は貧血を惹起するため,欠乏を認める場合は適切な容量を補給するべきである.

亜鉛に関しては，Loefらが亜鉛補給や体内亜鉛濃度とADとの関連について57の文献を用いて系統的レビューを実施している[17]．この報告によると，亜鉛補給による認知機能の改善効果は一貫しておらず，また亜鉛単独でどの程度効果があるのかを推測することが困難であるとして，亜鉛の積極的補給は支持されていない[17]．亜鉛欠乏症が認められる場合は，食事やサプリメントを用いて補給することが望ましいが，それ以外の場合に積極的な補給を推奨する根拠には乏しい．

4）ビタミンB群（ビタミンB_1，ビタミンB_6，ナイアシン，葉酸，ビタミンB_{12}）

ADでは動脈硬化促進因子であるホモシステイン濃度の上昇が認められる．葉酸，ビタミンB_6，B_{12}はホモシステインの代謝に関与し，これらの補給はAD患者において血清ホモシステイン濃度を低下させることが期待される[2]．また，前述のように貧血は認知機能悪化のリスクとなるため，貧血を生じる葉酸欠乏，ビタミンB_{12}欠乏を認める場合は早期に十分量の補給を行うべきである．

一方，ビタミンB群の補給が認知症の発症や進展予防をもたらすかどうかについては，相反する結果が報告されている．Aisenらは多施設ランダム化二重盲検試験によって，304名の軽度〜中等度のAD患者を対象として，葉酸（5 mg），ビタミンB_6（25 mg），ビタミンB_{12}（1 mg）の混合物を18カ月間投与した[18]．結果，サプリメント群ではプラセボ群と比較してホモシステイン濃度が有意に低下したものの，認知機能には差がなく，逆にビタミンB補給群でうつ症状が多く認められた．Smithらは70歳以上の軽度認知障害患者に葉酸（0.8 gm），シアノコバラミン（0.5 mg），塩酸ピリドキシン（20 mg）を含むタブレットを24カ月間投与するランダム化二重盲検比較試験を実施した[19]．その結果，サプリメント群はプラセボ群と比較してMRIで評価した年間脳萎縮率が低く，ホモシステイン濃度も低値であった．

現状ではビタミンB群の食事摂取基準を超える摂取を推奨する根拠は確立されていないが，欠乏症を認める場合は適切な容量を投与することが望ましい．

一方，ビタミンB_1，ナイアシン欠乏は認知機能障害を引き起こす．ビタミンB_1欠乏によるコルサコフ症候群では不可逆性の記憶障害や作話などが認められる．ナイアシン欠乏症のペラグラも同様に認知機能障害が生じることがある．

5）ビタミンD

ビタミンDはニューロン，グリア細胞，マクロファージ，脊髄，末梢神経系などと結合親和性が高く，血中ビタミンD低値と認知機能低下との関連が示唆されている．しかし，日常的摂取量を超えるビタミンDの補給が認知機能改善をもたらすことを示す根拠は乏しく，逆に耐用上限量を超える過剰摂取は高カルシウム血症を誘発する危険性もあるため注意を要する[4]．

おわりに

認知症患者では低栄養や微量元素欠乏を多く認め，これらは認知症の発症や悪化に関与している可能性がある．低栄養の早期発見と早期介入は重要である．栄養サポートを実施するうえでは，低栄養に加えてセレン，亜鉛，鉄，銅，ビタミンC，ビタミ

ンE，ビタミンB群，ビタミンDを含む微量栄養素の欠乏症を早期に発見し，耐容上限量を超えない範囲で食事から十分量摂取することが推奨される．微量栄養素の高容量投与による認知症発症・進展予防に対する有効性は確立しておらず，今後の研究が待たれる．

（西岡心大）

文献

1) Roqué M et al：Malnutrition in community-dwelling adults with dementia（NutriAlz Trial）. *J Nutr Health Aging* **17**：295-299, 2013.
2) Hu N et al：Nutrition and the risk of Alzheimer's disease. *BioMed Res Int* 2013. [Epub ahead of print]
3) Fitzpatrick AL et al：Midlife and late-life obesity and the risk of dementia. *Arch Neurol* **66**：336-342, 2009.
4) Cardoso B et al：Importance and management of micronutrient deficiencies in patients with Alzheimer's disease. *Clin Interv Aging* **8**：531-542, 2013.
5) Soeters PB et al：A rational approach to nutritional assessment. *Clin Nutr* 27（5）：706-716, 2008.
6) Shinagawa S et al：Characteristics of eating and swallowing problems in patients who have dementia with Lewy bodies. *Int Psychogeriatr* **21**：520-525, 2009.
7) White JV et al：Consensus statement：Academy of Nutrition and Dietetics and American Society for Parenteral and Enteral Nutrition：characteristics recommended for the identification and documentation of adult malnutrition（undernutrition）. *J Parenter Enter Nutr* **36**：275-283, 2012.
8) Mitchell SL et al：The clinical course of advanced dementia. *NEJM* **361**：1529-1538, 2009.
9) Wakabayashi H：Presbyphagia and sarcopenic dysphagia：association between aging, sarcopenia, and deglutition disorders. *J Frailty Aging* **3**：97-103, 2014.
10) Kuroda Y：Relationship between swallowing function, and functional and nutritional status in hospitalized elderly individuals. *Int J Speech Lang Pathol Audiol* **2**：20-26, 2014.
11) Morley JE：Undernutrition in older adults. *Fam Pract* **29**：i89-i93, 2012.
12) Gao S et al：Selenium level is associated apoE ε4 in elderly Chinese. *Public Health Nutr* **12**：2371-2376, 2010.
13) Loef M et al：Selenium and Alzheimer's disease：a systematic review. *J Alzheimers Dis* **26**：81-104, 2011.
14) Zandi PP et al：Reduced risk of Alzheimer disease in users of antioxidant vitamin supplements. *Arch Neurol* **61**：82-88, 2004.
15) Peters R et al：Haemoglobin, anaemia, dementia and cognitive decline in the elderly, a systematic review. *BMC Geriatr* **8**：18, 2008.
16) Andro M et al：Anaemia and cognitive performances in the elderly：a systematic review. *Eur J Neurol* **20**：1234-1240, 2013.
17) Loef M et al：Zinc diet and Alzheimer's disease：a systematic review. *Nutr Neurosci* **15**：2-12, 2012.
18) Aisen PS et al：High-dose B vitamin supplementation and cognitive decline in Alzheimer disease. *JAMA*, **300**：1774-1783, 2008.
19) Smith AD et al：Homocysteine-lowering by B vitamins slows the rate of accelerated brain atrophy in mild cognitive impairment：a randomized controlled trial. *Plos One* **5**：e12244, 2010.

4. 認知機能低下とサルコペニア

> **ポイント**
> ・認知機能低下はサルコペニア，サルコペニア肥満，フレイルと何らかの関連性が示唆される．
> ・高齢リハ入院患者においても認知機能とサルコペニアは関連性を認める．
> ・認知機能低下とサルコペニアの両者に共通するアプローチとして，運動と栄養による介入が有効である．

はじめに

　医学の進歩がもたらした寿命延長には，老年症候群に対する喫緊の対応が求められている．そのなかでもサルコペニアと認知機能低下はかなりの面で共通した課題を含む重要な分野であり，その相互関連や予測，予防的対応のアプローチなどが問題解決への中心的役割を担っている．

　しかし，両者がどのような相互の関係にあるのか，因果関係はどうか，データの積み重ねやコンセンサスが十分にあるとは言えない面もある．認知症とサルコペニアの関係は，その他の疾患と同様に一つの併存症と考えるべきであるのか，それともこれまで考えられている以上に密接な関係があるのか，これまでのこの領域での研究を振り返り，両者の関係と今後の対応についてのヒントを考察する．

サルコペニアとは

　サルコペニア（sarcopenia）はRosenbergが1989年に「高齢者において加齢に伴って生じる骨格筋量の低下」として初めて提唱した[1]．骨格筋が蛋白質の主要な貯蔵・供給源であることや，エネルギー代謝の主要組織であることを鑑みると，高齢期における骨格筋量の保持は重要である．しかし，高齢者の健康関連アウトカムに直接的に関連するのは骨格筋量よりむしろ筋力であることが，いくつかの大規模疫学研究で示されている[2,3]．そのため現在ではサルコペニアの操作的定義と評価方法には複数の案が存在しているが（表），いずれも骨格筋力と筋機能（筋力，または身体パフォー

表 主要なサルコペニアの操作的定義と評価方法；歴史的変遷も含めた一覧

研究グループ	構成要素	測定方法	Cut off 値
Baumgartner et al. (1998)[4]	筋量	四肢骨格筋量/身長^2（DXA）	若年平均値の−2 SD 値 （男性 7.26 kg/m^2，女性 5.45 kg/m^2）
Janssen et al. (2002)[5]	筋量	（全身骨格筋量/体重）×100（BIA）	クラスⅠ：若年平均値の−1 SD 値〜−2 SD 値内 　（男性 31.6〜37.1%，女性 22.2〜27.6%） クラスⅡ：若年平均値の−2 SD 値以下 　（男性 31.5%未満，女性 22.1%未満）
EWGSOP (2010)[6]	プレサルコペニア：筋量のみ サルコペニア：筋量＋筋力または身体能力 重度サルコペニア：筋量＋筋力＋身体能力	筋量：明文化なし（DXAまたは BIA） 筋力：握力 身体能力：通常歩行速度	筋量：若年平均値の−2 SD 値 握力：男性 30 kg，女性 20 kg 　または性，BMI 別握力の第 1 四分位 通常歩行速度：0.8 m/s
SIG (2010)[7]	筋量 身体能力	筋量：四肢骨格筋量/身長^2（DXA） 身体能力：4 m 歩行速度	筋量：若年平均値の−2 SD 値 4 m 通常歩行速度：0.8 m/s
IWGS (2011)[8]	筋量 身体能力	筋量：四肢骨格筋量/身長^2（DXA） 身体能力：4 m 歩行速度	男性 7.23 kg/m^2，女性 5.67 kg/m^2 4 m 通常歩行速度：1.0 m/s
AWGS (2014)[9]	筋量 筋力 身体能力	筋量：四肢骨格筋量/身長^2（DXA または BIA） 筋力：握力 身体能力：6 m 通常歩行速度	DXA：男性 7.0 kg/m^2，女性 5.4 kg/m^2 BIA：男性 7.0 kg/m^2，女性 5.7 kg/m^2 　（20 パーセンタイル値でも代用可） 握力：男性 26 kg 未満，女性 18 kg 未満 　（20 パーセンタイル値でも代用可） 6 m 通常歩行速度：0.8 m/s 以下

マンス）の低下によってサルコペニアを定義する方法を採用している．2014 年にアジアのワーキンググループ（AWGS）がサルコペニア診断のアルゴリズムを報告した（**図 1**）[9]．このアルゴリズムをみても分かるとおり，サルコペニアは「加齢による骨格筋量低下」だけでなく，「筋力」や「身体パフォーマンス」の低下を伴った骨格筋量の減少という捉え方が主流であり，かつ臨床的に有用な考え方だと思われる．サルコペニアの罹患率は 60 歳以上で 8〜40% と報告されており，年齢が上昇すると罹患率が上昇する[10-12]．日本の 65 歳以上の健常高齢者におけるサルコペニアの有望率は男女ともに 20% 程度である[13]．

サルコペニアは高齢者における身体機能低下や身体障害，頻回の転倒，高い死亡リスク，などとの関連が指摘されているが[12,14,15]，認知機能やうつ状態との関連については現在のところあまり知られていない．それでは，認知機能低下とサルコペニアはどのような関係にあるのだろうか．

認知機能低下とサルコペニアの関連についてのエビデンス

Roubenoff ら[16] によると，サルコペニアの成因として最も重要なものの 1 つとして中枢神経刺激の減少，つまり加齢で起こる運動神経-筋肉への入力の減少をあげて

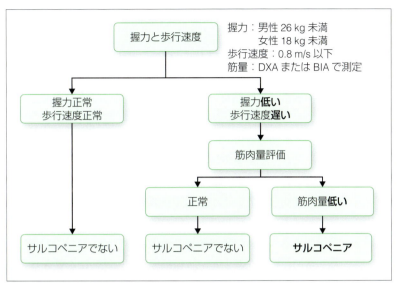

図1 AWGSによるサルコペニア診断のアルゴリズム

いる．中枢神経とは，大脳や運動のコントロールに関与する小脳，記憶をつかさどる海馬などである．このような中枢神経と筋肉を結びつける神経支配は筋肉量や筋力の維持に対して大きな影響をもっていると推察される．加齢による神経線維の減少は，大脳や小脳，海馬を含むほとんどの中枢神経で起こることが確認されている．つまり，身体運動や日常生活でのあらゆる動作のコントロール，学習の記憶に至るまで，ことごとく加齢の影響を受けて老化が進行する．しかし，加齢による神経線維の減少はサルコペニアの成因の一部であり，その他の要因も深くかかわっている[17]．

体組成変化と認知機能低下の関連性については，いくつかの横断研究が存在する．

フランスの5つの地域での75歳以上の地域在住女性7,015人を対象とした横断研究[18]では，除脂肪量の低いグループは多いグループと比較して有意な認知機能障害を認め（オッズ比1.43），体脂肪量が低いと有意な認知機能障害を認めた（オッズ比1.35）．骨塩密度と認知機能低下は有意な関連を認めなかった．

南台湾における退役軍人コミュニティーでの65歳以上の男性353人を対象とした横断研究[19]では，EWGSOP（表）の定義によるサルコペニアを30.9％に認め，サルコペニアは多変量解析で単独で認知機能障害（オッズ比3.03）とうつ症状（オッズ比2.25）とに有意な関連を認めた．

また，MRIで検出される脳全体や白質の萎縮は早期アルツハイマー型認知症における除脂肪量と関連するという報告[20]や，認知機能低下が体重減少，体脂肪量減少，除脂肪体重減少，栄養リスクと関連するという報告[21]もあり，体組成変化，特に骨格筋量減少は認知機能低下と関連している可能性が高いと推察される．

因果関係を検討した縦断研究は現時点では極めて限定される．フランスの地域在住の181人の高齢女性を7年間追跡した前向きコホート研究では，15％が認知症を発症し，6％が中等度の認知機能低下を認めたが，体組成変化や歩行速度は認知機能低下と有意な関連は認めなかった[22]．一方で，シカゴ在住の900人の地域在住高齢者を約3年半追跡した前向きコホート研究では，15.3％が認知症を発症し，筋力と認知

機能低下との関連があったことを報告している[23].

認知機能低下とサルコペニア肥満

　骨格筋量と体脂肪量という体組成バランスと認知機能との関連はどうであろうか．サルコペニア肥満（sarcopenia obesity）を例にあげる．サルコペニア肥満はサルコペニアと肥満の合併である．サルコペニアは低栄養で低体重の高齢者に生じている印象があるが，肥満者のサルコペニアの方がむしろ臨床的に問題である．サルコペニア肥満の身体能力や ADL，IADL はサルコペニアと肥満がそれぞれ単独の場合よりも低いことが知られているが，認知機能についても何らかの影響を与える可能性がある．

　加齢により身体活動低下，相対的なエネルギー摂取の過多をきたすことで体脂肪量が増加する．同時に骨格筋量の減少というサルコペニアの状態も顕在化する．この体脂肪増加と骨格筋減少という体組成変化に同時に影響を与える病態生理学的因子として，全身炎症とインスリン抵抗性が指摘されている．脂肪細胞より産生・分泌された炎症性サイトカインにより骨格筋線維の萎縮と筋蛋白の分解が促進する[24]．また，インスリン抵抗性は内臓脂肪の蓄積と骨格筋量の減少により惹起され，同化抵抗性による骨格筋量の萎縮と内臓脂肪の増加という悪循環をきたす[25].

　全身炎症とインスリン抵抗性は認知機能にも影響することが示唆される．先行研究を紐解くと，CRP 上昇と遂行機能低下や認知機能低下に関連性を認めたという横断研究[26]や，CRP と IL-6 上昇は認知機能低下に悪影響を与えるという縦断研究[27]などがある．2012 年に Levine らが報告した 1,127 人の高齢者を対象にした横断研究によると[28]，サルコペニアと肥満は独立してかつ同時に認知機能低下との関連を認め，インスリン抵抗性はサルコペニアの有無にかかわらず認知機能低下と肥満との関連性があることを示している．

認知機能低下とフレイル

　フレイル（frailty）は「高齢期にさまざまな要因が関与して生じ，身体の多領域にわたる生理的予備力の低下によってストレスに対する脆弱性が増大し，重篤な健康問題（障害，施設入所，死亡など）を起こしやすい状態」と認識されている[29]．この状態をどのように定義するかという議論はいまだに尽きず，現在でもいくつかの指標が提案されている．フレイルには，身体的，認知的，社会的な要因があるとされ，それぞれ physical frailty, cognitive frailty, social frailty と表される．本稿で扱う"フレイル"は，便宜的に physical frailty を指すこととする．Fried らのフレイルの概念では，①体重減少，②主観的活力低下，③握力の低下，④歩行速度の低下，⑤活動度の低下，の 5 項目のうち 3 項目以上が該当するとフレイルとした[29].

　フレイルと認知機能低下は，いくつかの疫学的データで強い関連が示されており，認知機能障害はフレイルの 1 つの症候と考えられるようになっている．ブラジルにおける 384 人の 65 歳以上の地域在住高齢者の横断研究では，フレイルと MMSE の総得点は有意な相関があり，特にフレイルは時間認識，即時記憶の悪化と強い関連を認

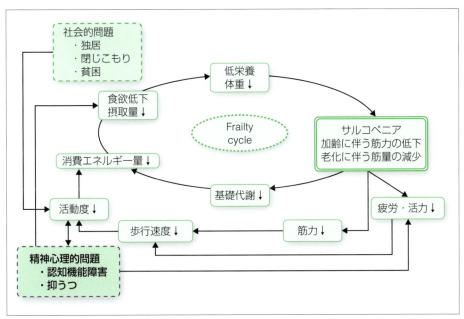

図2　フレイル・サイクル　　　　　　　　　　　　　　　　　　　　　　（Fried et al, 2001）[29]を改変

めた[30]．また，2,737人の認知機能が正常な高齢者を4年間追跡した香港の縦断研究では，身体的フレイル（体重減少，握力の低下，歩行速度の低下を評価）とMMSEの得点低下とは有意な関連を認めた．

　フレイルと認知機能低下との関連については多くの不明な点が残っているものの，慢性炎症や酸化ストレス，低栄養，身体不活動などが共通の機序ではないかと考えられている（図2）．また，低栄養，体重減少，疾患，加齢によってもたらされるサルコペニアがその中心的な病態像として位置づけられており，フレイルとサルコペニアは発症要因に類似点の多い概念であることが分かる．フレイルの予防的アプローチはサルコペニアと同様に運動と栄養が中心になることが推察される．フレイルの診断として筋肉量測定が必須でない点はサルコペニアとの大きな違いである．

高齢リハ入院患者の認知機能とサルコペニアの関連

　わが国において認知機能とサルコペニアの関連性について直接的または間接的に比較検証した先行研究はほとんどない．そこで，高齢リハ入院患者における認知機能とサルコペニアの関連性について調査を行った．

　対象は2014年4～6月の間に熊本リハビリテーション病院の回復期リハ病棟に入院した連続症例76名（男性38名，女性38名，平均年齢75.11±5.12歳）．意識障害の患者は除外した．研究デザインは横断研究．年齢，性，BMIなどの基礎データとインピーダンス法（InBodyS10）を用いた筋肉量を含む体組成の評価，握力，改訂長谷川式簡易知能評価スケール（HDS-R）を用いた認知機能評価，FIM運動項目，栄養アクセス方法，MNA®-SFやアルブミン（Alb）などとの関連性を検討した．

　四肢筋肉量の指標であるSkeletal muscle mass index（SMI）は男性6.20±1.36 kg/

m² (平均 ± 標準偏差),女性 5.11±0.95 kg/m² で性差を認めた (p＜0.01). このうち 65 歳以上の高齢者 58 名（男性 34 名，女性 24 名，80.76±8.45 歳）を対象に SMI と握力が AWGS の基準値（SMI：男性；7.0 kg/m², 女性；5.7 kg/m², 握力：男性＜26 kg, 女性＜18 kg）を下回るものをサルコペニアとすると，男性では 19 名（55.9％），女性では 14 名（58.3％）がサルコペニアに該当した. わが国の地域在住高齢者の 65 〜 74 歳の 2 〜 11％，75 〜 84 歳の 22 〜 43％，85 歳以上の 50％超がサルコペニアであるという先行報告[13]を考慮すると，高齢リハ入院患者におけるサルコペニア有症率は地域在住の高齢者より高い傾向がある.

認知機能における解析では，HDS-R の総得点が低いと有意に年齢が高く（R＝−0.571, p＜0.05 以下同じ），SMI や握力・FIM 運動項目が低く（R＝0.393, 0.501, 0.643），非経口摂取であり（R＝0.396），栄養状態（MNA®-SF）が悪かった（R＝0.512）.

男女別の SMI（kg/m²），体脂肪量（kg），FIM 運動項目（点数），握力（kg）の各 4 分位のデータと HDS-R の総得点について，分散分析による要因の差の検定と多重比較法による要因別の差の検定を行った結果を図 3 に示す. 男性の体脂肪量と HDS-R 総得点との関係を除くと，その他の項目はいずれも認知機能と有意な関連を認めた. なかでも FIM 運動項目と HDS-R との強い関連性は臨床的に意義深い. リハ栄養アプローチによる寝たきり予防，離床促進，経口摂取の推奨，などを含めた ADL 改善や身体活動の維持そのものが認知機能低下を防ぐことにつながると考えられる. また，この結果を通して認知機能とサルコペニア（筋肉量，筋力，身体能力＝ADL）の関連性がみえてくる（図 4）. 高齢者におけるサルコペニアと認知機能低下は，その臨床的表現型こそ異なるものの，相当の部分で共通の要因をもつことが示唆される. 今後のこの分野のさらなるエビデンスの蓄積が期待される.

認知機能低下とサルコペニアに対するアプローチ

認知機能低下とサルコペニアの両者に共通する危険因子として，加齢，体重減少，骨格筋量の低下，体脂肪量の増加，筋力低下，身体能力の低下，不活動，栄養障害，慢性炎症，インスリン抵抗性が存在する（図 4）. いずれにも共通する予防的アプローチとして運動と栄養による介入が有効である.

具体的には，高齢者において低栄養や嚥下障害を防止すること，あるいはこれらを早期に発見し介入すること，筋レジスタンス運動や有酸素運動を組み合わせて筋肉量や筋力，身体能力を維持すること，が基本的アプローチである. 地域在住の高齢者においては管理栄養士による栄養指導，歯科衛生士や歯科医師による口腔ケアや歯牙の管理・嚥下機能の評価，リハ職種による訓練や自主訓練の指導，薬剤師による内服状況の確認（過剰な多剤併用や抗精神病薬処方の監視），看護師やケアマネジャーによる包括的ケアやマネジメント，医師による疾患管理，などの多方面からのアプローチが望まれる. 入院高齢者においては急性疾患による侵襲の軽減や廃用症候群の予防，栄養状態悪化の防止，悪液質の治療などがさらに必要となる.

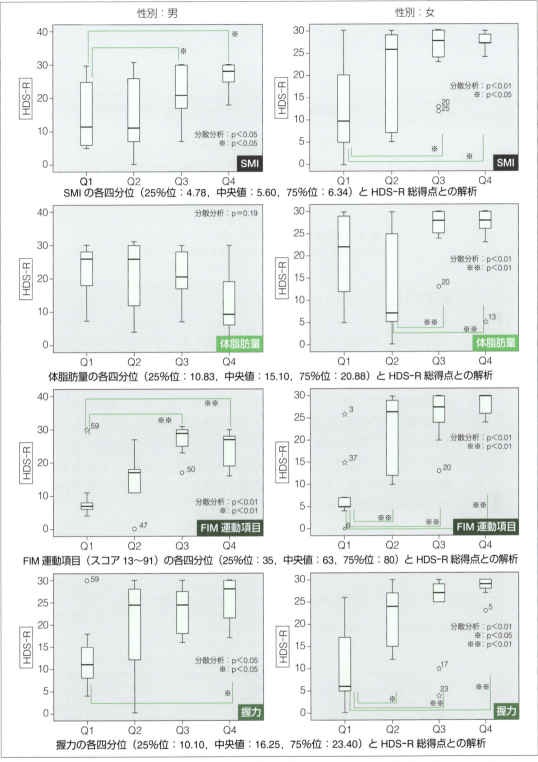

図3 高齢リハビリテーション入院患者における認知機能とサルコペニアの関連性(熊本リハビリテーション病院)

Q1=最小値〜25%位,Q2=25%位〜中央値,Q3=中央値〜75%位,Q4=75%位〜最大値.
分散分析(1way ANOVA)でグループ内での有意差を認めた場合に,多重検定法(Turkey HSD)によるグループ要素の相互検定を行った.

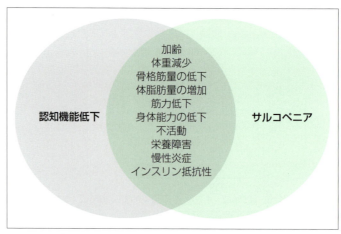

図4 認知機能低下とサルコペニアのベン図
認知機能低下とサルコペニアは重複する概念（共通する要因）をもつ．

おわりに

　本稿では，認知症とサルコペニアの関係について，限定的ではあるがいくつかのエビデンスを紹介しながらサルコペニア肥満やフレイルとの関連を交えて概説した．またサンプルサイズは小さいながら，高齢リハ入院患者における認知機能とサルコペニアの関連性について述べた．研究デザインや人種，セッティング，サルコペニアの操作的定義の違いにより，両者の関係が大きく異なる可能性があるものの，認知機能低下とサルコペニアは何らかの関連性（＝共通因子の存在）が示唆される．今後は統一したサルコペニア基準（特にわが国においてはAWGS基準）による大規模な多施設横断研究や縦断研究による両者の関連性の追求と，認知症を予防するリハ栄養的アプローチの解明が期待されるところである．　　　　　　　　　　　　　　（吉村芳弘）

文献

1) Rosenberg IH：Summary comments：epidemiological and methodological problems in determining nutritional status of older persons. *Am J Clin Nutr* **50**：1231-1233, 1989.
2) Visser M et al：Reexamining the sarcopenia hypothesis. Muscle mass versus muscle strength. Health, Aging, and Body Composition Study Research Group. *Ann N Y Acad Sci* **904**：456-461, 2000.
3) Newman AB et al：Strength, but not muscle mass, is associated with mortality in the health, aging and body composition study cohort. *J Gerontol A Biol Sci Med Sci* **61**：72-77, 2006.
4) Baumgartner RN et al：Epidemiology of sarcopenia among the elderly in New Mexico. *Am J Epidemiol* **147**：755-763, 1998.
5) Janssen I et al：Low relative skeletal muscle mass（sarcopenia）in older persons is associated with functional impairment and physical disability. *J Am Geriatr Soc* **50**：889-896, 2002.
6) Cruz-Jentoft AJ et al：Sarcopenia：European consensus on definition and diagnosis：Report of the European Working Group on Sarcopenia in Older People. *Age Ageing* **39**：412-423, 2010.
7) Muscaritoli M et al：Consensus definition of sarcopenia, cachexia and pre-cachexia：joint document elaborated by Special Interest Groups（SIG）"cachexia-anorexia in

chronic wasting diseases "and" nutrition in geriatrics". *Clin Nutr* **29** : 154-159, 2010.
8) Fielding RA et al : Sarcopenia : an undiagnosed condition in older adults. Current consensus definition : prevalence, etiology, and consequences. International working group on sarcopenia. *J Am Med Dir Assoc* **12** : 249-256, 2011.
9) Chen LK et al : Sarcopenia in Asia : consensus report of the asian working group for sarcopenia. *J Am Med Dir Assoc* **15** : 95-101, 2014.
10) Abellan van Kan G et al : Epidemiology and consequences of sarcopenia. *J Nutr Health Aging* **13** : 708-712, 2009.
11) Arango-Lopera VE et al : Prevalence of sarcopenia in Mexico City. *Eur Geriat Med* **3** : 157-160, 2012.
12) Wang C et al : Sarcopenia in the elderly : basic and clinical issues. *Geriatr Gerontol Int* **12** : 388-396, 2012.
13) Yamada M et al : Prevalence of sarcopenia in community-dwelling Japanese older adults. *J Am Med Dir Assoc* **14** : 911-915, 2013.
14) Landi F et al : Sarcopenia as a risk factor for falls in elderly individuals : results from the ilSIRENTE study. *Clin Nutr* **31** : 652-658, 2012.
15) Landi F et al : Sarcopenia and mortality risk in frail older persons aged 80 years and older : results from ilSIRENTE study. *Age Ageing* **42** : 203-209, 2013.
16) Roubenoff R et al : Sarcopenia : current concepts. *J Gerontol A Biol Sci Med Sci* **55** : M716-724, 2000.
17) 安倍 孝，真田樹義：サルコペニアを知る．サルコペニアを知る・測る・学ぶ・克服する（安倍 孝・他編），NAP，2013，pp27-28.
18) Nourhashémi F et al : Is there a relationship between fat-free soft tissue mass and low cognitive function? Results from a study of 7,105 women. *J Am Geriatr Soc* **50** : 1796-1801, 2002.
19) Hsu YH et al : Association of cognitive impairment, depressive symptoms and sarcopenia among healthy older men in the veterans retirement community in southern Taiwan : a cross-sectional study. *Geriatr Gerontol Int* **14** : 102-108, 2014.
20) Burns JM et al : Reduced lean mass in early Alzheimer's disease and associated with brain atrophy. *Arch Neurol* **67** : 428-433, 2010.
21) Wirth R et al : Cognitive function is associated with body composition and nutritional risk of geriatric patients. *J Nutr Health Aging* **15** : 706-710, 2011.
22) van Kan GA et al : Association of a 7-year percent change in fat mass and muscle mass with subsequent cognitive dysfunction : the EPIDOS-Toulouse cohort. *J Cachexia Sarcopenia Muscle* **4** : 225-229, 2013.
23) Boyle PA et al : Association of muscle strength with the risk of Alzheimer disease and the rate of cognitive decline in community-dwelling older persons. *Arch Neurol* **66** : 1339-1344, 2009.
24) Pasini E et al : Hypercatabolic syndrome : molecular basis and effects of nutritional supplements with amino acids. *Am J Cardiol* **101** : 11E-15E, 2008.
25) Marette A : Mediators of cytokine-induced insulin resistance in obesity and other inflammatory settings. *Curr Opin Clin Nutr Metab Care* **5** : 377-383, 2002.
26) Schram MT et al : Systemic markers of inflammation and cognitive decline in old age. *J Am Geriatr Soc* **55** : 708-716, 2007.
27) Yaffe K et al : The metabolic syndrome, inflammation, and risk of cognitive decline. *JAMA* **292** : 2237-2242, 2004.
28) Levine ME, Crimmins EM et al : Sarcopenic obesity and cognitive functioning : the mediating roles of insulin resistance and inflammation? *Curr Gerontol Geriatr Res* **2012** : 826398, 2012.
29) Fried LP et al : Frailty in older adults : evidence for a phenotype. *J Gerontol A Biol Sci Med Sci* **56** : M146-156, 2001.
30) Macuco CR et al : Mini-Mental State Examination performance in frail, pre-frail, and non-frail community dwelling older adults in Ermelino Matarazzo, São Paulo, Brazil. *Int Psychogeriatr* **24** : 1725-1731, 2012.

第2章 認知症のリハビリテーション栄養

5. 認知症の栄養療法

> **ポイント**
> ・適切な栄養管理は認知症の予防に関与する．
> ・認知症における必要エネルギー量はBPSDも考慮する必要がある．
> ・重度認知症患者の低栄養改善を目的とした胃瘻管理は慎重を要する．

はじめに

アルツハイマー型認知症（AD）の危険因子として，糖尿病や高血圧，脂質異常症などの生活習慣病があり[1]，食事が認知症と関連する．また，認知症では，食事の過食や偏食が問題視されるとともに，食事摂取不良による低栄養が問題となる．低栄養が進行すると体重減少が引き起こされ，ADの発症の危険因子になる[2,3]．その理由の1つは，加齢に伴い味覚や臭覚の変化が起こり，食事摂取量が低下するためと考える．認知症発症の予防と進行を遅らせることは重要であり，適切な栄養管理を行う必要がある．本稿では，認知症を考慮した栄養療法を中心に述べていく．

エネルギー必要量

1）エネルギー消費量

総エネルギー消費量（total energy expenditure；TEE）は，基礎代謝量（basal metabolic rate；BMR），食事誘発性体熱産生（diet induced thermogenesis；DIT），身体活動によるエネルギー消費量（activity energy expenditure；AEE）から構成される．BMRはTEEの約60％を占め，覚醒状態における必要最小限のエネルギーである．DITは食事の摂取により，体内に吸収された栄養素を消化・吸収する際の体熱であり，総エネルギー消費量の約10％を占める．蛋白質のみを摂取した場合では，摂取エネルギーの約30％，糖質では約6％，脂質では約4％程度を占める．

2）基礎代謝量

基礎代謝量（BMR）とは，人が生きていくうえで必要最小限のエネルギーである．間接熱量計により，早朝空腹時に快適な室内などで安静仰臥位・覚醒状態で筋肉の緊張を最小限にした状態で測定される[4]．また，除脂肪量の約半分を占める筋肉がBMR測定時に消費するエネルギーは20％程度であり，脳，心臓，肝臓，腎臓などの内臓

表1 安静時における臓器別エネルギー消費量（健常成人）

	重量	代謝率（kcal/kg/日）	代謝量の割合（％）
肝臓	1.8	200	21.3
脳	1.4	240	19.9
心臓	0.33	440	8.6
腎臓	0.31	440	8.1
骨格筋	28	13	21.6
脂肪組織	15	5	4.0
その他	23.16	12	16.5
計	70		100

(Wang et al, 2010)[5]

表2 基礎代謝量の推定式

推定式の種類	推定式（kcal/日）
Harris-Benedictの式 上段：男性　下段：女性	66.4730＋13.7516×W＋5.0033×H－6.7550×A 655.0955＋9.5634×W＋1.8496×H－4.6756×A ［適応条件：体重25.0～124.9 kg，身長151～200 cm，年齢：21～70歳］
基礎代謝基準値 （日本人の食事摂取基準2015年版）	基礎代謝基準値（kcal/kg/日）×W ＊各年齢別の基礎代謝量（表3）を参照
国立健康・栄養研究所の式 （Ganpuleらの式）	(0.1238＋0.0481×W＋0.0234×H－0.0138×A－0.5473×G)×1,000/4.186 G：性別（男性：1，女性：2を代入）

W：体重（kg），H：身長（cm），A：年齢（歳）

表3 基礎代謝基準値（30歳以上）

性別	男性	女性
年齢（歳）	基礎代謝基準値（kcal/kg/日）	基礎代謝基準値（kcal/kg/日）
30～49	22.3	21.7
50～69	21.5	20.7
70以上	21.5	20.7

(厚生労働省)[6]

も大きな割合を占めている（**表1**）[5]．健常成人では，エネルギー消費量の約50～70％程度を占める．性，年齢，身長，体重などを用いて推定する方法が存在する（**表2**）．そのなかでも，基礎代謝基準値（**表3**）[6]と国立健康・栄養研究所の式（Ganpuleらの式）は，すべての年齢階級において妥当性が高い．基礎代謝基準値は，BMIが30 kg/m^{2}程度であれば，体重による誤差は生じない[7]．Harris-Benedictの式（H-B式）は，過大評価になりやすく，特に20～49歳の男性で著しい[7]．いずれの推定式でも，誤差が生じる可能性があることに留意する．

表4 身体活動レベル別にみた活動内容と活動時間

身体活動レベル	低い（Ⅰ）	ふつう（Ⅱ）	高い（Ⅲ）
	1.50（1.40〜1.60）	1.75（1.60〜1.90）	2.00（1.90〜2.20）
日常生活の内容	生活の大部分が座位で，静的な活動が中心の場合	座位中心の仕事だが，職場内での移動や立位での作業，接客など，あるいは通勤・買い物・家事，軽いスポーツなどのいずれかを含む場合	移動や立位の多い仕事への従事者，あるいは，スポーツなど余暇における活発な運動習慣をもっている場合
中程度の強度（3.0〜5.9 METs）の身体活動の1日当たりの合計時間（時間/日）	1.65	2.06	2.53
仕事での1日当たりの合計歩行時間（時間/日）	0.25	0.54	1.00

（厚生労働省）[6]

3）身体活動レベル（physical activity Level：PAL）

健常成人（18歳以上）では，「推定エネルギー必要量（kcal/日）＝基礎代謝量（kcal/日）× 身体活動レベル」にて推定エネルギー必要量を算出する．「日本人の食事摂取基準（2015年版）策定検討」報告書に示されている身体活動レベル別にみた活動内容と活動時間を表4に示す[6]．高齢者では，健康の自立者を対象としており，代表値を1.70としている．レベル別の50〜69歳は，Ⅰ（1.50），Ⅱ（1.75），Ⅲ（2.00），70歳以上では，Ⅰ（1.45），Ⅱ（1.70），Ⅲ（1.95）としている．

認知症における行動因子

認知症の症状として中核症状と行動・心理症状（BPSD）がある．徘徊は，活動量の増加による消費エネルギーを考慮しなければ，エネルギー不足となり体重減少を引き起こす．徘徊する認知症高齢者の消費エネルギーに関する研究では，エネルギーの過剰消費を認めている．この研究では，タイムスタディー法を用いて3日間の日常生活活動の記録からエネルギー消費量を算出した結果，摂取エネルギーより185〜280 kcal/日の過剰消費を認めた[8]．

Lewy小体型認知症（DLB）の症状である不随意運動や無動もエネルギー消費量に影響する．不随意運動は，DLBによるパーキンソン症状として現れる．パーキンソン病患者のエネルギー消費量は健常者より多い[9]．これは，身体症状としての筋強剛（筋固縮），振戦，ジスキネジアなどが原因と考えられる．治療前後のエネルギー消費量を比較した研究では，健常高齢者の安静時代謝量（resting energy expenditure；REE）81.1（±8.4）kJ/kg（19.4 kcal/kg）に対して，不随意運動を認めるパーキンソン病患者のREEは98.6（±17.1）kJ/kg（23.5 kcal/kg）であった[9]．一方，Tothらの報告では，高齢健常者と比較してエネルギー消費量が低かった[10]．無動に関しては，活動量の低下が考えられるため，活動レベルは最低限に留めておく方がよい．血管性認知症（VaD）において，運動麻痺などの神経症状を伴う場合があるが，弛緩性麻痺

表5 ストレス因子・係数

ストレス因子	ストレス係数	ストレス因子	ストレス係数
飢餓	0.7	重度感染症	1.5〜1.8
軽度侵襲（胆嚢・総胆管切除，乳房切除）	1.2	発熱 38℃	1.4
中等度侵襲（胃亜全摘，大腸切除）	1.4	発熱 39℃	1.6
高度侵襲（胃全摘，胆管切除）	1.6	発熱 40℃以上	1.8
超高度（膵頭十二指腸切除，肝切除，食道切除）	1.8	悪性腫瘍	1.1〜1.45
腸管骨折	1.15〜1.3	多臓器不全	1.2〜1.4
多発外傷	1.2〜1.55	熱傷受傷面積（0〜20％）	1.0〜1.5
ステロイド薬投与中の頭部外傷	1.6	熱傷受傷面積（20〜40％）	1.5〜1.85
内臓損傷を伴わない鈍的外傷	1.2〜1.4	熱傷受傷面積（40〜100％）	1.85〜2.05
腹膜炎，敗血症	1.1〜1.3	褥瘡	1.2〜1.6

と痙性麻痺は，各々エネルギー消費量が異なる．痙性麻痺は弛緩性麻痺より筋緊張が亢進しているため，H-B式において，活動係数を0.1〜0.2高く，弛緩性麻痺の場合は0.1〜0.2低く設定した方がよい[11]．

ストレス因子とストレス係数

　傷病者のエネルギー消費量の算定式として，臨床ではH-B式が広く使用されている[12]（表2）．H-B式から算出された基礎エネルギー消費量（basal energy expenditure；BEE）に，活動係数（activity factor）とストレス係数（stress factor）を乗じて算出する[13]．日本人では過大値を示すとも報告されている[14,15]．ストレス因子と係数（表5）は，患者の全身状態から調節する．認知症におけるストレス係数については報告されていないため，原疾患におけるストレス係数を基本とし，活動係数を中心にエネルギー消費量を算出することが望ましい．

経口栄養剤

　経口栄養剤は，疾患や病態に応じた使い分けが可能である．患者によっては，必要栄養量を充足させるために，高濃度の経口栄養剤を食事と併用して摂取する．経口栄養剤の味が患者の嗜好と合致すれば，食事摂取量を増加できる．現在は，さまざまな食品メーカーから多種類の経腸・経口栄養剤が開発されており，飲みにくい場合は，フレーバーで味付けすると飲用しやすい．摂食嚥下障害による嚥下訓練・調整食に対応した形態もある．経口栄養剤は，病態別（腎不全，肝不全，呼吸不全，慢性呼吸器疾患，炎症性腸疾患，糖尿病，免疫強化，悪性腫瘍，その他）にも使用できるよう開発されており，微量元素を強化した栄養剤も存在する．

　患者によっては，経済的に購入が困難となるケースが多々あるため，そのような場合は，医療保険が適応される医薬品栄養剤を医師に処方してもらう．2014年3月に承認されたエネーボ®（Abbott Japan）は，セレン，モリブデン，クロム，L-カルニ

チンを医薬品栄養剤として初めて配合している．セレンは血中セレン濃度が最も低い場合に認知機能低下が最大となり[16]，短期的（2年間）な変化と長期的（9年間）な変化が関連する[17]．亜鉛は60歳以上の健常高齢者を対象とした研究において，亜鉛欠乏と認知機能低下に強い関連がみられた[18]．微量元素は過剰に摂取する必要はないが，欠乏した場合は補正が必要である．認知症における経口栄養剤は，必要栄養量の充足による体重増加，低栄養予防，微量元素補給などを目的として，食事摂取量が不十分な場合に併用した方がよい．

栄養投与ルート

栄養療法の投与経路には経腸栄養法と経静脈栄養法がある．広義の経腸栄養法には，経口法とカテーテルを用いた経管栄養法があり，経静脈栄養法には末梢静脈栄養法（peripheral parenteral nutrition；PPN）と中心静脈栄養法（total parenteral nutrition；TPN）がある（図）．

栄養療法を行う際は，認知症の有無に関係なく，腸管が機能している場合は，腸管を使う．腸管を使う長所には，腸管粘膜の維持，免疫能の維持，腸蠕動運動の生理機能の維持などがある．通常は口から食べること（経口摂取）が望ましいが，加齢，急性疾患，認知症の進行などにより，嚥下機能が低下する場合がある．そのため，口から十分な栄養量を充足できない場合には，低栄養，脱水を引き起こす．認知症の患者は，自発性低下，無気力などにより意思疎通が難しく，経口法以外の栄養投与ルート選択時において，悩まされる場面が多々ある．また，患者家族に対して投与ルートの変更を提示しても，協力を得られない場合がある．そのため，病院・施設・在宅の各環境に沿って，患者にとって適切な栄養投与ルートを選択していく必要がある．

1）経口法（経口摂取）

経口摂取は，最も生理的な栄養摂取方法である．初期の認知症患者の食行動因子として，食欲に抑制がきかず，食事をしたことを忘れることにより，過食になる場合がある．逆に，認知症の進行により重症化してくると，食事に関心を示さなくなる．

潜在的に嚥下機能が低下すると，食物を口腔内に溜め込み，咀嚼や嚥下をしないことによる誤嚥性肺炎，低栄養，脱水などが問題視される．認知症の進行により，摂食障害が起こり，栄養状態が悪くなることは，生命予後に関連する[19]．認知症患者が経口摂取できるように，盛り付けの工夫，食材や形態の工夫，食事回数の調整，経口栄養剤の提供などを実施する．

2）経管栄養

重度認知症患者における経皮内視鏡的胃瘻造設術（PEG）は，誤嚥性肺炎の予防，生存期間の延長，褥瘡や感染リスクの低減，症状緩和などに効果があるエビデンスは存在しない[20]．Gillickは，認知症患者における経管栄養は控えるべきと言及しており，欧米において，これらの内容がコンセンサスとなっている[21]．日本神経学会の認知症疾患治療ガイドラインでは，「まずは介護者による経口摂取の可能性を言及する」とされている．また，抗精神病薬や抗コリン薬，抗炎症薬などの薬物は食欲減退を起こすため，使用は控え，口腔ケア，嚥下機能の評価から嚥下障害の改善を図り，食事か

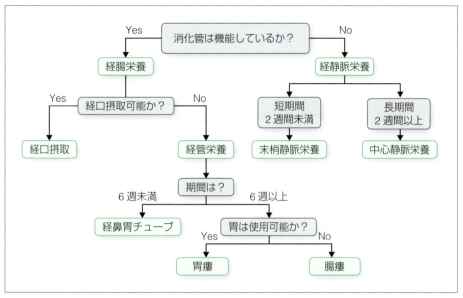

図　栄養投与ルートの選択法

らの摂取エネルギー量の増加を目指すとされている．わが国における報告では，重度要介護高齢者に対するPEG施行後の1年生存率は約56%であり，死因の88%が肺炎であるとされており，生命予後不良，および肺炎は予防できなかった[22]．重度認知症患者では，嚥下障害などによる低栄養改善を目的とした胃瘻管理を，慎重に判断する．

3）経静脈栄養

　PPNは投与熱量に制限があり，投与期間は2週間が目安とされている．そのため，PPNのみでの栄養改善は難しく，短期的な栄養補給・維持が目的となる．TPNは五大栄養素を経静脈栄養的に供給することが可能であり，必要栄養量を充足できる．しかし，消化管機能が保たれている場合は適応外であり，経腸栄養と比べて感染症合併症を起こしやすい．腸管を使用しないことにより，腸管粘膜の萎縮を生じて，粘膜の免疫防御機構の破綻により腸内細菌の血管侵入をきたし，バクテリアル・トランスロケーションを誘発する可能性がある．高齢者終末期における栄養摂取方法と平均余命の関係を調査した西円山病院の報告では，経管栄養選択症例では827±576日，中心静脈栄養選択症例では196±231日であった[23]．認知症患者の栄養投与ルートの選択は，患者または家族の意向を尊重することが重要である．

（鈴木達郎）

文献

1) Kivipelto M et al：Midlife vascular risk factors and Alzheimer's disease in later life：longitudinal, population based study. *Br Med J* **322**：1447-1451, 2001.
2) Johnson DK et al：Accelerated weight loss may precede diagnosis in Alzheiimer disease. *Arch Neurol* **63**：1312-1317, 2006.
3) Soto ME et al：Weight loss and rapid cognitive decline in community-dwelling patients with Alzheimer's disease. *J Alzheimers Dis* **28**：647-654, 2012.
4) 田中茂穂：総論 エネルギー消費量とその測定方法. 静脈経腸栄養 **24**：1013-1019, 2009.
5) Wang Z et al：Specific metabolic rates of major organs and tissues across adult-

hood：evaluation by mechanistic model of resting energy expenditure. *Am J Clin Nutr* **92**：1369-1377, 2010.
6) 厚生労働省：「日本人の食事摂取基準（2015 年版）策定検討会」報告書, 2014.
7) Miyake R et al：Validity of predictive equations for basal metabolic rate in Japanese adults. *J Nutr Sci Vitaminol* **57**：224-232, 2011.
8) 堤 雅恵：認知症高齢者の徘徊に伴うケア上の課題に関する研究 疲労徴候および消費エネルギー消費量に焦点を当てた事例検討. 日認知症ケア会誌 **8**：419-427, 2009.
9) Levi S et al：Increased energy expenditure in Parkinson's disease. *BMJ* **301**：1256-1257, 1990.
10) Toth MJ et al：Free-living daily energy expenditure in patients with Parkinson's disease. *Neurology* **48**：88-91, 1997.
11) 若林秀隆・他：PTOTST 委員会・栄養委員合同企画 回復期リハビリテーションにおけるリハと栄養を考える. 回復期リハ **13**：19-22, 2014.
12) Harris JA, Benedict FG：A biometric study of human basal metabolism. *Proc Natl Acad Sci USA* **4**：370-373, 1918.
13) Long CL et al：Metabolic response to injury and illness：estimation of energy and protein needs from indirect calorimetry and nitrogen balance. *JPEN* **3**：452-456, 1979.
14) Alfonzo-Gonzalez G et al：Estimation of daily energy needs with the FAO/WHO/UNU 1985 procedures in adults：comparison to whole-body indirect calorimetry measurements. *Eur J Clin Nutr* **58**：1125-1131, 2004.
15) Vazquez Martinez JZ et al：Predicted versus measured energy expenditure by continuous, online indirect calorimetry in ventilated, critically ill children during the early postinjury period. *Pediatr Crit Care Med* **5**：19-27, 2004.
16) Berr C et al：Cognitive decline is associated with systemic oxidative stress：the EVA study. Etube du Vieillissement Arteriel. *J Am Geriatr Soc* **48**：1285-1291, 2000.
17) Akbaraly NT et al：Plasma carotenoid levels and cognitive performances in an elderly population：results of the EVA Study. *J Gerontol A Biol Sci Med Sci* **62**：308-316, 2007.
18) Marcellini F et al：Zinc status, psychological and nutritional assessment in old people recruited in five European countries：Zincage study. *Biogerontology* **7**：339-345, 2006.
19) Mitchell SL et al：The clinical course of advanced dementia. *N Engl J Med* **361**：1529-1538, 2009.
20) Finucane TE et al：Tube feeding in patients with advanced dementia：A review of the evidence. *JAMA* **282**：1365-1370, 1999.
21) Gillick MR：Rethinking the role of tube feeding in patients with advanced dementia. *N Engl J Med* **342**：206-210, 2000.
22) National Collaborating Centre for Mental Health：Dementia；A NICE-SCIE Guideline on Supporting People With Dementia and Their Carers in Health and Social care, 2007.
23) 宮岸隆司：高齢者終末期における人工栄養に関する調査. 日老医誌 **44**：219-223, 2007.

6. 認知症の作業療法

> **ポイント**
> ・認知症の作業療法とは，記憶・認知訓練やADL・IADL訓練，手工芸やレクリエーションなどの訓練・援助を行うことである．
> ・認知症の作業療法の目的は，対象者の情緒の安定，BPSDの軽減，残存能力の維持・向上，生活環境の整備などを図ることである．
> ・認知症の作業療法では，個別性を前提に認知症の時期に合わせた多面的なアプローチが重要である．

作業療法とは

1）作業療法とは

　認知症に対する治療は薬物療法と併行して，作業療法（occupational therapy；OT），回想法，見当識訓練，認知リハ，集団療法，音楽療法などの非薬物療法が行われている．OTは記憶・認知訓練，ADL・IADL訓練，レクリエーションなどの非生産活動や手工芸などの生産活動に対する訓練・援助を専門とし，対象者の活動性やQOLの維持・向上，介護負担の軽減などを図る療法である．医学的知識を有したうえで認知症患者の評価・治療・支援が行える専門職である．山口ら[1]はOTが扱う作業は日々の生活で，身辺動作や生活の管理，生産的な仕事，遊びも含むとしている．また認知症リハでは技法だけではなくかかわり方が重要と述べ，脳活性化リハの原則（快刺激，共感的コミュニケーション，役割の再確認，褒め合い，成功体験）を理解して認知症のリハを実践するのに適した職種はOTであると述べている．

　わが国では2025年に認知症高齢者数が470万人になると推計している．2012年6月に厚生労働省認知症施策検討プロジェクトチームから「今後の認知症施策の方向性について」という報告書が公表された．そのなかで「早期診断・早期対応」の具体的な対応方策として「認知症初期集中支援チーム」の設置が掲げられ，そのチーム構成員にOTが明記されている．そこでOTは認知症の人や家族にかかわり，初期アセスメントや進行状況に沿った対応や具体的なケアのアドバイスをする専門職種の役割が期待されている[2]．これを受けて，一般社団法人日本作業療法士協会では第二次作業療法5カ年戦略（2013-2017）のなかで「地域生活移行支援の推進」を重点スロー

ガンとし，地域包括ケアにおけるOTの役割強化として認知症への取り組みに関することを掲げている[3]．そして同協会は2013年から老人保健健康増進等事業の国庫補助による「認知症初期集中支援チームにおける早期対応につながる作業療法士の役割明示とサービス構築に向けた研究事業」を展開している．ここでは認知症初期集中支援チームのなかでOTの役割と実践場面での有用な評価について検討している．本支援は2015年度運用開始予定である．同協会は認知症専門作業療法士制度を設けており，認知症患者に対して高い知識と技術を実践できる能力を養成している．また，一般社団法人日本認知症ケア学会では認知症ケア専門士という資格を認定しており，2013年6月現在OTは519名取得している[4]．

2）作業療法の目的

認知症に対するOTの目的として，香山[5]は，①不安，混乱，焦りなどの軽減と情緒の安定，②周辺症状の軽減，③残存能力の維持・向上，④生活環境の調整，⑤安定した日常生活の維持を掲げている．牧ら[6]は非薬物療法の目的として，2013年改訂のDSM-5の引用から，記憶・見当識という要素的な認知機能の改善だけでなく，BPSDの低減，家族や他者とのコミュニケーション能力などの社会的認知機能を改善し，在宅で平穏な生活が送れるように支援することと述べている．進行に合わせた各時期の認知症に携わるOTの共通認識について，萩原[7]は疾病性への対応と同時に事例性への対応が大前提であるとしている．深津[8]は唯一絶対のアプローチがあるのではなく，相対的な個別性を尊重するパーソンセンタードケア（person-centered care）が求められると述べている．person-centered careとは疾病あるいは症状を対象としたアプローチではなく，生活する個人を対象にしたケアである[9]．つまり認知症に対するOTは進行度に合わせた疾患への対応と事例性・個別性を大前提に，生活機能維持・向上を目的に生活環境などにも十分考慮した多面的アプローチを実施している．

認知症作業療法のエビデンス

OTを含む非薬物療法はその性質上，治療者の技量によるところが大きく，研究デザインの統制が難しいなどの理由で，効果を実証するためのエビデンスは不十分[10,11]との指摘がある．「認知症疾患治療ガイドライン2010」[12]によると，BPSDなどへの改善効果として，非薬物療法としてのバリデーション療法（共感しながらコミュニケーションをとる方法），リアリティオリエンテーション，回想法，音楽療法，認知刺激療法，運動療法は推奨グレードC1（科学的根拠がないが，行うように勧める）とされている．しかし現在，OT効果に関するエビデンスが蓄積されつつある．認知症のリハについて過去10年間（1995-2004）の文献レビュー[10]がある．今後研究効果が期待される介入方法として，進行段階別に境界〜中等度では認知リハ，軽度〜中等度は役割獲得活動，中等度では回想法，中等度〜重度はADL訓練を提示している．

次に3つのOTのRCT研究を紹介する．1つ目は65歳以上の地域在住の軽度〜中等度の認知症患者135人とその介護者を対象とした研究[13]である．5週間10セッション（1セッション60分），患者は外的代償手段訓練，介護者は指導方法，代償手段

の扱い方などの訓練を受けると，対照群と比較し患者の生活能力改善と介護者の介護負担軽減につながり12週後も継続した．2つ目は60歳以上の記憶訓練外来（メモリークリニック）に参加している軽度〜中等度の認知症患者77人を対象とした研究[14]である．5週間10セッション（1セッション70分）のOTプログラム〔①筋リラクゼーション（10分），②運動療法（10分），③髪や爪のケアなど個人活動（15分），④音読，2重課題など認知訓練（20分），⑤テレビ鑑賞，ゲームなどレクリエーション（10分）〕を行うと，対照群と比較し身体能力と精神的幸福感が改善した．3つ目は65歳以上の施設入所者の軽度〜重度の女性認知症患者36人を対象とした研究[15]である．6週間6セッション（1セッション40分），回想を伴った生産活動（おにぎりとおはぎを作り食べる一方，その活動に関連した過去のエピソードについて思い出を語る）を実施すると，対照群と比較しうつ状態と作業能力が有意に改善した．

　集団療法に関する研究で，特別養護老人ホーム入所中の98人（12カ月後フォロー61人）（平均年齢85.1歳，平均MMSE 14.6点）を対象としたRCTがある[16]．12カ月間，週6日，1日2時間，MAKS（運動療法Ⓜ，ADL訓練Ⓐ，認知刺激Ⓚとそれに先立って行われる精神的要素を含んだ短い導入Ⓢ）の訓練を受けると，対照群（通常の治療）と比較し，ADL能力や認知機能の低下を遅らせた．老健入所中の認知症患者40人を対象とした16週前後の比較研究[17]で，①コントロール期（8週）：通常プログラム，②介入期（8週）：コントロール期の活動以外に週1回（60分）の園芸活動を実施した結果，BPSDとQOLが有意に改善し，OTの作業活動が本人に快刺激となっていることが示唆された．軽度〜中等度の認知症患者に対する認知刺激リハ（CST）の24文献のシステマティックレビューで，12文献でCST後に認知機能低下が遅れた．また，CSTはOT理念と一致し認知症に対するリハプログラムの有効な構築的な枠組みを提供する[18]．

認知症に対する作業療法の実際

1）評価

　OTを行ううえで重要なのは評価である．正確に状態を把握すれば，OTの治療や効果判定に用いることができる．認知症の評価ツールはさまざまなものがある（第1章3，表5参照）[19,20]．症状や目的に合わせていくつかの検査を組み合わせ総合的に評価することが重要である．認知症の障害像の理解については国際生活機能分類（International Classification of Functioning, Disability and Health；ICF）を用いて整理するとわかりやすい（**表1**）．

2）作業療法の実際

　具体的なOT内容として，杉村[21]はOTの中核的治療手段として活動療法（activity therapy）を取り上げている（**表2**）．これ以外に認知リハ，記憶訓練，外的補助手段訓練や環境調整，家族指導，治療形態として個別訓練と集団訓練などを実施している．認知症の推移と各時期のOTの役割を図に示す[22]．

①進行度別の作業療法

　初期は認知機能レベルや活動意欲が高い対象者が多いため，認知訓練やIADL訓練

表1 認知症のICF分類

疾病	認知症，老化による内部障害など
心身機能・身体構造	全般的高次脳機能低下（記憶・注意・認知・見当識・遂行・判断など）．全般的精神機能低下（幻覚・妄想・不安・不快・焦燥感・ストレス・抑うつ・混乱・自発性低下など），筋力低下・バランス低下など身体機能低下
活動	ADL・IADL低下，移動能力低下，コミュニケーション能力低下，異常行動（徘徊・異食・危険行為・不潔行為・性的逸脱行為，ケアへの抵抗など），仕事困難，外出困難など
参加	地域交流・対人交流困難，余暇活動困難，など
環境因子	家族・介護・支援・住宅・施設環境・社会資源など
個人因子	家族内役割困難，趣味活動困難など

表2 Activity programの種類

1. 日常生活活動療法
   食事動作訓練
   排泄動作訓練
   更衣動作訓練
   整容動作訓練
   起居・移動動作訓練
2. 日常生活関連動作活動療法
   調理・配膳
   掃除・家屋管理
   洗濯・衣類管理
   裁縫
   買い物
   電話・連絡
3. 非生産的作業活動療法
   レクリエーション
   スポーツ

   趣味活動
   音楽
   俳句・短歌
   生け花・フラワーアート
   パフォーマンス
   その他芸術活動
4. 生産的作業活動療法
   刺繍・編み物
   革細工
   絵画・モザイク画
   菓子・料理
5. 飼育・園芸
   ペット飼育
   養鶏
   園芸・菜園

（杉村，2006）[21]

などを活用する[10]．認知リハとは脳障害による高次脳機能障害に対して，神経心理学や認知心理学の理論に基づいて，機能回復や生活障害の改善を目指すアプローチである．具体的には音読や計算を中心とした教材を用いる学習療法，患者の生活で覚えられずに困っていることを記憶教材とした誤りなし学習，メモやカレンダーなどを使用した外的代償法などがある[23]．

中期は生活障害に対してADL・IADL訓練を主体に行われる[10]．ADL・IADL訓練とともに動作分析を行い，どこで動作が止まっているのか，戸惑っているのかを評価する．そのうえで香山[5]は，対象者が目的動作を主体的に行った実感をもってもらうために，止まってしまう工程で次の適切な行為を引き出すための「誘い水」的介入がポイントと述べている．この時期を含め回想法が広く認知症リハで利用される．回想法とはその人の人生の経験や出来事，歴史などを受容的に聴くことで，脳が活性化され，自尊心や意欲の向上，BPSDの軽減を図る方法である．その応用に作業回想法がある．作業回想法とは対象者が人生で経験した家事，手仕事，遊びなどをテーマになじみの古い道具を使用し，援助者に昔ながらの作業を指導する．つまり対象者が作業し，さ

認知症の重症度	軽度	中等度	重度
	発病期	精神症状多出現（幻覚・妄想・興奮・徘徊など）	障害複合期
リハビリテーション	介護予防	医学的・個人的リハビリテーション	
		社会的側面のリハビリテーション	個人的側面のリハビリテーション
コミュニケーションの障害		日常会話の支障	（会話困難）
日常の生活動作の障害	入浴動作 → 排泄動作 → 更衣動作 → 食事動作		
身体活動能力の低下 身体疾患症状	バランスの崩れに注意 → 寝たり、起きたりなど活動性低下 → 合併症状（発病、痙攣、肺炎など）非活動性による廃用症候群 体重減少に注意		パーキンソニズムや歩行の不安定さなど身体症状が出現。ADL の介助量も増え、車椅子を使用することも多くなる。行動範囲が狭くなり、行動障害も減少気味。

臨床像の推測：
- 軽度のもの忘れ、認知障害が出現し、本人の戸惑いや不安感が出現し始める時期。家族も「おや、何だかおかしいな」と気づく。周囲の対応により、くぐった態度や、攻撃的になることもある。
- 症状も進行して、さまざまな状態を呈している時期。さまざまな症状は周囲との関係性のなかから出現している場合も多い。本人の置かれている人的、物理的環境に注意が必要。

Type 区分：
- A：ちょっとしたもの忘れが Type
- B：とりつくろい・穏やか Type
- C：体は元気ですが不安が強いつで Type
- D：周囲との摩擦が多い Type
- E：体もちょっと弱って、混乱も強く Type
- F：身体機能もかなり低下してきていますが寝たきりではありませんType

作業療法の役割：
- 安心・安全の保障
- 症状の軽減
- 賦活（知的・認知機能の活性化）
- 鎮静（不安・焦り・混乱の軽減）
- 自信の回復
- 生活習慣の回復・改善
- 社会資源の紹介
- 家族・介護支援
- 精神的サポート

- 残存知的機能の賦活
- ストレスの発散
- 自己役割の再確認
- ADL の維持
- APDL・余暇活動の支援
- 対人交流、環境適応能力の維持
- 地域社会との交流支援
- 生活環境の改善
- 人的環境の整備

- 生活リズムの維持
- 基本的 ADL の保障（食事・排泄・保清）
- 基本的体力の維持
- 合併症の予防（廃用症候群の予防）

関わりのポイント：
精神的サポートの度合い / 身体的サポートの度合い

- 個人の生活史がより反映された形での関わりが重要。個人的体験がもてる場や環境の設定。成功体験がもてる場（精神的サポートという意味で）を中心に行う。
- なじみの場やなじみの関係を意識した集団的な環境調整が必要。徘徊感知器や探知機、気づきを増す福祉用具（常夜灯など）も必要になる。
- 精神的な関わりのも、関わる側の推測がなかなか届かなくなってくる時期。身体的にも低下してきており、廃用症候群に対するアプローチも念頭に入れておく。

図 認知症の推移と各時期の作業療法の役割

（日本作業療法士協会、2007）[22]

（社）日本作業療法士協会作成

らに援助者に教える役割を演じて自尊心を回復し QOL が高まることを狙いとしている[24]．実際にはぬか床に野菜を漬ける，洗濯板で洗濯する，古い浴衣で雑巾を縫うなどの作業を行う中で手続き記憶が発揮され適応行動が引き出せる．この時期は生活環境の調整や福祉用具導入の検討も必要である．

後期は身体・認知機能の維持のための集団訓練やレクリエーション，介助指導，介護負担軽減のための福祉用具の提供が主となってくる．

②院内の作業療法

急性期病院では入院してくる認知症高齢者は少ないが，もともと認知症，高齢は混乱やせん妄の準備因子[25]である．院内では疾患治療や生命維持のため身体拘束や抗精神薬が用いられることが多く[26]，病院という日常とはかけ離れた環境のため，せん妄や不穏などの BPSD が出現しやすくなる．そのためベッドから一人で勝手に離れてしまうなど危険動作がみられ，身体拘束されるなど悪循環に陥りやすい．軽度意識障害を呈する場合もあり，日中の覚醒低下など昼夜逆転になりやすく生活リズムを崩しやすい．そのため急性期の OT は生活リズムの獲得，BPSD 軽減，認知機能の維持・改善を目的に訓練室などで風船バレーや合唱などの集団療法，棒体操などの全身調整運動，手工芸や絵画，簡単な計算などの個別療法を実施している．医療と自宅（生活）をつなぐ役割として円滑に自宅生活が送れるように家族へ心身機能，生活状況，介護方法の申し送りを行っている．

回復期リハ病棟では近年認知症を有する者は増加傾向にあり，ある回復期リハ病棟では患者の約 40％が認知症を有していた[27]．回復期リハ病棟では個別訓練の他に，認知症と診断された患者を対象に集団訓練を取り入れている施設もある[28]．そこでは入院中の認知患者 30 人を対象に，40 分間集団レクリエーション（もの送り・シーツバレーなど，歌）を実施している．実施翌日のうつ状態や自己効力感が有意に改善し，1 週間後も持続効果が得られている．

③施設やデイサービスでの作業療法

施設入所者の場合は入院（入所）がその人の生活となるため生活自体が単調となりやすい．そのため生活のバリエーション・刺激を維持するためにレクリエーションなどを実施している[26]．一方デイサービスでは機能低下の予防や介護負担の軽減を目的に ADL 訓練，機能訓練やレクリエーションを実施しているところが多い．

④在宅での作業療法

在宅生活を継続するためのキーパーソンは家族介護者である．しかし身体的・精神的疲労感や将来の不安などでうつ状態になることが多く，その結果虐待や介護破綻，バーンアウトに陥りやすい．そのため認知症のどの段階においても OT の家族支援は必要である．香山[29]はその内容を，①疾病に関する教育や情報提供，②認知症高齢者の心理的理解と介護の仕方，③同じ体験をもつ方々との交流，④困ったことに関する具体的な解決策の提供をあげている．そのなかで OT は介護者の言動によく耳を傾けることが大事で，介護負担などのサインを見逃さないことが重要である．また症状は環境などにより変化する．そのため認知症患者が快適に生活するためには環境調整が必要である[30]．具体的には着るものを順番に並べておくなど ADL・IADL に対する環境調整，トイレに目印をつける，段差を改修するなど家屋・施設環境の調整，日中

の過ごし方に対する支援などがある．

⑤認知症予防のリハビリテーション

認知症予防には一次予防（健康状態維持・ライフスタイル改善），二次予防（軽度認知障害の早期発見，治療），三次予防（重症化予防）がある．認知症を予防もしくは進行を遅らせるためには，適度な身体活動と知的・精神活動が重要である．認知症予防として歩行や水泳などの有酸素運動，音読やゲーム，単純な計算などの知的活動，魚や野菜，ポリフェノールの摂取などの食生活，禁煙などの生活習慣に関する報告[31]がある．OTでは認知症予防教室や地域コミュニティなどで運動や知的活動など複数の活動を取り入れ，対象者同士がコミュニケーションを取りながら楽しみながら行えるプログラム設定を実施している．OTを含めた認知症患者を取り巻く介助者が知識・技術の向上のために認知症研修会が各地で実施されている．以下にいくつか紹介する．

- 実践！認知症ケア研修会 2014（http://www.tsuusho.com/ninchisyokea/）
- 認知症介護情報ネットワーク（http://www.dcnet.gr.jp/）
- NPO その人を中心とした認知症ケアを考える会（http://www.pcdc.or.jp/）
- 杉山 Dr. の認知症研修講座（公益社団法人認知症の人と家族の会）（http://www.alzheimer.or.jp/?page_id=1725?）

〔山岸　誠〕

文献

1) 山口晴保・他：認知症ケアとリハビリテーション．医学のあゆみ **235**：679-684，2010．
2) 厚生労働省認知症施策検討プロジェクトチーム：今後の認知症施策の方向性について，2012，pp1-32．
3) 日本作業療法士協会：第二次作業療法五ヵ年戦略（2013-2017），2013，pp1-26．
4) 日本認知症ケア学会認定認知症ケア専門士 公式サイト：http://184.73.219.23/d_care/senmonsi/Ssenmonsi.htm
5) 香山明美：認知症に対する作業療法．OT ジャーナル **46**：1295-1303，2012．
6) 牧　陽子・他：認知症の非薬物療法．*Brain Medical* **25**：57-63，2013．
7) 萩原喜茂：認知症に対する作業療法．作業療法 **27**：216-220，2008．
8) 深津　亮：認知症に対する非薬物療法．老年精医誌 **18**：653-657，2007．
9) 日本認知症ケア学会編：改訂・認知症ケアの基礎．ワールドプランニング，2009，p4．
10) 駒井由紀子・他：認知症のリハビリテーションに対する文献研究．作業療法 **25**：423-438，2006．
11) 斎藤正彦：認知症における非薬物療法研究の課題と展望．老年精医誌 **17**：711-717，2006．
12) 日本神経学会監修：認知症疾患治療ガイドライン 2010，医学書院，2010，pp117-120．
13) Graff MJ et al：Community based occupational therapy for patients with dementia and their care givers：randomized controlled trial. *BMJ* **333**：1196, 2006.
14) Kuman P et al：Novel occupational therapy interventions may improve quality of life in older adults with dementia. *Int Arch Med* **7**：26, 2014.
15) Nakamae T et al：Effects of productive activities with reminiscence in occupational therapy for People with dementia：A pilot randomized controlled study. *HKJOT* **10**：1-7, 2014.
16) Graessel E et al：Non-pharmacological, multicomponent group therapy in patients with degenerative dementia：a 12-month randomized, controlled trial. *BMC Medicine* **9**：129, 2011.
17) 和久美恵・他：認知症高齢者の周辺症状軽減と QOL 向上における作業療法の効果．日認知症ケア会誌 **11**：648-664，2012．
18) Yuill N et al：A systematic review of cognitive stimulation therapy for older adults with mild to moderate dementia：An occupational therapy perspective. *Occup Ther Int* **18**：163-186, 2011.

19）竹田里江：認知症の記憶障害に対する認知リハビリテーション．北海道作療 **28**：45-54，2011．
20）日本認知症ケア学会：改訂・認知症ケアの実際，ワールドプランニング，2009，pp69-106．
21）杉村公也：作業活動療法．老年精医誌 **17**：742-748，2006．
22）日本作業療法士協会：認知症高齢者に対する作業療法の手引き（改訂版），2007．
23）松田 修：認知リハビリテーション．老年精医誌 **17**：736-741，2006．
24）来島修志：認知症のリハビリテーション：回想法と作業回想法．*MB Med Reha* **164**：23-30，2013．
25）酒井郁子：急性期病院の認知症ケアの改善に向けての看護管理者が果たす役割．認知症ケア事例ジャーナル **5**：147-155，2012．
26）吉田伸夫・他：病院内医師として作業療法に期待すること．OTジャーナル **48**：456-460，2014．
27）伊古田俊夫：回復期リハビリテーション病棟での認知症対応．*MB Med Reha* **164**：39-43，2013．
28）磯 直樹・他：回復期リハビリテーション病棟における認知症者に対する集団レクリエーションの実践．日作療研会誌 **14**：35-39，2012．
29）香山明美：認知症の家族支援．OTジャーナル **40**：127-132，2006．
30）守口恭子：認知症の作業療法における環境調整のポイント．OTジャーナル **40**：100-105，2006．
31）松下 太：認知症予防〜作業療法からの提案〜．四條畷大リハ紀 **6**：57-63，2010．

7. 認知症の理学療法

> **ポイント**
> ・運動療法は認知症予防や発症遅延への効果が示唆される．
> ・認知症の有無にかかわらず理学療法は運動機能を向上させる．
> ・運動機能障害がなければ中〜高強度の運動が効果的である．

認知症の理学療法・運動療法

「高齢者に特有もしくは高頻度にみられる症候で，包括的な対処を要するもの」と定義される「老年症候群」の中で特に多いのが認知症である[1]．認知症に対する根治療法や予防薬の開発が確立されていない現在では，認知症を予防もしくは発症を遅延させる方法が重要である．認知症のない 65 歳以上の高齢者 2,288 名を対象に 7〜9 年間の追跡調査において，performance-based physical function score（歩行速度，chair stand test，立位バランス，握力）の低得点者は，高得点者と比較して認知症やアルツハイマー病発症のリスクが高く[2]，認知症予防に対する運動の有用性が明らかになってきた．

軽度認知障害（mild congnitive impairment；MCI）の高齢者は，正常な認知機能を有する高齢者よりも高い確率でアルツハイマー病へ移行する．そのため，MCI はアルツハイマー病の前駆状態として重要な介入時期である．本項では非薬物療法である運動の効果や理学療法の実際について述べていく．

認知症の理学療法・運動療法のエビデンス

1）MCI に対する運動効果：3 METs 以上の中〜高強度運動で認知機能向上の可能性

オランダで実施された RCT（van Uffelen ら）では，179 名の MCI 高齢者をウォーキング群とプラセボ群とに分け，有酸素運動の認知機能に対する効果を検証した．ウォーキング群は 3 METs 以上の中強度活動となるように，プラセボ群は 3 METs 以下のストレッチなどを行う身体活動が指導された．1 年間，週 2 回，1 回 1 時間の介入で，ウォーキングに 75％以上参加できた男性の一部の記憶テストが有意に改善した[3]．

ワシントン大学で実施された RCT（Baker ら）では，33 名の 55〜85 歳の MCI 成人

を，高強度有酸素運動群（心拍数予備：75～85％）とストレッチ群（心拍数予備：50％以下）に分け，有酸素運動による認知機能向上効果を検証した．6カ月間，週4回，1回45～60分間の介入により，高強度有酸素運動群がストレッチ群より実行機能検査が有意に向上した[4]．

わが国における RCT（鈴木）では，100名の MCI 高齢者（愛知県在住）を健康講座群50名（対照群：うち13名健忘型）と運動教室群50名（介入群：うち13名健忘型）とに分けて認知機能に対する運動の効果を検証した．介入群は1年間，週2回，1回90分間の運動教室に参加した．運動プログラムは，有酸素運動と記憶や思考を賦活する運動課題が行われた．その他に健康活動推進のための歩数計と記録帳の配布やホームエクササイズの指導，健康講座の開催などを定期的に行った．対照群は1年間で3回の健康講座を受講した．介入後，介入群に処理速度や言語能力の向上が認められた．健忘型 MCI 高齢者（50名）に限定した分析では，介入群の方が全般的な認知機能の低下抑制，記憶力や言語能力向上，脳萎縮の進行抑制効果も認められた[5]．

2）認知症と理学療法効果：AD，血管性認知症とも運動機能アプローチで運動機能向上

長期療養型施設入所中のアルツハイマー型認知症（AD）患者に対する個別運動プログラムの効果をみた RCT（Kathryn ら）では，7つの長期療養型施設入所中の中等度～重度の AD 患者を対象に検証が行われた．運動プログラム群（28名），ウォーキング群（29名），認知機能訓練群（25名）の3群で分析した．運動プログラム群では筋力・柔軟性・バランス・耐久性の4つの要素を組み合わせた運動が週5回，16週間行われた．ウォーキング群は，快適速度で15分間の歩行から始め，最終的に30分間歩行した．認知機能訓練群は，自室か静かな個室での日常会話や興味のある会話を15分から始め，徐々に記憶や見当識の訓練，認知機能訓練の割合を増やし，最終的に30分まで延長した．介入後，ウォーキング群で6分間歩行が他の2群よりも改善したが有意差はなかった．しかし，運動プログラム群で移乗能力の改善が認められた[6]．

脳卒中患者の機能障害と老年期うつに対する在宅リハの効果をみた RCT（Chaiyawat ら）では，在宅リハを月1回6カ月間受けた群（介入群）と急性期病院退院時にリハとホームプログラム指導を受けた群（対照群）に分けて比較した．2年後，介入群では Barthel Index と Hospital Anxiety and Depression Scale が有意に改善した．MMSE では対照群との有意差はなかった[7]．

血管性認知機能障害をもつ高齢者の運動効果をみた RCT（Liu-Ambrose ら）では，認知機能トレーニングに加えてウォーキングのような有酸素運動を取り入れた群（介入群）と，取り入れない群（対照群）で比較した．それぞれ35人ずつ割り付けて，介入群は6カ月間，週3回，1回60分（10分ウォーミングアップ，40分ウォーキング，10分クールダウン），指導者のもとで有酸素運動を行った．さらに6カ月目以降は3つのグループ（①心拍数予備40％から60％に負荷が上昇するようにセルフモニタリングするグループ，②ボルグスケールで14から15に負荷を上げるグループ，③心地よいスピードで歩けるように「会話」で負荷を決めるグループ）に分けて運動

を継続した．対照群は，血管性認知症やストレスマネジメント，ダイエット，禁煙についての教育を受けた．認知機能（Alzheimer Disease Assesment Scale）は両群で有意差を認めなかった．しかし，歩行は認知症予防の日常的な運動として安価で簡便で悪影響が少ない効果的な介入方法かもしれないとした[8]．

スウェーデンのケア付き住宅に住む65歳以上で，条件に適合した高齢者91人を対象に行われたRCT（Hakanら）では，高負荷荷重運動プログラムの適応の有無を，高齢者の認知機能に着目して評価した．47名（52%）に重度の認知機能障害，40名（44%）に重度の身体機能障害，63名（69%）に重度の認知機能障害か身体機能障害がみられた．運動は高負荷プログラム（the HIFE Program）とし，3～7名グループに2名のPTが参加して1回45分間，2週間に5回，13週で29回以上の運動が行われた．5項目の運動が設定され，運動機能によって3つのグループに分けて（歩行自立グループ：27名，1人の軽介助で歩行可能グループ：35名，重介助で歩行可能あるいは歩行不能グループ：29名）それぞれの項目の運動が行われた．それぞれのグループで下肢筋力，バランス能力は改善したが有意差はなかった．また，認知症患者（47名）とそれ以外（44名）の比較では，運動参加率，運動プログラム強度，途中棄権それぞれとMMSEスコアとに統計学的な関連はなかった[9]．

イギリスで1990～2007年を対象に行われた系統的レビューで，「大腿骨近位部骨折術後の高齢者のリハ効果に対する認知機能の影響」を評価している．60歳以上で，認知機能，身体機能について評価されているRCTと前向き研究を対象とした．エビデンスレベルは低かったが，認知機能にかかわらず入院中のリハを受け運動機能は改善し，認知機能の低下がある患者の方が入院期間が長い傾向があった[10]．

3）転倒予防：MCIの転倒予防の有効性は不明

MCIの高齢者の転倒予防プログラムに関するパイロットスタディ（Jacquelineら）では，22組のMCI患者に対して自宅にOT・PTが訪問して運動を指導し，ホームエクササイズを指導，その後電話調査が12週間行われた．介入群は高負荷荷重運動プログラム[9]を行い，コントロール群は通常のケアのみ行われ，両群で転倒の確率，転倒の危険性，運動機能について比較した．12週後転倒の確率も転倒の危険性も介入群の方が低かったが，有意差はなかった．筋力やバランス能力といった運動機能についても両群に有意差はなかった[11]．

認知症の理学療法・運動療法の実際

運動療法の適応となるのは，①MCIの場合，②認知症の初期で身体活動を促すことにより問題行動を軽減させる場合，③認知症が進行した寝たきりの方の日常生活作能力を向上させる場合，④薬物の副作用で身体機能障害が生じている場合，などである．

高齢者は，骨関節疾患や脳血管疾患，循環・代謝疾患を有していることが多い．脊柱の圧迫骨折，変形性関節症，片麻痺，糖尿病，心不全などの場合，運動を行う際のリスク管理として**表1**のように留意する．

表1 運動時の疾患別リスク管理

疾患	留意事項
圧迫骨折	腰痛，運動麻痺，体幹の過屈曲や過伸展・回旋を伴う運動，跳躍・ランニングなど脊柱に衝撃を伴う運動
変形性関節症	立ちしゃがみ，階段昇降など関節負荷が高い動作
片麻痺	息こらえなどによる血圧上昇，平均台歩行やバランスボールなど高度なバランス能力を必要とする運動
糖尿病	低血糖発作，温熱療法（末梢神経障害が重度の場合），素足での歩行練習
心不全	運動による血圧変動（上昇・低下とも），階段昇降や踏み台昇降など心負荷の強い運動

1）MCIおよび認知症の初期で身体活動を促すことにより問題行動を軽減させる場合

3 METs以上の中等度の有酸素運動が効果的とされる（活動のMETs換算は**表2**[12]を参照）．運動中に別の課題を同時に行うようなダブルタスク，トリプルタスクは，さらに認知機能向上に有用である．たとえば4人グループでメトロノームに合わせてステップ運動を行わせ，それと同時に4人が一人ずつきめられた順番に番号を呼称する．

また，中等度〜高強度の荷重下での訓練（踏み台昇降や椅子からの立ち座り，スクワットなど），バランス訓練（肩幅に足を開いて体重移動練習，平均台・線上歩行訓練，片足立ちなど），関節可動域訓練や，有酸素運動（ウォーキングや自転車こぎなど），下肢の筋力強化訓練（セラバンドや重錘を使用）など，複数を組み合わせた運動プログラム[9]で，認知機能障害の有無にかかわらず運動機能は改善した．そのため，理解力と体力によるが，スクワットやサイドステップなどの動作を交えた負荷訓練も併せて行うとよい．

2）認知症が進行した寝たきりの方の日常生活動作能力を向上させる場合

基本動作の練習が中心となる．寝返りや起き上がり，立ち上がりといった，いわゆる離床プログラムである．臥床していた期間が長いと，循環反応の低下や筋力の低下が著しいため，起立性低血圧や転倒転落に注意する．在宅では布団やクッションを組み合わせて背もたれをつくり，背もたれにもたれた座位から取り入れるのもよい．病院や施設では，ベッドのリクライニング機能を利用する．リクライニングベッド機能を利用する際には，ずり下がり防止のため，ベッドアップ前に可能な限り上方（頭側方向）へと患者を移動させておく．

3）薬物の副作用で身体機能障害が生じている場合

よくみられるのが，薬剤性パーキンソニズムである．パーキンソニズムでは，前傾姿勢が特徴的である．頸部の前屈も伴う場合があり，軽い会釈をした状態から頭だけをあげて前方をみる姿勢となる．この場合，多くが膝関節屈曲位をとり，歩行時に下肢の伸展が出にくい．姿勢だけでなく，筋緊張の異常（固縮）や姿勢反射障害を伴うこともある．姿勢反射障害による転倒や固縮による関節可動域制限・拘縮形成，小刻

表2 運動のMETs表

METs	3 METs 以上の運動の例
3.0	ボウリング，バレーボール，社交ダンス（ワルツ，サンバ，タンゴ），ピラティス，太極拳
3.5	自転車エルゴメーター（30〜50ワット），自体重を使った軽い筋力トレーニング（軽・中等度），体操（家で，軽・中等度），ゴルフ（手引きカートを使って），カヌー
3.8	全身を使ったテレビゲーム（スポーツ・ダンス）
4.0	卓球，パワーヨガ，ラジオ体操第1
4.3	やや速歩（平地，やや速めに＝93 m/分），ゴルフ（クラブを担いで運ぶ）
4.5	テニス（ダブルス）*，水中歩行（中等度），ラジオ体操第2
4.8	水泳（ゆっくりとした背泳）
5.0	かなり速歩（平地，速く＝107 m/分），野球，ソフトボール，サーフィン，バレエ（モダン，ジャズ）
5.3	水泳（ゆっくりとした平泳ぎ），スキー，アクアビクス
5.5	バドミントン
6.0	ゆっくりとしたジョギング，ウェイトトレーニング（高強度，パワーリフティング，ボディビル），バスケットボール，水泳（のんびり泳ぐ）
6.5	山を登る（0〜4.1 kgの荷物を持って）
6.8	自転車エルゴメーター（90〜100ワット）
7.0	ジョギング，サッカー，スキー，スケート，ハンドボール*
7.3	エアロビクス，テニス（シングルス）*，山を登る（約4.5〜9.0 kgの荷物を持って）
8.0	サイクリング（約20 km/時）
8.3	ランニング（134 m/分），水泳（クロール，ふつうの速さ，46 m/分未満），ラグビー*
9.0	ランニング（139 m/分）
9.8	ランニング（161 m/分）
10.0	水泳（クロール，速い，69 m/分）
10.3	武道・武術（柔道，柔術，空手，キックボクシング，テコンドー）
11.0	ランニング（188 m/分），自転車エルゴメーター（161〜200ワット）

METs	3 METs 未満の運動の例
2.3	ストレッチング，全身を使ったテレビゲーム（バランス運動，ヨガ）
2.5	ヨガ，ビリヤード
2.8	座って行うラジオ体操

*試合の場合
（厚生労働省，2013）[12]

み歩行や突進といった歩行障害が理学療法の適応となる．多彩な症状や日内・日差変動がみられるため，症状に合わせてストレッチや座位レベルでのレジスタンストレーニング，ペダル漕ぎ，棒体操やウォーキングなどが選択される．パーキンソニズムによる固定姿勢や頭頸部の異常筋緊張による嚥下機能低下の評価も重要である．頸部の柔軟性・可動性が低下することで，飲み込みにくさを助長する．頸椎〜上部胸椎の前屈，頸部周囲の異常筋緊張がみられる場合，嚥下がしやすいポジショニングと嚥下機能維持・改善のため，頸部のストレッチや頸部〜肩甲帯の可動域を維持・改善する．

認知症の生活機能障害と理学療法

　関節形成術後や消化器疾患外科術後，脳卒中など，身体機能障害に対するリハオーダーされた入院患者のなかに，認知症やMCIを有する者も少なくない．岩井ら[13]は，日本リハビリテーション医学会患者データベースに登録された脳卒中および大腿骨頸部骨折を対象とするデータから，65歳以上，入院時のFIMと「認知症高齢者の日常生活自立度判定基準」[14]により認知機能の評価がされたものを抽出し，認知機能障害のADL障害への影響を調査した．これによると，対象となった脳卒中患者の64.2％，大腿骨頸部骨折患者の74.3％に認知機能障害によるADL障害を有していた．また，認知症の重症度によってADLの難易度は変動し，歩行や階段昇降，排泄コントロールは認知症の重症化に伴って障害される傾向があった．認知症の進行により生活機能障害がある日突然出現するとされ[15]，失禁やバランス障害による歩行困難といった生活機能障害が出現する可能性がある．

　術後のせん妄と認知症の鑑別は非常に難しいが，両者とも早期の離床と運動により認知機能の改善が期待できる．離床は病棟との連携が大切であり，特に術後早期にはルート類が多いため，リハスタッフと病棟看護師で協力して移乗するのがリスク管理上理想的である．また，術後の疼痛は睡眠時間を短縮させる要因であり，術後早期の疼痛コントロールは重要である．移乗は認知症が重症になっても比較的残存しやすい機能である[13]．疼痛がないか少ない場合には，起き上がって移乗するまでの動作は認知機能にかかわらず術後早期に獲得できると予測できるため，高齢者にとっても疼痛コントロールは重要である．病棟と連携して，リハ前の鎮痛薬投与も考慮すべきである．小林ら[16]は，大腿骨頸部骨折術後患者の歩行の予後に最も影響するのは認知症の合併，次いで受傷前歩行能力としている．すでに認知症をもち術前に杖歩行であった患者には，術後介入時には移乗動作の獲得が第一目標になるかもしれない．

認知症予防と運動

　脳を活性化して生活能力を維持・向上させるリハの原則は，①快刺激であること，②他者とのコミュニケーション，③役割と生きがいの賦与，④正しい方法を繰り返しサポートすることである．リハの有効性は，方法よりもこれらの原則が遵守されているかどうかに大きく影響される[17]．

　運動の種類は簡単で経験したことがある動きを選択すべきで，特にウォーキングは負荷量を速度で決定しやすいというメリットがある．「健康づくりのための身体活動基準2013」（身体活動基準2013）[12]によると，65歳以上の高齢者における身体活動の基準値を「強度を問わず10 METs・時/週行うこと」とした．家事活動や散歩など低強度の生活活動では，平均して2.2 METs程度と予測できる．そのため，強度を問わない10 METs・時/週の身体活動は，10 METs・時÷7日÷2.2 METs×60分≒40分/日と換算できる．このことから，65歳以上の高齢者を対象とした基準は「座ったままにならなければどんな動きでもよいので，身体活動を毎日40分行う」と表現で

きる．1日40分も体を動かすことが困難な高齢者に対しては「今より1日10分多く動く」ことを推奨している．10分動くだけで，ロコモティブシンドロームや認知症の発症リスクを8.8%減少させる可能性が示唆されている． （溝部恵美）

文献

1) 秋下雅弘：老年症候群と高齢者医療．PTジャーナル **48**：377-384，2014.
2) Wang L et al：Performance-based physical function and future dementia in older people. Arch Internal Med **166**：1115-1120, 2012.
3) van Uffelen et al：Walking or vitamin B for congnition in older adults with mild cognitive impairment? A randomized controlled trial. Br J Sports Med **42**：344-351, 2008.
4) Baker LD et al：Effects of aerobic exercise on mild cognitive impairment：a controkked trial. Arch Neurol **67**：71-79, 2010.
5) 鈴木隆雄：アルツハイマー病の運動療法—特に予防の視点から．現代医 **61**：271-279，2013.
6) Kathryn ER et al：A randomized controlled trial an activity specific exercize program for individuals with Alzheimer disease in long-term care settings. J Geriatr Phys Ther **34**：50-56, 2011.
7) Pakaratee C, Kongkiat K：Randomized controlled trial of home rehabilitation for patients with ischemic stroke：impact upon disability and elderly depression. Psychogeriatrics **12**：193-199, 2012.
8) Liu-Ambrose T et al：Promotion of the mind through exercise（PROMo TE）：a proof-of-concept randomized controlled trial of aerobic exercise training in older adults with vascular cognitive impairment. BMC Neurol **10**：14, 2010.
9) Hakan L et al：Ahigh-intensity functional weight-bearing exercise program for older people dependent in activities of daily living and living in residential care facilities：Evaluation of the applicability with focus on cognitive function. Phys Ther **86**：489-498, 2006.
10) Muir SW, Yohannes AM：The impact of cognitive impairment on rehabilitation outcomes in elderly patients admitted with a femoral neck fracture：a systematic review. J Geriatric Phys Ther **32**：24-32, 2009.
11) Jacqueline W et al：A feasibility stude and pilot randomized trial of a tailored prevention program to reduce falls in older people with mild dementia. BMC Geriatr **13**：89, 2013.
12) 厚生労働省：健康づくりのための身体活動基準2013，2013．http://www.mhlw.go.jp/seisakunitsuite/bunya/kenkou_iryou/kenkou_undou/index.html
13) 岩井信彦，青柳陽一郎：認知症を有する脳卒中および大腿骨頚部骨折患者のADL構造—認知症高齢者の日常生活自立度判定基準による解析．理療科 **29**：123-129，2014.
14) 厚生労働省老健局長：『「痴呆性老人の日常生活自立度判定基準」の活用について』の一部改正について．：老発第0403003号．平成18年4月3日.
15) 鳥羽研二：高齢者リハビリテーション〈各論〉4．認知症．BONE **26**：49-56，2012.
16) 小林 勝・他：大腿骨頚部骨折の術後の歩行能力に影響する因子について．リハ医学 **34**：484-489，1997.
17) 日本神経学会監修：認知症疾患治療ガイドライン2010，医学書院，2010.

第2章 認知症のリハビリテーション栄養

8. 認知症の摂食嚥下リハビリテーション

> **ポイント**
> - 「食べられない」原因として，嚥下機能，摂食行動，生活歴，健康状態などを把握する．
> - 慢性期で指示が入らないときは，介助者が中心となって機能訓練や食形態・姿勢の調整を行う．
> - むせがあっても誤嚥や窒息などの危険性が許容できる範囲であれば，食形態を変えずに経過観察することもある．

● 認知症の摂食嚥下障害

「摂食」とは食物を摂取する行動のことで，「嚥下」は食塊を口腔から胃へと送り込む一連の動き，すなわち，「飲み込み」のことを意味している．摂食の方が広い意味をもっており，摂食動作の一部として嚥下動作がある．摂食嚥下の過程は，①認知期，②準備期，③口腔期，④咽頭期，⑤食道期の5つの期に分類される（**表1**）．①〜⑤のどこか1カ所でも障害されれば摂食嚥下障害となる．認知症患者では認知症の進行に合わせて食行動に変化がみられることが多く，この食行動の変化により食事の自立低下と摂食嚥下障害が生じる[1]．

認知症患者の「食べられない」状態にはさまざまな原因がある．口腔や咽頭など嚥下器官の問題だけでなく，食物認知や食べ方の判断など摂食行動全体の問題をもっている場合が多い．また，入院・入所直後の環境の変化による不安や抑うつ症状による拒食や食欲低下，抗うつ薬や睡眠薬などの内服薬の影響，脱水，便秘などの全身状態からも影響を受ける．そのため，嚥下機能だけではなく，生活歴や健康状態なども把握しておく必要がある．

表1 摂食嚥下の5つの期

①認知期：食物を認知して口まで運ぶ	摂食
②準備期：食物を口に取り込み咀嚼し食塊を作る	
③口腔期：口腔から咽頭へ食塊を送る	嚥下
④咽頭期：嚥下反射により咽頭に入った食塊が食道に通過する	
⑤食道期：食塊が食道を通過する	

認知症の各タイプの摂食嚥下障害の特徴

　認知症の原因疾患が異なれば，摂食嚥下障害の特徴も異なる．代表的な認知症の嚥下の特徴について示す．ただし，同じ認知症のタイプであっても個人の性格やこれまでの生活にも影響を受けるため[2]，タイプ別の分類にとらわれすぎないように，個人に合わせた対応が必要である．

1）アルツハイマー型認知症（Alzheimer's disease；AD）

①初期

　この段階で狭義の嚥下障害がみられることはほぼない．認知期の問題として偏食や過食，食べたことを忘れる，といった摂食行動の障害が出現する．ADでは「においの記憶」の低下があるといわれており[3]，嗅覚が低下している状態では，食事のにおいや，においから引き出される食欲，口に含んだときの鼻に抜ける食事の風味などが障害される．嗅覚障害は味覚の嗜好の変化にも影響し，極度に甘いものや味の濃いものを好むようになり，さらには食への興味をなくす一因となる[3]．

②中期

　脳の萎縮の進行に伴い，見当識障害や視空間認知障害が悪化し，失行や失認，注意障害などの症状がみられるようになる．そのため，食物を食べる対象物として認知できない，箸や食器の使い方がわからず食事を開始できない，手で食べる，食器の模様に気をとられる，他人の食事を食べるというような摂食行動の障害が出現する．また，一部の症例で拒食様の症状を認める[4]．口に食べ物を入れても動かさない，飲み込むまでに時間がかかる，口を開けない，などの症状がみられる．拒食様症状に対して胃瘻を造設するのも一つの方法であるが，数カ月後に症状が改善しているか，経口摂取が可能か再評価することを忘れてはいけない．狭義の嚥下障害として誤嚥がみられることがあるが，この段階では軽度で誤嚥性肺炎を発症することはまれである．

③後期・末期

　後期では，口腔顔面失行が出現することがあり，いつまでも咀嚼し続ける，口腔内に食物を溜める症状がみられる．さらに進行し末期になると脳の萎縮も重度になり大脳皮質の神経細胞が広範囲に死滅する．そのため，食塊形成不良，送り込み不良，誤嚥，窒息など狭義の嚥下障害が出現する．ADの末期にはほとんどの人に嚥下障害を認め，誤嚥性肺炎を起こす危険性が高まる[5]．

2）Lewy小体型認知症（dementia with Lewy bodies；DLB）

　認知機能の変動とパーキンソン症状が摂食嚥下障害に大きく関与し，比較的早期から嚥下障害がみられる．

①認知機能の変動

　認知機能がよい時と，覚醒していても認知機能が低下している時があることを確認する．認知機能が低下している時の嚥下は誤嚥リスクが高まるため，覚醒状態・認知機能のよい時を見計らって食事を提供する方が安全である[6]．DLBは普段からの生活リズムを考慮し調子のよい時と悪い時の状態を観察しておく必要がある．

②パーキンソン症状

パーキンソン症状は神経伝達物質であるドーパミンの量が20％以下になると現れ[3]，筋固縮，姿勢反射障害，振戦，動作緩慢などの症状がみられる．上肢の振戦や関節の拘縮などで食具をうまく使用できなかったり，摂食嚥下の協調運動が障害されて誤嚥を認めたりするなど，摂食嚥下の過程すべてに問題がみられる．また，ドーパミンの不足は嚥下反射や咳嗽反射を起こす伝達物質サブスタンスPの合成の低下をもたらし，その結果，嚥下反射や咳嗽反射が低下し不顕性誤嚥による誤嚥性肺炎のリスクが高まる．食事中は，上肢の動きや顔面・口腔の不随意運動，食事中のむせ，嚥下後の嗄声（ガラガラ声）・呼吸切迫などを観察し，誤嚥の有無をできるだけ早く察知する．パーキンソン症状が重度の場合は，嚥下内視鏡検査や嚥下造影検査による評価を行うとよい．

③その他

幻視の影響で食事のなかに異物や虫が入っているようにみえることによる摂食拒否や，抑うつによる食思不振，抗精神病薬の服用によるパーキンソン症状や認知症状の悪化などがみられる．

3）前頭側頭型認知症（frontotemporal dementia；FTD）

FTDでは，進行により動的な様相（過食，多動など）と静的な様相（無為，無動など）のバランスに変化がみられる[3]．初期では大食い，嗜好の変化による偏食（甘味，濃い味付けなど）が出現するが，進行すると脱抑制や目についたものをなんでも口に運ぼうとする口唇傾向が出現することが多い[7]．さらに進行すると無動や嚥下反射遅延によるためこみなども出現する．

①同じような行動を繰り返す

常同行動により，いつも決まった時刻に，決まった食品や同じ料理に固執し，同じ場所で食べるといった行動が出現する[8]．その行動を止めようとすると反発し暴力的になることがある．

②摂食中断

脱抑制や注意の転導などで食事の途中で立ち去ることがある．ささいな物音でも作業が中断し，立ち去り行動につながることがある[9]．

③過食，早食い，詰め込み行為

脱抑制や口唇傾向により食物を次々と口に詰め込む，早食いといった行動がみられる．食べるスピードが早かったり，詰め込む行為に勢いがありすぎると，誤嚥や窒息のリスクが高まる．また，口唇傾向が強いと，食事以外の時間に食物ではない異物を食べてしまうこともあるため，窒息，衛生面に配慮した環境調整が必要となる．

④開口困難，ためこみ

FTDが進行すると無為・無動の時間が増加し開口困難，ためこみといった症状が出現する．この時期では嚥下反射も遅延しており，むせや誤嚥のリスクが高いことを念頭に置いておく[3]．場合によっては食形態の調整が必要となる．

4）血管性認知症（vascular dementia；VaD）

VaDでは，障害部位にもよるが発症時から摂食嚥下障害を伴うことがある．VaDの代表的な3つのタイプの摂食嚥下障害について記す．

①**皮質性血管性認知症（多発梗塞型）**
　大脳皮質に病巣があり障害部位に応じて，注意障害，遂行機能障害，失行，麻痺を伴う．そのため，食事の口への取り込み，食塊の口腔内での保持，食塊形成困難，嚥下反射遅延といった症状がみられる．

②**皮質下性血管性認知症（小血管病変型）**
　多発性ラクナ梗塞と，広汎白質病変を特徴とするBinswanger型脳梗塞によって生じ，いずれも大脳基底核の穿通枝の小血管病変に起因する[10]．基底核症状によりドーパミンの合成・分泌が低下し，嚥下反射低下や咳嗽反射低下といった症状がみられる．重度の嚥下障害を呈することがあり，誤嚥性肺炎のリスクが高い．服用薬剤についても注意が必要である．ドーパミンをブロックする作用機序をもつ薬剤（抗精神病薬，制吐剤など）は，ドーパミン関連の神経ネットワークの障害をさらに悪化させるため，嚥下障害を助長することがある[4]．

③**局在病変型血管性認知症**
　認知機能に直接関与する部位（角回，視床，前脳基底部，海馬など）の小病変により発症する．症状は障害部位によって，注意障害，遂行機能障害，記憶障害，無為，傾眠など，さまざまである．これらの症状に伴い摂食行動の障害が生じることはあるが，嚥下機能の障害（誤嚥など）を生じることは少ない[4]．

認知症の摂食嚥下障害への対応

　認知症の摂食嚥下の問題は，食物を口に入れるまでの摂食行動の障害と，口に入れてから飲み込むまでの嚥下障害の2つの段階がある．摂食行動の障害は拒食，摂食開始困難，摂食中断，食べ方が乱れるという症状がみられる．原因として，傾眠，食欲低下，認知機能低下による食事の認識や食事方法の喪失，知覚・感覚機能の低下による視野障害や味覚の変化，心理症状の増悪などが考えられる．摂食行動障害の症状と主な原因を**図1**に，問題点と対応法について**表2**に示す．ただし，摂食行動障害や嚥下障害に対するアプローチだけでは必要栄養量が経口から確保できない場合もあるため，1日の総エネルギー摂取量や体重のチェックを忘れてはならない．

摂食嚥下リハビリテーション

　嚥下障害に対しては摂食嚥下リハを施行するが，認知症の摂食嚥下障害患者の多くは慢性期である．さらに，認知機能の低下により指示が入らないときは，学習効果が低いことが多く，機能改善を目標とした嚥下訓練の遂行が困難となる[11]．したがって，リハ内容は，嚥下体操，アイスマッサージ，発声，歌唱，巻笛を吹くなど患者が自然と行えるものや，介助者が中心になって行うものを選択する．さらに，呼吸リハ（深呼吸，胸郭可動域訓練，姿勢管理など），運動療法（関節可動域訓練，筋力強化訓練，基本動作訓練など）や上肢機能訓練，自助具の提供なども行う．

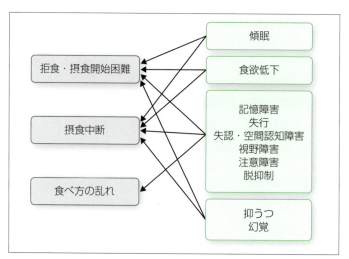

図 1 摂食行動障害の症状と主な原因

食事体位や嚥下方法，食物の調整

　食事体位や嚥下方法によって嚥下のしやすさが異なる．体位や方法を設定することで，より安全な食べ方を作り出す

①頸部前屈位

　頸部が伸展した状態だと，咽頭と気管が直線になり誤嚥しやすくなる．そのため，枕やタオルなどで頸部をやや前屈させ咽頭と気道に角度をつけ誤嚥を防ぐ．

②座位（図 2）

　座位で摂食をしている場合には，テーブルと椅子の距離や高さに注目する．椅子とテーブルが離れていたり，座高が高い場合は食物と口の距離が大きくなり食べこぼしの原因となる．また，食べこぼしを防ぐために頸部が伸展してしまい誤嚥のリスクが高まる．座高が低い場合はテーブルを見上げて食事をするため頸部が伸展し誤嚥のリスクが高まる．

③リクライニング位（図 3）

　口から咽頭への送り込み障害がある場合はリクライニング位をとることで，重力を利用し食物を送り込みやすくなる．リクライニング位でも頸部は前屈位とする．

④交互嚥下

　嫌いなものや食べにくいものが口に入ると，嚥下に時間がかかったり，嚥下運動が止まってしまうことがある．好きなものや，飲み込みやすいものを交互に食べることで食事をスムーズに進められる．ただし，認知症患者は，次に食べたいものを訴えることが難しいため，介助者が察する必要がある[11]．

⑤食物の種類・形態

　一般的に嚥下しやすい食べ物を嚥下調整食とよんでいる[12]．最も嚥下しやすい食品物性は，食塊が均質で凝集性が高く，付着性が低く，変形性が大きいものといわれている．それに対して，サラサラした水やパサパサしたもの（パンなど）は誤嚥や窒息

表2 摂食行動障害による問題点と対応法

	問題点	対応法
傾眠	・食べない ・食事の途中で寝てしまう ・低栄養，脱水 ・嚥下機能低下	・調子のよいときに食事を摂る ・日光浴をする ・日中の活動量を上げる ・夜は静かな環境を整える ・投薬内容の見直し
食欲低下	・食べない ・食事が途中で止まる ・低栄養，脱水	・全身状態のチェック（口腔内，義歯の適合，胃や腸，排泄の状態，味覚の変化など） ・食事内容の見直し ・投薬内容の見直し
記憶障害 失行	・食事の時間を繰り返し聞く ・食事をしていること，したことを忘れる ・食べる方法や手順を忘れる ・適切な一口量がすくえない ・口に食物を溜め込んだまま飲み込まない ・手で食べる ・食器類がうまく使えない ・誤嚥・窒息のリスク	・スケジュール表の作成 ・次の食事時間を伝える ・話や散歩で気を紛らす ・声かけ ・少し強めの風味や味付けにする（嗅覚・味覚への刺激） ・使いなれた食器を使う ・一品ずつ食事を提供する ・大皿1つに主食と副食を盛り付ける ・手に食事器具をもたせる ・最初の一口のみ介助してみる ・おにぎりなど手に持って食べられる食事を提供する ・一口サイズにカットする ・小さいスプーンへ変更する
失認・ 空間認知障害 視野障害	・食物として認知していない ・吐き出す ・食事器具や食事がどこにあるかわからない ・こぼす ・1つの器のみ食べ続ける ・食べ残す	・声かけ ・少し強めの風味や味付けにする（嗅覚・味覚への刺激） ・好物の活用 ・使いなれた食器を使う ・大皿1つに主食と副食を盛り付ける ・認知できる場所に食事を配置する ・模様のないシンプルな食器を使う ・食物を認識しやすいように食器の色を工夫する ・自助具の工夫
注意障害 脱抑制	・食事中にほかのものに気をとられる ・食事を再開できない ・食べるペースが早い ・食物を口に詰め込む ・食物以外の異物を食べる ・誤嚥，窒息のリスク ・衛生面の問題 ・生命の危険	・食卓上には食物以外置かない ・食事に集中できる静かな環境をつくる ・声かけ ・小さいサイズのスプーンや食器を使用する ・認知症発症前と食べるペースが変わらず，窒息などのリスクがなければ経過観察する ・異食できない環境整備 ・異食した場合の対処法の整理
抑うつ・ 幻覚	・拒食（食べたくない，食事に虫がいる） ・低栄養，脱水 ・食べる動作が遅く時間を要する ・食事による疲労	・好物の活用 ・新しい器に移し替える ・1回の食事量を減らし，間食を利用する ・薬剤の調整

のリスクが高まる．嚥下調整食の段階について，「日本摂食嚥下リハビリテーション学会嚥下調整食分類2013」が提示された（図4）[13]．食事の分類（表3）およびとろみの分類（表4）が示されている[13]．これに基づき，症例のレベルに合わせて食種やとろみの濃度を決定し提供する．しかし，認知症では症例の性格やこれまでの生活習慣の影響が大きい．そのため，むせがあったからといってすぐに調整すると，急な変

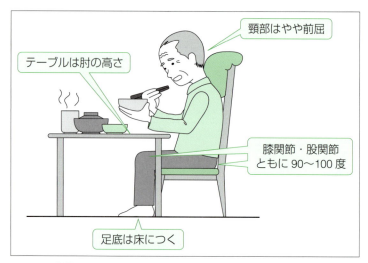

図2 座位

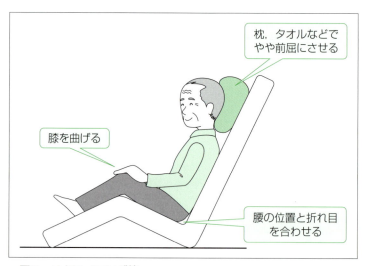

図3 リクライニング位

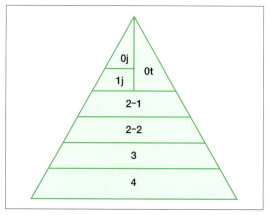

図4 日本摂食嚥下リハビリテーション学会嚥下調整食分類2013（日本摂食嚥下リハビリテーション学会嚥下調整食特別委員会，2013)[13]

表3 日本摂食嚥下リハビリテーション学会嚥下調整食分類2013（食事）早見表

コード		名称	形態	目的・特色	主食の例	必要な咀嚼能力	他の分類との対応
0	j	嚥下訓練食品0j	均質で、付着性・凝集性・硬さに配慮したゼリー。離水が少なく、スライス状にすくうことが可能なもの。	重度の症例に対する評価・訓練用。少量をすくってそのまま丸のみ可能。残留した場合にも吸引が容易。たんぱく質含有量が少ない。		（若干の送り込み能力）	嚥下食ピラミッドL0、えん下困難者用食品許可基準I
0	t	嚥下訓練食品0t	均質で、付着性・凝集性・硬さに配慮したとろみ水（原則的には、中間のとろみあるいは濃いとろみのどちらかが適している）。	重度の症例に対する評価・訓練用。少量ずつ飲むことを想定。ゼリー丸のみで誤嚥しゼリーが口中で溶けてしまう場合。たんぱく質含有量が少ない。		（若干の送り込み能力）	嚥下食ピラミッドL3の一部（とろみ水）
1	j	嚥下調整食1j	均質で、付着性、凝集性、硬さ、離水に配慮したゼリー・プリン・ムース状のもの。	口腔外で既に適切な食塊状となっている（少量をすくってそのまま丸のみ可能）、送り込む際に多少意識して口蓋に舌を押しつける必要がある。0jに比し表面のざらつきあり。	おもゆゼリー、ミキサー粥のゼリーなど	（若干の食塊保持と送り込み能力）	嚥下食ピラミッドL1・L2、えん下困難者用食品許可基準II、UDF区分4（ゼリー状）※UDF：ユニバーサルデザインフード
2	1	嚥下調整食2-1	ピューレ・ペースト・ミキサー食など、均質でなめらかで、べたつかず、まとまりやすいもの。スプーンですくって食べることが可能なもの。	口腔内の簡単な操作で食塊状となるもの（咽頭では残留、誤嚥をしにくいように配慮したもの）。	粒がなく、付着性の低いペースト状のおもゆや粥	（下顎と舌の運動による食塊形成能力および食塊保持能力）	嚥下食ピラミッドL3、えん下困難者用食品許可基準II・III、UDF区分4
2	2	嚥下調整食2-2	ピューレ・ペースト・ミキサー食などで、べたつかず、まとまりやすいもので不均質なものも含む。スプーンですくって食べることが可能なもの。		やや不均質（粒がある）でもやわらかく、離水もなく付着性も低い粥類	（下顎と舌の運動による食塊形成能力および食塊保持能力）	嚥下食ピラミッドL3、えん下困難者用食品許可基準II・III、UDF区分4
3		嚥下調整食3	形はあるが、押しつぶしが容易、食塊形成や移送が容易、咽頭でばらけず嚥下しやすいように配慮されたもの。多量の離水がない。	舌と口蓋で押しつぶしが可能なもの。押しつぶしや送り込みの口腔操作を要し（あるいはそれらの機能を賦活し）、かつ誤嚥のリスク軽減に配慮がなされているもの。	離水に配慮した粥など	舌と口蓋間の押しつぶし能力以上	嚥下食ピラミッドL4、高齢者ソフト食、UDF区分3
4		嚥下調整食4	硬さ・ばらけやすさ・貼りつきやすさなどのないもの。箸やスプーンで切れるやわらかさ。	誤嚥と窒息のリスクを配慮して素材と調理方法を選んだもの。歯がなくても対応可能だが、上下の歯槽提間で押しつぶすあるいはすりつぶすことが必要で、舌と口蓋間で押しつぶすことは困難。	軟飯・全粥など	上下の歯槽提間の押しつぶし能力以上	嚥下食ピラミッドL4、高齢者ソフト食、UDF区分1・2

（日本摂食嚥下リハビリテーション学会嚥下調整食特別委員会, 2013）[13]

表4 日本摂食嚥下リハビリテーション学会嚥下調整食分類2013（とろみ）早見表

	段階1 薄いとろみ	段階2 中間のとろみ	段階3 濃いとろみ
英語表記	Mildly thick	Moderately thick	Extremely thick
性状の説明 （飲んだ時）	「drink」するという表現が適切なとろみの程度．口に入れると口腔内に広がる液体の種類・味や温度によっては，とろみがついていることがあまり気にならない場合もある．飲み込む際に大きな力を要しない．ストローで容易に吸うことができる．	明らかにとろみがあることの感じがありかつ，「drink」するという表現が適切なとろみの程度．口腔内での動態はゆっくりですぐには広がらない．舌の上でまとめやすい．ストローで吸うのは抵抗がある．	明らかにとろみがついていて，まとまりがよい．送り込むのに力が必要．スプーンで「eat」するという表現が適切なとろみの程度．ストローで吸うことは困難．
性状の説明 （見た時）	スプーンを傾けるとすっと流れ落ちる．フォークの歯の間から素早く流れ落ちる．カップを傾け，流れ出た後には，うっすらと跡が残る程度の付着．	スプーンを傾けるととろとろと流れる．フォークの歯の間からゆっくりと流れ落ちる．カップを傾け，流れ出た後には，全体にコーティングしたように付着．	スプーンを傾けても，形状がある程度保たれ，流れにくい．フォークの歯の間から流れ出ない．カップを傾けても流れ出ない（ゆっくりと塊となって落ちる）．

（日本摂食嚥下リハビリテーション学会嚥下調整食特別委員会，2013）[13]

化に対応できず混乱を招いてしまうことがある．誤嚥や窒息などの危険性がどの程度であるか判断し，許容できる範囲であれば経過観察することもある． （上野理美子）

文献

1) Easterling CS, Robbins E：Dementia and Dysphagia. *Geriatr Nurs* **29**：275-285, 2008.
2) 小谷泰子：嚥下機能評価のポイント．認知症患者の摂食・嚥下リハビリテーション（野原幹司編），南山堂，2011, p28.
3) 枝広あや子：変性性認知高齢者への食支援．日認知症ケア会誌 **12**：671-681, 2014.
4) 野原幹司：認知症高齢者の摂食・嚥下リハビリテーションのポイント アルツハイマー型認知症と血管性認知症の相違．日認知症ケア会誌 **12**：682-688, 2014.
5) Chouinard J：Dysphagia in Alzheimer disease；A review. *J Nutr Health Aging* **4**：214-217, 2000.
6) 園部直美, 谷 向知：レビー小体型認知症．地域リハ **7**：453-457, 2012.
7) Ikeda M et al：Changes in appetite, food preference, and eating habits in frontotemporal dementia and Alzheimer's disease. *J Neurol Neurosurg Phychiatry* **73**：371-376, 2002.
8) 山田律子：摂食・嚥下障害をもつ認知症の人に対する看護の実際．老年精医誌 **20**：1377-1386, 2009.
9) 繁信和恵, 池田 学：前頭側頭葉変性症のケア．老年精医誌 **16**：1120-1126, 2005.
10) 冨本秀和：皮質下血管性認知症の診断と治療．臨神経 **50**：539-546, 2010.
11) 野原幹司：食事支援．認知症患者の摂食・嚥下リハビリテーション（野原幹司編），南山堂，2011, pp69-92.
12) 金谷節子：ベッドサイドから在宅で使える嚥下食のすべて，医歯薬出版，2008, p24.
13) 日本摂食嚥下リハビリテーション学会嚥下調整食特別委員会：日本摂食嚥下リハビリテーション学会嚥下調整食分類2013, 2013, pp1-15.

第2章 認知症のリハビリテーション栄養

9. 認知症のオーラルケアマネジメント

> **ポイント**
> ・質の高い多職種協働のオーラルケアの実践には，PCDAサイクルに基づくオーラルケアマネジメントが必要である．
> ・認知症のオーラルケアマネジメントには，アセスメントに基づいた目標設定を考えてケアプランニングすることが重要である．
> ・口腔領域と認知症・栄養管理・リハ領域における一定のエビデンスはある．

はじめに

オーラルケアは気道感染予防[1,2]，摂食嚥下機能の向上[3]，栄養改善[4]などに有効であることが示され，その重要性が高まっている．さらに，食べることは栄養の摂取のみならず，生きる喜び，QOLを実感する文化的活動であり，人間の本能的な楽しみであることから，オーラルケアは口腔機能のみならずQOLの維持・向上にもかかわっている．オーラルケアの定義は，狭義では口腔内細菌のコントロール（口腔清掃）による気道感染予防および摂食嚥下機能の維持向上による口腔機能の維持向上である．さらに広義では，気道感染予防および口腔機能の維持向上により，低栄養を予防し，食べることの楽しみを向上し，体力・意欲・行動力を増加させ，生きる楽しみ，QOLの向上を目指すものである（**図1**）[5]．

質の高い多職種協働のオーラルケアには，個々の対象者の口腔内状況などについてアセスメントやリスク評価を行い，結果に基づいた口腔のケア計画を立案し，多職種協働で口腔のケアを実施し，再評価・フィードバックといった，PCDAサイクル（Plan：計画，Do：実行，Check：確認，Act：改善）が必要である．本稿では，認知症を対象としたオーラルケアマネジメントを実践するために必要なアセスメント方法，口腔のケア目標設定の考え方，口腔のケアプランなどに加え，現在明らかになっている研究成果を中心に述べる．

認知症の口腔機能障害

認知症自体は精神機能の慢性的減退・消失であり，口腔に直接影響を与える疾患で

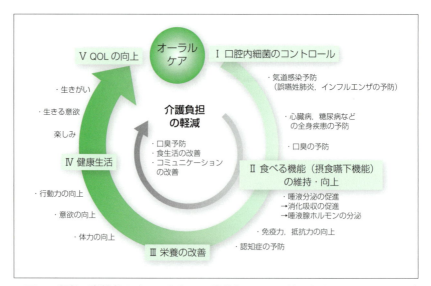

図1　患者・高齢者のオーラルケアの意義とQOLのサイクル　　（別所，2010）[5]

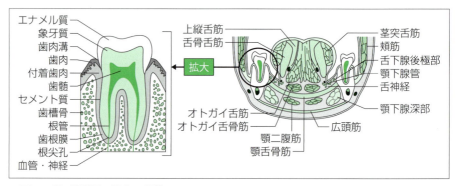

図2　歯・歯槽骨・歯肉の構造　　（吉田・他，2014）[10] を改変

はない[9]．しかし，血管性認知症やLewy小体型認知症では，疾患による口腔機能障害が生じることがある．また，中核症状にさまざまな要因が関与することによってBPSDが生じ，口腔の衛生状態の悪化や口腔のケア・歯科医療の実施が困難となる状況を引き起こす．すなわち，食行動の異常や口腔衛生への関心がなくなることで，口腔のケアの自立性が低下するだけでなく，口腔のケアの介助に対する強い拒否が生じる．そのため，口腔衛生不良により歯周病やう蝕が進行し，疼痛や歯牙の動揺，欠損などの原因による咀嚼困難が生じる．また，歯牙の欠損および咀嚼環境を整えるための義歯治療実施が難しい場合，咀嚼困難を生じることがある．このような歯・歯槽骨・歯肉などの構造（**図2**）[10] の崩壊や口腔機能・咀嚼機能の低下によって栄養状態が悪化し，免疫力や予備力の低下がひいては全身状態の悪化につながる（**図3**）[9]．

● 認知症のオーラルケアマネジメントの必要性

BPSDが要因となることでセルフケアの自立が困難となり，介助によるケアの拒否

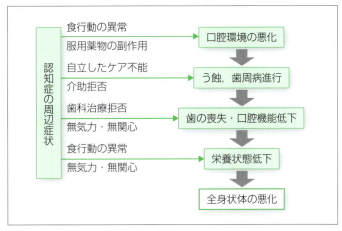

図3 認知症の周辺症状と口腔の関係の一例（藤本・他，2013）[9]

が生じてしまいがちな認知症高齢者においても，口腔のケアは必要不可欠である．感染と炎症をコントロールして口腔の健康を保つこと[10]を目的とする口腔のケアは，う蝕や歯周病を原因とした疼痛・歯牙の喪失を予防することでもある．また，歯周疾患の進行による歯牙の動揺や欠損，口腔機能低下（老嚥など）による咀嚼困難に対して，形態的環境を整える歯科医療により，咀嚼機能をはじめとした口腔機能の回復が図れる．口腔のケアと歯科医療からなるオーラルケアマネジメントは，安全な経口摂取の実現にとって重要な援助である．しかし，認知症患者の援助場面に歯科医師や歯科衛生士が勤務しているケースはない．そのため口腔のケアや歯科医療の実施に対して目標や計画の検討がなされないままオーラルケアマネジメントが実施されている場面は少なくない．

口腔のアセスメント

オーラルケアマネジメントを有効に行うためには，口腔のアセスメントとアセスメントに基づく口腔のケア目標設定・ケア計画立案と実施が重要となる．歯科医師・歯科衛生士の視点や口腔のアセスメント項目，歯牙や補綴物の誤飲や誤嚥などのリスク管理の視点を共有することの有用性，口腔のケア目標の捉え方について述べる．

1）歯科医師や歯科衛生士が口腔のケアを実施する際のアセスメント項目[11]

歯科衛生士が口腔のケアを実施する際に行うアセスメント内容として，歯科衛生士リカレント研修会口腔ケアコース受講者とともに作成したアセスメントシートを一例として**表1**に示す．これは主に在宅高齢者を対象に作成したシートであるが，認知症高齢者でも参考にできる．具体的には，以下の5領域に分けて評価を行う．

①口腔衛生：セルフケア能力や歯磨き，義歯を含めた衛生状態
②口腔内所見：歯肉や口腔粘膜，唾液の状態など
③口腔機能：開・閉口状態，嚥下や咀嚼機能など
④食事：栄養摂取方法や食事摂取状況，食形態など
⑤QOL：口腔に関連する患者の主観やコミュニケーションなど

表 1　口腔のケアアセスメントシート（歯科衛生士リカレント研修会口腔ケアコース作成）

フェイスシート

カルテNo.

No　　初診日　　年　月　日　　在宅 ・ 施設 ・ 入院

男・女　TS　　年　　月　　日（　歳）
フリガナ
氏名　　　　　　　　様

住所
TEL　　　　　　　　緊急連絡先

主訴・希望

○訪問可能 ・×訪問不可　　ヘルパー在時・家族在時

月	木
火	金
水	土

往診予約連絡先（本人宅の本人・家族　　　）
家族宅
ケアマネ・施設

駐車スペース　有・無
往診車へ移動（可）車椅子・杖手引き （不可）居宅にて

検診施設名・紹介者名　　担当者
TEL　　FAX
住所

事業所名　　ケアマネ
TEL　　FAX
住所

連絡票送り先
ケアマネ
検診先
紹介者
経緯

デイサービス・デイケア　（　　　）曜
住所　　TEL
担当者　　FAX

ヘルパー　（　　　）曜
住所　　TEL
担当者　　FAX

訪問看護　（　　　）曜
住所　　TEL
担当者　　FAX

かかりつけ医　（　　　）曜
住所　　TEL
担当者　　FAX

現疾患
既往歴
脳内出血後遺症・腎疾患・糖尿病・骨粗鬆症
認知症・アルツハイマー・リウマチ・パーキンソン病・
感染症(H　V)
頚椎・脊椎・腰椎・大腿骨（　　）年骨折後遺症
　　年 脳梗塞後遺症による　　　　麻痺
服用薬（　　　　　　　）
（経鼻・胃瘻・気管切開・酸素吸入

	/	/	/	/	/	/
身長(cm)						
体重(kg)						
血圧(mmHg)						
脈拍（/分）						
体温(℃)						
アルブミン値(g/dl)						
CRP値(mg/dl)						
BMI(kg/m^2)						
MMSE						

患者情報

国本・国家・社本・社家
　被保険者記号　　番号
　保険者番号

老人手帳
　市町村番号
　受給者番号　　（　）割

原爆手帳
　公費番号
　受給者番号

介護保険　　介護度（　　）
　被保険者番号
　保険者番号
認定期間　年　月　日～　年　月　日

障害者手帳番号
　公費番号
　受給者番号

19・91・生保負担無し
91利用書必要
医 ・介 負担金有

口腔のケア　アセスメントシート

			0	1	2	部位/場所/備考	/	/	/	/	/	/
口腔衛生	セルフケア		毎日(朝昼夕)	時々(　)/W・M	無							
	代償行動	家族	毎日	時々	無							
	有/無	介護者	毎日	時々	無							
	自立度	歯磨き	自立	一部介助	全介助							
	BDR指数	含嗽	ブクブク可	水を含める	含めない							
		義歯着脱	自立	一部介助	全介助							
	歯磨き	場所	移動して実施	寝床で実施								
		姿勢	座位	半座位	ファーラー位							
	食物残渣		無	左右どちらかに有	全体							
	舌	舌苔	無	有	顕著							
	口蓋	痂皮	無		有							
	義歯	汚れ	無		有							
口腔内所見	歯肉	色調	正常	発赤	暗紫色							
		腫脹	無		有							
		出血	無	ブラッシング時有	有							
	粘膜	色調	良		悪							
	唾液		漿液性	粘液性	欠如							
	口臭		無	時々	有							
	口腔乾燥		無		有	（舌 口蓋 頬 唇）						
	流えん		無		有							
口腔機能	開口障害		無		有							
	閉口障害		無		有							
	嚥下	飲み込み	正常	やや困難	困難	（水分 とろみ 固形）						
		むせ	無		有							
	咀嚼		無		有	いつまでも口に中にある						
	構音		ぱんだのたからもの									
食事	味覚		有	少し	無							
	摂取方法		経口	経鼻/経口	絶食							
	動作		自分	半介助	全介助							
	取り込み		良い	時々こぼす	こぼす							
	形態		普通(1)　軟食(1.5)　全粥刻み(2) ミキサー、流動(2.5)　経管(3)									
	食品レベル		さきちくわ、たくあん(1) いか刺身、ハム、ちくわ(2) うなぎ、蒲焼、煮物、ごはん(3) 豆腐、おかゆ、プリン(4) スープ(5)									
QOL	口が渇いている		無	時々	有							
	食べたい物がある		ある		ない							
	食欲がある		ある	時々	いいえ							
	コミュニケーション		可	少し	困難							
	表情表現		可	少し	困難							
						合計点						

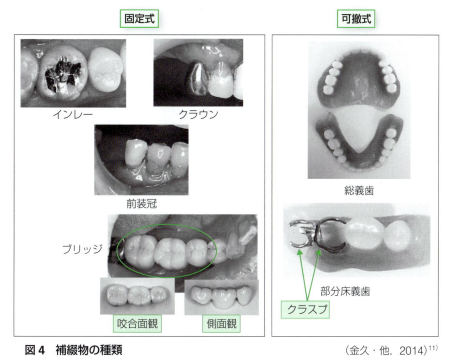

図4 補綴物の種類　　　　　　　　　　　　　　　　　　　　　　(金久・他，2014)[11]

これら各項目の評価を点数化し，経過も含めて観察するなど口腔のアセスメント項目は，さまざまなものが雑誌や書籍などで紹介されている．それらの項目を取捨択一し，独自のアセスメントシートを作成することで他職種との情報共有に活用できる．

2) 残存歯や義歯・金属冠などの補綴物の誤飲・誤嚥に対するリスク管理[11-13]

誤嚥・誤飲の恐れがある補綴物には図4に示すようなものがある．固定式は歯科用接着材により歯牙と接着固定されるが，接着材の自然消耗や二次う蝕[14]，歯ぎしりなどによる脱落・破折がある．また，歯周病の進行に伴い自然脱落による誤飲・誤嚥の危険性もある．可撤式の総義歯は適合が悪いと外れやすく，破折した床などの一部が咽頭部に落ち込む危険性がある．部分床義歯はクラスプを歯牙に引っかけることで固定するが，適合が悪かったり，折れたりすることなどによって外れやすい．さらに総義歯に比べて小さいため誤飲・誤飲の危険性が高い[15]．また，咽頭部に落ちた際にクラスプが粘膜に引っかかり，取り出し困難な場合もある．

認知症患者は脱落・破損物を自力で外に出せず，他者に訴えることができないことから窒息事故の危険性も高く，リスク管理が重要となる．また認知症患者および支援スタッフも口腔内の補綴物を十分に認識できていない可能性もある．このようなリスクを回避するための方法を以下に紹介する．

①日常ケア時の口腔粘膜や舌・義歯や補綴物確認の習慣化

日常的に口腔内を観察する機会をつくり，口腔粘膜や舌，歯の動揺度，クラスプのかかる歯の状態を確認する．義歯は口腔内から取り外し，手元でヒビ割れなどの有無を十分に確認する．

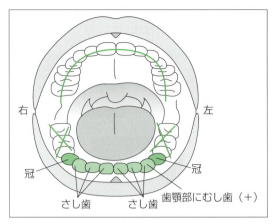

図5 口腔内の残存歯および補綴物の図式化

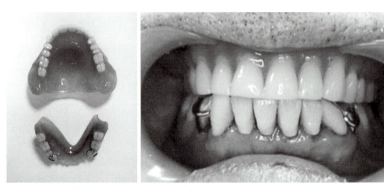

図6 補綴物および口腔内の写真 （札幌西円山病院・藤本篤士先生よりご提供）

②補綴物の装着状況を図式化して保存（図5）

補綴物の形態や現在歯の状態をできるだけ正確に図式化する．誤飲・誤嚥を疑うような変化が認められる場合には，この図と口腔内を照合して確認する．

③補綴物および口腔内の写真を撮影し保存（図6）[13]

義歯や補綴物を写真撮影し保存しておくと誤飲・誤嚥事故が疑われる際，主治医・転院先へ視覚的な情報を迅速に提供できる．義歯は清掃をするたびに鋭利な部分やヒビなどの有無を確認し，いつもと違うと感じた時には写真と照合して確認する．

④歯科医師，歯科衛生士による口腔疾患および補綴物の評価依頼

適合不良・脱落の危険性のある補綴物や歯周疾患の罹患状況などについて専門的な評価を受け，必要に応じた歯科治療につなぐこと自体がリスク回避となる．また，現在歯数の変化や歯牙の形状の変化や義歯の変形が疑われる場合，早急に歯科医師もしくは歯科衛生士による評価を受ける．

⑤上記の①～④を定期的に実施

図式化や写真保存に加え，口腔内や補綴物の状態をより正確に把握することは，誤飲・誤嚥事故防止の基本である．定期的に専門的な評価を受けられる機会をつくり，正確な現状把握を行う．

表2 口腔ケア目標設定のためのグループ分類

グループ		意識	認知	ADL	摂食嚥下	口腔	歯・歯周	口腔ケア目標
感染予防を主に考える群	1	Ⅲ Ⅱ-30 Ⅱ-20	不明	全介助	経管栄養 嚥下困難	開口状態 口腔乾燥	現状維持 対症療法	口腔の保湿 肺炎リスクの低減
	2				経管栄養 唾液誤嚥あり	強く閉口 唾液貯留		口腔ケア困難※
	3	Ⅱ-10 Ⅰ-3			経管栄養 経口摂取の評価必要	開閉運動困難 痛み閾値低下		肺炎予防
	4	Ⅰ-2 Ⅰ-1	重度障害 問題行動者	全介助 一部介助	経口摂取	評価困難※		口腔ケア困難※
機能回復を目指す群	5		中等度以下 (見当識あり)	全介助	経口摂取 誤嚥疑い	麻痺・運動障害の評価	介護しやすい口腔環境の整備	口腔機能維持 肺炎予防
	6			一部介助 自立	経口摂取 食形態の評価			口腔機能改善 食形態改善
	7	清明	軽度 なし	一部介助 自立	経口摂取 摂食嚥下機能の評価		咬合の維持・回復	自立度維持・向上 口腔機能維持・改善

※評価困難・口腔ケア困難：ケア実施が難しい場合があるため，患者に許容できる範囲で検討し評価する．口腔ケア目標についても，実施可能な清潔管理を検討し実施する．

(金久・他，2014)[11] を改変

3) 口腔のケアの目標設定[3,16]

　認知症患者のうち，軽介助で歯磨き行為が可能，残存歯がない，経口摂取していない患者などは，口腔のケアに対する援助が行き届いていない場合がある．また，歯牙や義歯の使用がなくても食形態変更などの工夫によって経口摂取可能な患者もおり，口腔機能評価が不十分なまま食事摂取量の確保を優先される場合がある．口腔機能の維持・向上や環境の整備といった視点の優先順位が低いケースもまだ見受けられる．これらの問題は，口腔のケアに目標設定，アセスメント，プランニング，実行，再評価，フィードバックといった考え方が十分に浸透していないことに要因があると考える．

　口腔のケア目標を明確化し，効果的なケア方法を検討するために作成された口腔ケア目標設定のためのグループ分類（以下グループ分類）を**表2**[11] に示す．これは患者の意識レベル（JCS），認知レベル，ADLの評価に加えて，摂食嚥下機能，口腔内の状況，残存歯や歯周状態の評価を基に口腔のケア目標を考えるためのグループ分類である．このグループ分類を使用することで，口腔のケア目標を「感染予防を主に考える群（グループ1～4）」と「機能回復を目指す群（グループ5～7）」とに分けて考えることもできる．

　各職種が自らの専門領域の評価を行うことにより，多職種協働で使用するアセスメントツールとして活用できるとともに，口腔のケア目標を多職種と共通理解のもとに取り組める．さらに，口腔のケアにおける評価や類似した症状，全身状態に応じた口腔のケアの効果をこの分類を使って比較検討することも可能である．

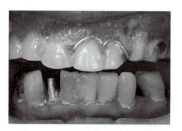

図7　Aさんの口腔内（初診時）

表3　Aさんの口腔ケアプラン（VF検査後）

長期目標	むせることなくおいしい食事（経口摂取）を継続し，誤嚥性肺炎の発生を予防する
課題	・援助に対する姿勢に非協力的な部分が残っている ・舌運動が不良，嚥下反射が遅い（むせ＋） ・咀嚼，移送の動きが円滑でない ・義歯の新製と抜歯の拒否（適合状態もやや不良） ・上顎残存歯はすべて残根（8本）状態
計画	・舌機能訓練や咀嚼訓練，構音訓練を継続する ・嚥下反射の惹起性向上のため，アイスマッサージを継続する ・爽快感の体感により，拒否の軽減を図る ・義歯新規作製，残根抜歯の必要性理解のためのアプローチを継続する

口腔ケアを受け入れた一症例[17]

●初診時

症例：Aさん．79歳，男性．病名：血管性認知症，肺がん，MMSE：13点，HDS-R：12点，体重：50.7 kg．

療養型医療施設入院当初よりすべての療養上の援助に対し非協力的であった．入院時歯科健診では，残根状態の歯牙が多数あり，使用中の義歯は複数の修理・調整がされていることで形態的に歯垢が付着しやすく食物残渣もたまりやすい状態であった．口腔衛生状態は不良で，ADLは排泄・入浴が一部介助，食事は粥・キザミ食をむせながらも食堂ホールで自力摂取可能であった（**図7**）．

歯科健診結果から残根状態歯の抜歯・義歯の新規製作，口腔衛生状態の改善など歯科治療の必要性が認められた（グループ6）．初回のプランは口腔衛生状態の向上と協力関係の構築を目的に，歯科衛生士による歯科診療室での口腔のケアを開始し，歯科診療に慣れてもらうことに努めた．介入開始1カ月後，「とろみをつけないで牛乳を飲みたい」という希望をケア目標に組み入れるため，誤嚥性肺炎リスクの確認と摂食嚥下機能評価を目的に嚥下造影検査（VF）を行い，口腔ケアプランを立案した（**表3**）．

検査の結果より現状機能ではとろみなしで牛乳を飲むことは危険であること，舌機能訓練・咀嚼訓練や構音訓練，嚥下反射の惹起性を高めるための口腔機能向上を図る必要性を説明し，理解された．その後「義歯を新しく作り直してみようかな」と義歯調整を希望され，初診から8カ月後に上顎総義歯を装着した．

表4 Aさんの初診時と再評価時（1年後）の全身状態の変化

状態の比較	初診時	再評価（1年後）
年齢・体重	79歳，50.7 kg	80歳，48.9 kg
意識レベル	清明	清明
寝たきり度	B1	B1
認知症高齢者自立度	Ⅲb	Ⅲb
要介護度 移動	4（車椅子自走可）	4（車椅子自走可）
食事	自立（むせ＋）粥・きざみ	自立（むせ＋）粥・きざみ
排泄・更衣・入浴	一部介助	一部介助
グループ	6	6

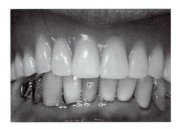

図8 Aさんの口腔内（1年後）

● **再評価（1年後）**

若干のむせはあるものの食事時間は15分程度で維持できている．舌機能や嚥下反射の惹起は向上しているが，義歯による咀嚼運動は顎の単純な上下運動にすぎない状態であった．初診時に比べ体重が約2 kg減っていることからも，咀嚼機能訓練の実施を盛り込んだプランの見直しが必要と判断した（**表4，図8**）．

認知症のオーラルケアマネジメントに関するエビデンスの現状

アルツハイマー病における歯の喪失はリスクファクターの一つにあげられ[18]，認知症のリスクが高い無症候性脳血管障害のラクナ梗塞と白質病変の有病率は，残存歯数の減少に比例して増加している[19]．また，補綴物の使用がない無歯顎者は認知機能検査（MMSE）の点数が有意に低く[20]，認知症の重症度が高いほど残存歯数が少なく，義歯の使用率も低い[21]．現在歯数が少なく義歯の治療を要する者は，約6年後に認知症が悪化する[22]．入院中の認知症患者では，喪失歯数の増加によりアルツハイマー型認知症（AD）の発現リスクが高まる[23]．一方，認知症重症者の残存歯数減少傾向は認められないものの機能歯数（残存歯数と補綴歯数の和）の減少を認め，その減少は中等度認知症から顕著に認められた[24]といった報告や，他にも歯の喪失と認知機能低下に関する報告もある[25,26]．

また，口腔への刺激は脳を活性化させるといわれていることから[27]，十分な口腔のケアが認知機能低下の予防にもつながる[28]．動物実験においては，硬性食による高い学習効果と記憶時間の延長が認められ[29,30]，老化促進マウスに咀嚼機能障害を生じさせる実験からは，咀嚼機能障害と認知機能の低下の関連が示唆されている[31]．アルツハイマー病モデル動物実験では軟性食は記憶・学習能力を低下させることが示唆されており[32]，脳梗塞モデル動物研究においても硬性食は学習，記憶障害を有意に回復させた[33]．さらに，近時記憶と計算能力の障害と歯周病の血清学的マーカーの検出に関

連を認め[34]，歯周病慢性炎症病巣から産生されるサイトカインや歯周病原細菌由来の菌体内毒素が，血管障害性あるいは神経障害性の認知症を惹起する[35]．Tumor Necrosis Factor-α（TNF-α）など inflammation mediator および歯周病菌に対する抗体が AD に関連している[36]．AD と感染に関する文献レビュー論文[37-39]では，AD と spirochaeta と P.gingivalis LPS の検出に関連が認められた．AD の脳を分析した研究では歯周病原菌である Treponemas が 90％以上観察された[40]．また，in vitro による実験において neurospirochetosis が AD の発症に関連しており，歯周組織などの持続的感染は全身に波及し，全身性炎症と AD の病因に関連する[41]．

栄養管理に関しては，歯の喪失は健常高齢者以上に栄養摂取に影響を与える[42,43]．在宅療養者において義歯により臼歯部の咬合が維持されている群と臼歯部の咬合が崩壊している群はともに，残存歯で咬合が維持されている群よりも低栄養リスクが大きい[44]．上下無歯顎で義歯も使用していない者は BMI が低く[45]，療養型医療施設入所者の義歯治療前後の体重と血清アルブミン値をみた調査では，義歯使用者の 6 カ月後はいずれも増加していた[46]．口腔乾燥による咀嚼障害は栄養障害に関係しており[47]，歯科関係者による口腔ケアの継続実施は栄養状態の低下を防いだ[48]．栄養補助食品の導入に加えて口腔機能訓練を実施した群では有意に栄養改善が図れ[4,49]，口腔状態が悪いと思っている者や歯科受診をしていない者で虚弱者が多かった[50]．

リハに関しては，義歯装着による歩行速度の改善や[51,52]，咬合接触歯数の少ない者は重心動揺が大きく，咬合接触歯数を増加させることにより重心移動が集束する[53]．また，転倒予防には体幹の保持や姿勢といった反射を中心とした神経系の賦活の重要性[54]，姿勢反射・制御に顎口腔系の深部感覚が関与している[55]．下肢筋力や静的平衡能を示す開眼片足立ち時間が咬合の崩壊したもので有意に低下しているとともに，咬合の維持されている者は下肢機能が低下している[56,57]．転倒を引き起こす身体的要因として加齢に伴う筋力と平衡能の低下が指摘されている[58]．また，咬合の崩壊がバランス能に影響を及ぼすとともに，身体能力の低下を招き，身体能力の低下が転倒の引き金になる[57,59,60]．

以上のように，口腔領域と認知症・栄養管理・リハなどの領域に関する研究成果の報告は散見するが，口腔領域と認知症のリハ栄養に関する研究成果の報告はまだ見受けられない．今後は口腔領域と認知症患者に対するリハ栄養を研究課題として積極的に取り組んでいく必要がある．

（金久弥生）

文献

1) Yoneyama T et al：Oral care and pneumonia. *Lancet* **345**：515, 1999.
2) Yoneyama T et al：Oral care reduces pneumonia of elderly patients in nursing home. *JAGS* **50**：430-433, 2002.
3) Yoshino A et al：Daily oral care and risk factors for pneumonia among elderly nursing home patients. *JAMA* **286**：2235-2236, 2001.
4) Kikutani T et al：Effects of oral functional training for nutritional improvement in Japanese older people requiring long-term care. *Gerodontology* **23**：93-98, 2006.
5) 別所和久監：今求められるオーラルケア・マネジメント—口から食べる楽しみと健康を支えるシームレスなオーラルケア・マネジメント．オーラルケア・マネジメント実践マニュアル，医歯薬出版，2010，pp1-5．

6) 柴田展人, 新井平伊：認知症を理解する. 日補綴会誌 **6**：243-248, 2014.
7) 枝広あや子：アルツハイマー型認知症高齢者における自立摂食困難に要因. 歯科学報 **112**：728-734, 2012.
8) 平野浩彦：認知症高齢者の歯科治療計画プロセスに必要な視点. 日補綴会誌 **6**：249-254, 2014.
9) 藤本篤士, 武井典子：認知症と口腔のかかわり. 5疾病の口腔ケア, 医歯薬出版, 2013, p186.
10) 吉田志麻：日々のプラークコントロールには口腔内のアセスメントの極意がつまっている！月刊ナーシング **34**：46-55, 2014.
11) 金久弥生, 菊谷 武：リハビリ病棟の口腔ケア 第11回 歯科や歯科衛生士との協働のための心得を知りたい！. リハナース **7**：74-79, 2014.
12) 冨來博子・他：高齢者の口腔内装置（補綴物）誤飲防止に対する取り組み. 第16回日本療養病床協会全国研究会抄録集 **16**：154, 2000.
13) 金久弥生, 冨來博子：Q50 義歯や補綴物の誤飲・誤嚥を防止するには？. 5疾病の口腔ケア, 医歯薬出版, 2013, pp198-199.
14) 栢豪洋・他：二次う蝕 歯科衛生士のための歯科用語小辞典：臨床編, 改訂第2版, クインテッセンス出版, 2009, p163.
15) 鈴木俊夫：摂食・嚥下障害のある患者の口腔ケア. ポケットガイド 嚥下リハビリションと口腔ケア（藤島一郎・他）, メヂカルフレンド社, 2006, pp297-303.
16) 金久弥生：③口腔ケアと栄養問題 3. 介護予防プラクティス（金子芳洋監修）, 厚生科学研究所, 2008, pp252-259.
17) 金久弥生, 吉田光由：口腔ケアのゴールを考える「歯科衛生士の口腔ケアを考えていくために」. デンタルハイジーン **26**：1038-1041, 2006.
18) Kondo K et al：A case-control study of Alzeimer's disease in Japan：Significance of life-styles. *Dementia* **5**：314-326, 1994.
19) Taguchi A et al：Association between oral health and the risk of lacunar infarction in Japanese adults. *Gerontology* **59**：499-506, 2013.
20) Miranda Lde P et al：Cognitive impairment, the Mini-Mental State Examination and socio-demographic and dental variables in the elderly in Brazil. *Gerodontology* **29**：e34-40, 2012.
21) 沖本公繪・他：老化と咀嚼―老人病院における口腔の実態と地方度との関連性について. 日補綴歯会誌 **35**：931-943, 1991.
22) 島崎義浩：歯及び義歯の状態が全身の健康に及ぼす影響に関する施設入居高齢者の追跡研究. 九州歯会誌 **50**：183-206, 1996.
23) Shigetomi T et al：A Study on Oral Function and Agin -An Epidemiological Risk Factor for Dementia. *J Jpn Stomatol Soc* **47**：403-407, 1998.
24) 平野浩彦（主任研究者）：平成25年度厚生労働科学研究費補助金（長寿科学研究開発事業）研究 要介護高齢者等の口腔機能および口腔の健康状態の改善ならびに食生活の質の向上に関する研究（H25-長寿-一般-005）報告書.
25) Kim JM et al：Dental health, nutritional status and recent-onset dementia in a Korean community population. *Int J Geriatr Psychiatry* **22**：850-855, 2007.
26) Hansson P et al：Relationship between natural teeth and memory in a healthy elderly population. *Eur J Oral Sci* **121**：333-340, 2013.
27) Oomura Y et al：Memory facilitation educed by food intake. *Physiol Behav* **54**：493-498, 1993.
28) Kikutani T et al：Effect of oral care on cognitive function in patients with dementia. *Geriatr Gerontol Int* **10**：327-328, 2010.
29) Endo Y et al：Soft-diet feeding during development enhances later learning abilities in female rats. *Physiol Behav* **56**：629-633, 1994.
30) Aoki H et al：Cell proliferation in the dentate gyrus of rat hippocampus is inhibited by soft diet feeding. *Gerontology* **51**：369-374, 2005.
31) Kawahata M et al：Loss of molars early in life develops behavioral lateralization and impairs hippocampus-dependent recognition memory. *BMC Neurosci* **15**：4, 2014.
32) Kushida S et al：Soft-diet feeding decreases dopamine release and impairs aversion learning in Alzheimer model rats. *Neurosci Lett* **439**：208-211, 2008.
33) Kawanishi K et al：Effect of mastication on functional recoveries after permanent middle cerebral artery occlusion in rats. *J Stroke Cerebrovasc Dis* **19**：398-403, 2010.

34) Noble JM et al：Periodontitis is associated with cognitive impairment among older adults：analysis of NHANES-III. *J Neurol Neurosurg Psychiatry* **80**：1206-1211, 2009.
35) Kamer AR et al：Inflammation and Alzeimer's disease：Possible role of periodontal disease. *Alzheimers Dement* **4**：242-250, 2008.
36) Kamer AR et al：TNF-alpha and antibodies to periodontal bacteria discriminate between Alzheimer's disease patients and normal subjects. *J neuroimmunol* **216**：92-97, 2009.
37) Kamer AR et al：Alzheimer's disease and peripheral infections：the possible contribution from periodontal infections, model and hypothesis. *J Alzheimers Dis* **13**：437-449, 2008.
38) Kamer AR et al：Inflammation and Alzheimer's disease：possible role of periodontal diseases. *J Alzheimer Dement* **4**：242-250, 2008.
39) Miklossy J：Emerging roles of pathogens in Alzheimer disease. *Expert Rev Mol Med* **13**：e30, 2011.
40) Miklossy J：Alzheimer's disease-a neurospirochetosis. Analysis of the evidence following Koch's and Hill's criteria. *J Neuroinflammation* **8**：90, 2011.
41) Shaik MM et al：How Do Periodontal Infections Affect the Progression of Type 2 Diabetes and Alzheimer's Disease? *CNS Neurol Disord Drug Targets* **13**：460-466, 2014.
42) Marcenes W et al：The relationship between dental status, food selection, nutrient intake, nutritional status, and body mass index in older people. *Cad Saude Publica* **19**：809-816, 2003.
43) Dion N et al：Correction of nutrition test errors for more accurate quantification of the link between dental health and malnutrition. *Nutrition* **23**：301-307, 2007.
44) Kikutani T et al：Relationship between nutrition status and dental occlusion in community-dwelling frail elderly people. *Geriatr Gerontol Int* **13**：50-54, 2013.
45) Soini H et al：Oral and nutritional status in frail elderly. *Spec Care Dentist* **23**：209-215, 2003.
46) Kanehisa Y et al：Body weight and serum albumin change after prosthodontic treatment among Institutionalized elderly in a long-term care geriatric hospital. *Community Dent Oral Epidemiol* **37**：534-538, 2009.
47) Soini H et al：Nutritional status in cognitively intact older people receiving home care services-a pilot study. *J Nutr Health Aging* **9**：249-253, 2005.
48) Sumi Y et al：Oral care help to maintain nutritional status in frail older people. *Arch Gerontol Geriatr* **51**：125-128, 2010.
49) Beck AM et al：Multifaceted nutritional intervention among nursing-home residents has a positive influence on nutrition and function. *Nutrition* **24**：1073-1080, 2008.
50) Castrejón-Pérez RC et al：Oral health conditions and frailty in Mexican community-dwelling elderly：a cross sectional analysis. *BMC Public Health* **12**：773, 2012.
51) Fujinami Y et al：Changes in postural control of complete denture wearers after receiving new dentures -gait and body sway. *Prosthodont Res Prac* **2**：11-19, 2003.
52) Ma W et al：Influence of standing gravity center's shift on bite force, occlusal contact area and average bite pressure. *Pediatr Dent J* **12**：5-12, 2002.
53) 山本賢彦・他：咬合接触状態と重心動揺．岐阜歯会誌 **32**：115, 2005.
54) 吉田光由・他：転倒予防の新規点 認知症高齢者の転倒と咬合の関係．*Osteoporo Japan* **14**：114-115, 2006.
55) Gangloff P et al：Dental occlusion modifies gazes and posture stabilization in human subjects. *Neurosci Lett* **293**：203-206, 2000.
56) Yamaga T et al：Relationship between dental occlusion and physical fitness in an elderly population. *J Gerontol A Biol Sci Med Sci* **57**：616-620, 2002.
57) Yoshida M et al：The effect of tooth loss on body balance control among community-dwelling elderly persons. *Int J Prosthodont* **22**：136-139, 2009.
58) Province MA et al：The effects of exercise on falls in elderly patients. A preplanned meta-analysis of the FICSIT Trials. Frailty and Injuries：Cooperative Studies of Intervention Techniques. *JAMA* **273**：1341-1347, 1995.
59) 森川英彦：高齢者における咬合の維持・回復が身体のバランス能に及ぼす影響に関する疫学的研究．広島大歯誌 **39**：24-36, 2007.
60) 吉田光由・他：義歯と生命予後．*J Jpn Prosthodont Soc* **48**：521-528, 2004.

10. BPSD のリハビリテーション栄養

> **ポイント**
> - BPSD は症候と誘因を明確に評価したうえで，非薬物および薬物療法を検討する．
> - 非薬物療法を先に試みるのが原則である．高いエビデンスレベルの個別療法はなく，状況に合わせて種々の療法を複合的に組み合わせる．
> - 摂食行動への影響を把握し対応しながら，運動と栄養のバランスを考慮して介入する．

● BPSD の基本的対応

BPSD（behavioral and psychological symptoms of dementia）は，「認知症患者にしばしば出現する認知や思考内容，気分あるいは行動障害」と定義される．認知症の症状が軽度から中等度に進行すると頻繁に出現するようになり，介護者の負担は増大する．特に問題となるのは，心理症状として妄想，幻覚，抑うつ，不眠，不安があり，行動症状として身体的攻撃性，徘徊，不穏がある[1]．

BPSD への基本的な対応は，① BPSD を適切に評価して，治療対象となる症候とその誘因を明確にする，② 非薬物療法を試みる，③ 十分なインフォームドコンセントを前提とした根拠に基づく薬物療法を実施する，ことである．

1）BPSD の評価

一人の患者が複数の BPSD を有していることも多く，正確な漏れのない評価を行う必要がある．評価尺度としては，NPI（neuropsychiatric inventory）などが推奨される[2]．NPI は，主たる介護者に対して面接を行うことによって患者の BPSD を評価する尺度であり，妄想，幻覚，興奮，うつ症状，不安，多幸，無為・無関心，脱抑制，易刺激性，異常行動の 10 項目から構成される．それぞれの項目に主質問と下位質問が設定されており，主質問で当該症状が疑われた場合は下位質問を行うことで症状の有無を確認し，重症度と頻度を判定する．BPSD の誘因には，身体的要因（水分・電解質の異常，便秘，発熱，身体症状，疲労，薬の副作用など），心理・社会的環境要因（不安，孤独，恐れ，抑圧，過度のストレス，無為，プライドの失墜など），物理的環境要因（不適切な環境刺激：音，光，陰，空間の広がりや圧迫）がある．患者一

表 1　非薬物療法の種類

認知に焦点をあてたアプローチ リアリティオリエンテーション，認知刺激療法など
刺激に焦点をあてたアプローチ 活動療法，レクリエーション療法，芸術療法，アロマセラピー，ペットセラピーなど
行動に焦点をあてたアプローチ 行動異常を観察し評価することに基づいて介入方法を引き出すもの
感情に焦点をあてたアプローチ 支持的精神療法，回想法，バリデーション法，感覚統合など

人ひとりの体調，疾患，日常生活に関する細やかなアセスメントが必要である．

2）非薬物療法の実施

非薬物療法の基本は，「パーソンセンタードケア」（第1章5参照）である[3]．非薬物療法は，和やかな生活の場と人間関係をもたらし，また副作用の可能性もほとんどないという利点がある．アメリカ精神医学会の治療ガイドラインでは，非薬物療法は，認知，刺激，行動，感情の4つに分類される（**表1**）．また，BPSDの背景には介護の精神的負担やQOL低下がある．介護者が適切な対処を理解し実践するための教育や家族会への参加，さまざまな介護サービス利用の推進も非薬物療法に含まれる．

3）説明と同意に基づく薬物療法

薬物療法は，非薬物療法で治癒困難な状況において試みることが原則である．特に高齢の認知症患者では，薬物動態の個人差が大きく，過剰反応や有害事象を生じやすい．多臓器障害の併存により，代謝・排泄の変化が生じやすい．他剤併用の頻度も高いため，薬物相互作用にも留意する．初期からの多量投与や多剤併用はできる限り避け（small），増量や薬剤変更は慎重にする．また，薬効を短期間（short）で評価し，服用方法は容易（simple）にする[4]．患者の苦痛や介護者の負担感，生活背景を考慮して，その適応を総合的に判断する．開始するうえでは，期待される効果と起こり得る有害事象について，十分なインフォームドコンセントが必須である．

BPSDへの対応のエビデンス

1）非薬物療法

非薬物療法は薬物療法と同様に，認知機能障害のみならず，BPSD，日常生活機能の改善を目指すものである．こうした治療が行われる背景には，薬物療法のみでは効果不十分な例があることや大脳の可塑性に期待する側面がある．また，介護者に直接介入することで，患者への間接効果を期待する側面もある．

非薬物療法で個別の療法のみで高いエビデンスレベルをもっている療法は，今のところあまりない[4]．認知面への介入は，RCTによって気分や問題行動，QOLの改善が認められているものの，BPSDに対する効果は明らかでない[5,6]．運動療法は，うつ症状，焦燥性，興奮，徘徊，睡眠障害などを改善させるが，有効な運動内容，頻度および時間などは明確でない[7,8]．治療効果は，受け手の患者の状況や実施時点での認知機能

の影響が大きく，実施するスタッフの力量や経験にも左右される．種々の療法を複合的に組み合わせ，患者の状況に合わせて適応を検討するのが望ましい．わが国の介護老人保健施設で実施されている「認知症短期集中リハビリテーション」は，認知機能およびBPSDの改善に効果がある[9]．

2）薬物療法

薬物療法は非薬物療法の効果が乏しい場合に試みるのが原則である．2005年にアメリカ食品医薬品局（FDA）は「非定形抗精神病薬が投与された高齢認知症患者群は，プラセボ群と比較して死亡率が1.6〜1.7倍」高いと報告している．このFDAの勧告を受け，アメリカ老年精神医学会は「認知症のBPSDに対しては劇的に奏効する薬物はなく，効果は軽微であることを前提として，薬物を用いることの危険性と利点の両者を勘案したうえで用いるべきである」としている[10]．薬物療法の効果が期待できる症状に絞って実施すべきである．

①焦燥性興奮（agitation），易刺激性，脱抑制に対する治療

システマティックレビューにおいて，軽〜中等度のBPSD患者では，コリンエステラーゼ阻害薬（ChEI）が，無関心，精神病症状，情動不安定，気分，脱抑制，異常行動に対して優れた効果がある[11]．非定形抗精神病薬は，BPSDの保険適応はないもののわが国では汎用されている．特に報告の多いリスペリドンは，0.5〜2.0 mg/日投与で，認知機能には改善を認めなかったが，NPIでは改善を認めている[12]．抑肝散は，セロトニン合成促進あるいは遊離促進に働くと考えられており，焦燥や緊張のほか，幻覚・妄想・不安・抑うつにも効果がある[13]．錐体外路症状や転倒の副作用も少なく処方しやすいが，低カリウム血症の合併に注意する．

②妄想，幻覚に対する治療

アルツハイマー病（AD）の妄想は，薬物が著効しない例が多い．一方で，幻視をはじめとしたLewy小体型認知症（DLB）のBPSDは薬物治療が有効であることが多い．ChEIの有効性が指摘されており，ガランタミン[14]とリバスチグミン[15]の有効性が示されている．前述の抑肝散の有効性も示唆されている[13]．

③不安，抑うつに対する治療

ベンゾジアゼピン系薬物は，軽度の不安症状を改善するため，時に有効である．しかし，有害事象として過鎮静，運動障害，認知機能障害，せん妄，錯乱，脱抑制などを引き起こすため，漫然と連用するのは望ましくない．認知症に併発する抑うつに対する抗うつ薬（SSRI，SNRIなど）は，システマティックレビューでも効果を積極的に支持する結果に至っていないが，必要であれば注意して使用すべきされている[16]．嘔気や食思不振などの消化器症状の有害事象があり，食事摂取の側面からも慎重に使用する．

BPSDに対するリハビリテーション栄養

1）ICFに基づく評価

まず栄養状態も含めたICFで全体像の評価を行う[17]．健康状態は，認知障害の原因疾患を明確にしたうえで，合併症（肺炎，尿路感染，褥瘡など）の有無を確認する．

BPSDは原因疾患により特徴的パターンがあり，また合併症により症状が悪化する可能性がある．電解質異常や正常圧水頭症，慢性硬膜下血腫など治療可能な悪化要因がないかも必ず確認する．心身機能・身体構造は，認知症の程度や存在するBPSDの症状，摂食嚥下障害や筋萎縮・筋力低下の有無および程度などを確認する．認知症状やBPSDに注意が向きがちになるが，介入により改善可能な身体症状の変化を見逃してはならない．活動は，ADLとIADLを確認する．認知症患者のADL・IADLは，場所や文脈の影響を強く受けるため，インタビュー法と直接観察法を併用して，「できるADL」と「しているADL」を明確にする．参加は，習慣や家庭内での役割，周囲とのかかわり方を確認する．生活のなかでの役割や他者との交流が，BPSDの軽減につながる可能性がある．個人因子は，性格・思想や趣味・仕事など過去の生活歴も含めて確認する．BPSDの発症要因には個別要素が大きいため，対応を考慮するうえでも詳しい情報収集が望ましい．環境因子は，生活環境，主たる介護者・家族とその関係性を確認する．居場所や周囲の人間のかかわり方でBPSDの表現型が異なる可能性もあり，環境調整や介護指導を進めるうえでも重要となる．

2）リハビリテーション栄養アセスメント

栄養障害の有無，サルコペニアの有無，摂食嚥下障害の有無，現在の栄養管理状況と今後の予測を確認する．認知症の発症前からの生活習慣や発症後の食行動異常による過食から初期には過栄養を認めることもあるが，中期以降には体重減少をきたす．また，転倒による骨折，肺炎・尿路感染，脱水などの合併症により，栄養状態悪化はさらに加速して，BPSD症状も悪化することが多い．ケア・治療介入とともに継時的に変化する可能性があるため，定期的なアセスメントを繰り返して行い，ケア・治療介入方法の見直しにつなげる．

3）BPSDの摂食行動への影響と対応

BPSDによる摂食行動への影響を把握する必要がある．Kindellは，認知および非認知的障害が"食べる技術"に有害な影響を及ぼす事象についてまとめている[18]．**表2**にBPSDによる摂食行動への影響を示す．個別の状況に合わせた食事環境設定，年齢や活動量を考慮した必要摂取カロリーの設定，ビタミン・微量元素・電解質も加味したバランスのとれた食事内容の検討，食形態や見た目・味の調整，摂食タイミングの工夫で対応する．

まず食物摂取に十分な覚醒状態か確認する．嗜眠状態にある場合，咀嚼・嚥下運動の低下，咳嗽反射の減弱により，誤嚥のリスクが高まる．覚醒状態に日内変動を伴う場合もある．感染症や脳疾患，薬物の副作用，疲労が影響している可能性がある．食事の際には，できるだけ体幹が直立した姿勢で，覚醒状態を確認しながら行う．定時の食事または食間に栄養補助食品を加えるなどの工夫が求められる．

焦燥や興奮がある患者は，適切に食事をとるためのきっかけや援助を必要とする場合があり，食事場面とその環境をよく観察する．食事に集中できず注意散漫となる場合は，どこに注意が向いているのかを把握したうえで，適切な環境を設定する．食事に集中できる場所の確保や穏やかで静かな音楽を流すなどの工夫も有用である．食事中に座っていられない場合には，動き回っても手にもって食べられる食材を提供する．

表2　BPSDによる摂食行動への影響

非認知的症状	食への影響
焦燥・興奮に起因するもの	・食卓に座っていられない ・食事に集中できない ・エネルギー必要量の増大
攻撃性に起因するもの	・他人の介助を受け入れない ・食卓に座ることへの拒否 ・介助者に食物を投げつけたり，殴ったりする
うつ症状に起因するもの	・食思不振，拒食，体重減少 ・食べる動作が遅く，時間がかかる
妄想に起因するもの	・食物や食事提供者に対する妄想的想像による拒食，たとえば「食事に毒が入っている」と思い込む
幻覚に起因するもの	・幻覚のため食事に集中できない，たとえば「食卓にハエがたくさん飛んでいる」

　食事を拒否する患者では，食事を拒否する理由を再考する．必ずしも食事を拒否することを自発的に決めているとは限らない．口腔失行や摂食嚥下障害，原始反射出現，歯牙の疼痛が原因である可能性がある．食形態や味・温度の工夫，摂食嚥下リハや歯牙の治療・調整などの介入が必要である．言葉では拒食をするが，言葉かけや身振り・仕草などの身体的な励ましにより，行動としての摂食をする場合もある．

　うつ症状の患者では，その程度や要因を明らかにしたうえで，抗うつ薬（SNRI）やドーパミン作動薬での薬物療法を考慮する．食事行動を始めるうえで何らかのきっかけを必要としている場合もあり，言葉による促し，食事器具をもたせる，最初の一口を介助するなどのかかわりも考慮する．他者と一緒に食事できる環境設定で，他者の真似をして食べられる場合もある．食事に時間がかかり1食で十分な量が摂取できない場合には，分食や食間での軽食を検討する．

4）リハビリテーション介入

　運動と栄養のバランスを考慮して介入するのがリハ栄養の原則である．活動量やADLは，認知症の基礎疾患や病期，顕在化するBPSD症状により大きく変化する．焦燥・興奮・攻撃性などに起因する過活動と無為・うつ・不安などに起因する低活動などがあり，個々に身体活動性は異なるため個別に対応する．基本的考えとして，①快刺激であること，②他者とのコミュニケーション機会をつくること，③役割と生きがいを賦与すること，④正しい方法を繰り返しサポートすること，があげられる．

　問題となるBPSD症状を正確に評価したうえで，上述した非薬物療法を検討する．個別訓練の受け入れが良好であれば，週2～3回・1回30～1時間程度の運動療法（有酸素運動）を行い，身体機能の維持あるいは向上を目指す．会話をしながらの散歩などは，身体機能の維持とともに精神安定につながる可能性がある．本人の趣味や嗜好に合わせたレクリエーションや生活の場での役割（家事動作での手伝いをお願いするなど）をもつことで，BPSD症状を軽減できる可能性がある．食事・整容・更衣・排泄・入浴など，基本的ADLを毎日の日課として遂行できるような環境を設定する．ADLでの低下を認めた場合，その対象となる動作に的を絞り，動作を単純化して繰

り返し指導を行う．この場合，助言者・介助者による指導の仕方に統一性がなければ，混乱を招く可能性がある．BPSD 症状への対応や介護の仕方など，介護者への指導・相談は必須事項である．摂食嚥下障害が顕在化した場合には，食事時の姿勢や食具検討，口腔ケア，直接および間接訓練を実施する．
（藤原 大）

文献

1) 工藤 喬, 武田雅俊：BPSD の総論. 老年精医 **16**：9-15, 2005.
2) Cumming JL et al：The Neuropsychiatric-Inventory：comprehensive assessment of psychopathology in dementia. *Neurology* **44**：2308-2314, 1994.
3) Kitwood T：Person and process in dementia. *Int J Geriatr Psychiatry* **8**：541-545, 1993.
4) 日本神経学会監修：認知症疾患治療ガイドライン 2010, 医学書院, 2010, pp87-89, 115-120.
5) Quayhagen MP et al：Coping with dementia：evaluation of four nonpharmacologic interventions. *Int Psychogeriatr* **12**：249-265, 2000.
6) Clare L et al：Cognitive rehabilitation and cognitive training for early-stage Alzheimer's disease and vascular dementia. *CochraneDatabase Syst Rev* **4**：CD003260, Review, 2003.
7) Forbes D et al：Physical activity programs for persons with dementia. *Cochrane Database Syst Rev* **3**：CD006489, Review, 2008.
8) Thuné-Boyle IC et al：The effect of exercise on behavioral and psychological symptoms of dementia：towards a research agenda. *Int Psychogeriatr* **24**：1046-1057, 2012.
9) Sekine A et al：Intensive rehabilitation for dementia in a Geriatric Health Services Facility（Roken）：Effect of intervention with 5 principles of Brain-activating rehabilitation. *Dementia Jpn* **27**：360-366, 2013.
10) Lyketsos C et al：Position statement of the American Association for Geriatric Psychiatry regarding principles of care for patients with dementia resulting from Alzheimer disease. *Am geriatr psychiatry* **14**：561-573, 2006.
11) Herrmann N, Lanctôt KL：Pharmacologic management of neuropsychiatric symptoms of Alzheimer disease. *Can J Psychiatry* **52**：630-646, 2007.
12) Rainer MK et al：Effect of risperidone on behavioral and psychological symptoms and cognitive function in dementia. *J Clin Psychiatry* **62**：894-900, 2001.
13) Iwasaki K et al：A randomized, observer-blind, controlled trial of the traditional Chinese medicine Yi-Gan San for improvement of behavioral and psychological symptoms and activities of daily living in dementia patients. *J Clin Psychiatry* **66**：248-252, 2005.
14) Herrmann N et al：Galantamine treatment of problematic behavior in Alzheimer disease：post-hoc analysis of pooled data from three large trials. *Am J Geriatr Psychiatry* **13**：527-534, 2005.
15) McKeith I et al：Efficacy of rivastigmine in dementia with Lewy bodies：a randomised, double-blind, placebo-controlled international study. *Lancet* **356**：2031-2036, 2000.
16) Bains J et al：The efficacy of antidepressants in the treatment of depression in dementia. *Cochrane Database Syst Rev* **4**：CD003944, 2002.
17) 障害者福祉研究会：ICF 国際生活機能分類―国際障害分類改定版, 中央法規出版, 2002, pp9-18.
18) Kindell J（金子芳洋訳）：認知症と食べる障害 食の評価・食の実践, 医歯薬出版, 2005, pp1-6.

第2章 認知症のリハビリテーション栄養

11. 排泄障害のリハビリテーション栄養

> **ポイント**
> - 排泄は、身体から示される大切なバイタルサインであるが、その扱いには十分な精神的配慮と愛情が必要である．
> - 認知症においては、本人から情報が得にくい分、多職種による情報共有が重要である．
> - 認知症で排泄自立が継続されるためには、あらゆるADL改善に寄与する起立訓練や筋力強化などのリハ栄養が必要である．

● 排泄とは

　取り入れた食物の必要部分を取り、残りを外に出す．これを「排泄」という．食物は体内部に取り入れず、腔を通過させるだけであり、最後に肛門から大便として排出される．水分は腎臓で濾過し、膀胱から尿として外部に排出する．私たちは、消化・吸収・排泄という一連の動作を常に繰り返す．最近は経口摂取の重要性がより高まり、医療福祉における多職種の認識も変化している．管理栄養士の立場からは、口から食べる前の状態から、最終産物の便として排泄されるまで重要視する．急性期を脱した脳血管疾患患者の家族の希望は、まずは口から食べてほしい、次は、トイレの自立を含め、身の回りのことができるようになってほしい、であり、その状態次第で在宅への可能性へとつながる．

　このように排泄は、患者の心理的側面へとかなり踏み込み、また栄養管理を継続するうえでは切り離せない項目であることを再認識したい．認知症においては、症状が影響してトイレにひどく執着し、何度もトイレに向かうなどの場面によく遭遇する．排泄は患者本人においても大切な心理的意味合いがからみ、そのことを他者に委ねなければならない事態に至るという精神的苦痛や羞恥心に対して十分な配慮が必要である．排泄行為は、尿・便意の知覚から始まり、移乗や移動、更衣など複雑な動作を注意しながら遂行するという、難易度の高い行為である．

表1 排便障害のアセスメント項目

身体的側面	主訴	経緯・便意の有無，どのような状況で漏れるのか，失禁の有無
		現在の対処方法，困っていること，希望
	基本情報	年齢，性別，職業，基礎疾患，既往歴，出産歴，排泄習慣
	排泄日誌	排泄回数・性状・量・色・臭い，内服の有無
	食事日誌	食事内容，食事量，食事回数，食習慣，飲水量，食物繊維摂取量，補助食品の摂取
	栄養状態	身長，体重，BMI，SGA または MNA®-SF，サルコペニアの有無
		浮腫，腹水，皮下脂肪の喪失
	観察事項 　全身状態	一般状態，随伴症状，脱水の有無
	腹部の状態	ガスの張りと位置，便塊の有無と位置，残尿状態，腸蠕動音，痛み
	肛門・直腸の状態	内・外肛門括約筋の収縮力，便塊の有無，性状，大きさ，知覚，痔・直腸脱など異常の有無
	皮膚状態	スキントラブルの有無と状態
	排泄動作	方法，時間，安全性，その他の ADL
	検査	胸部 X 線，血液検査，便培養，大腸内視鏡検査，大腸通過時間検査，肛門内圧検査
	薬物情報	服薬の種類，回数，問題となる副作用の有無
精神的側面		認知能力，コミュニケーション能力，排泄に対する価値観，性格，ストレス
社会的側面		家族背景，介護状況，家屋，経済力，職場や近所など社会生活への影響，社会資源の活用

(髙崎・他)[1]

排便障害と認知症

　排便障害も他の問題と同様にまずはアセスメントの実施が必要である（**表1**）[1]．排便の性状や量の把握を行う際には，ブリストルスケール（**図1**）を用い，関連スタッフが理解しやすいよう配慮する．認知症患者では，自己主張や意思疎通が困難になる場合も多く，スタッフからの情報に頼るしかない場合も多い．便量に関しても大よその目安を用いると簡便である．当院の排便量スケールは，1：付着程度，2：母指等大，3：鶏卵大，4：普通量（片手），5：多量（両手），6：超多量の6段階で決めており，ブリストルスケールと排便量スケールどちらも電子カルテに記載する．

便秘―認知症で問題となりやすい排便障害

　骨盤底筋群の筋力低下や自律神経障害，大腸壁の異常や宿便によって便秘は引き起

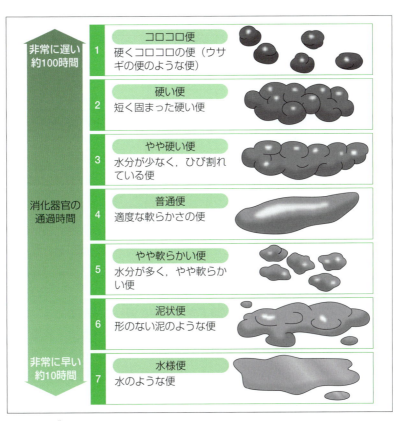

図1 ブリストルスケール

こされる．便秘の種類としては，機能性便秘（弛緩性，痙攣性，直腸性），器質的便秘，症候性便秘（代謝性および内分泌疾患），薬剤性便秘に分類される．最も多い機能性便秘ではストレスの除去，食物繊維の多い食事，規則正しい食生活と歩行運動を奨励する．機能性便秘の痙攣性便秘は，大腸の蠕動運動に連続性がなくなり，便の通過時間が超過して起こる．ストレスの影響が強く，対処法として，適度な運動，ゆっくりとした入浴，趣味や嗜好など，個人に応じたリラックス法が有用である．

認知症の場合，便秘があっても症状がわかりにくく，訴えも少ないため，慎重な診察と治療が必要である．便秘は認知症患者のQOLを阻害し，機嫌が悪くなり，易怒性を出現させ，食欲低下を起こす．さらにせん妄へと至る場合もある．

また，認知症患者でみられる薬剤性便秘の原因は，抗コリン薬，抗うつ薬，抗精神病薬，抗パーキンソン病薬，抗ヒスタミン薬など多くの薬物使用が原因である．

便失禁の原因について

排泄を問題なく終了するためには，排泄に至るまでと排泄後の処理がうまく機能することが重要である．便失禁とは，自分の意志に反して，あるいは知らないうちに便が漏れた状態をいうが，尿以上に臭うため，尿失禁より問題はさらに深刻であり，さまざまな対処方法を行う必要がある．

表2 便失禁の種類

①切迫性便失禁（蓄便障害）	原因	我慢できずに漏れる．下痢により便秘を溜められない．肛門括約筋のゆるみ．
	対策	便性状の改善，骨盤底筋訓練，バイオフィードバック療法．
②溢流性便失禁（排便障害）	原因	出にくいので漏れる．嵌入便*が解けて流れてくる．
	対策	生活リズムおよび下痢の改善，バルーン法．
③機能性便失禁（環境障害）	原因	トイレに間に合わない，トイレの場所がわからない．
	対策	原疾患の治療，生活環境調整など．

*嵌入便とは，寝たきりや運動量の少ない人で直腸に便が溜まったままの便．

便失禁の原因は多岐にわたるが主な原因は肛門括約筋機能の低下である．歩行などの身体移動，トイレの準備や後始末，場所の把握，意欲などが認知症の影響で阻害されると失禁につながる．便失禁の種類は大きく3つに分類される（**表2**）．

①切迫性便失禁

急に便意を感じて我慢できずに便が漏れる状態である．便を留められない原因としては下痢便があげられる．下痢のため腸の刺激が強く我慢できないだけでなく水っぽいので漏れやすい．骨盤底筋が損傷すると肛門がうまく閉まらない，あるいは直腸肛門角が開大し便が漏れやすくなっている．この程度が早い時期では骨盤底筋訓練やバイオフィードバック療法で改善する．

②溢流性便失禁

便が溜まりすぎて便があふれ出てくる状態である．神経障害のため便意がわからない，また神経障害がなくても習慣的に便意を我慢していると，直腸に下りてきても便意を感じない，またはわからない状態になる．直腸の感覚閾値を調べ，原因を明らかにしてからの治療となる．対応として排便周期を確認し便が漏れる前に出す．直腸の感覚閾値を正常に戻し便の排出を訓練するとうまく排便が可能になることがある．

③機能性便失禁

トイレの場所の認知が困難，トイレまでの歩行困難のような排便動作困難など，運動機能低下や認知症などによる判断力の低下で失禁が起こる．原疾患の治療・生活環境（バリアフリー化・福祉用具の活用）の見直しをすることで改善する可能性がある．

排尿障害と認知症

認知症患者の排尿障害について，従来の報告の大多数は尿失禁に関するものである．尿失禁の頻度は，報告により大きく差があり，その理由は患者の選択方法による（**表3**）．高齢者における尿失禁の頻度は極めて高い．在宅高齢者の約10%，病院や介護施設などに入所している高齢者では50%以上に尿失禁があると報告され[2]，その実数は300万人とも400万人とも言われている．高齢者の尿失禁は認知症患者の53%，非認知症者の13%にみられ[3]，リハ病棟でも尿失禁は認知症患者の83%，非認知症者の45%にみられた[4]．介護施設入所時の認知症患者は，非認知症者よりも12カ月後に尿失禁をきたしやすい[5,6]．逆に施設入所者において認知症は，尿失禁例の83%，

表3 尿失禁の種類

切迫性尿失禁 (蓄尿障害)	原因	強い尿意とともに尿が漏れだしてしまう.
	対策	抗コリン剤内服,膀胱訓練,骨盤底筋訓練.
腹圧性尿失禁 (蓄尿障害)	原因	咳,くしゃみ,運動など腹圧がかかるとき漏れる.
	対策	膀胱訓練,骨盤底筋訓練,骨盤底電気刺激.
溢流性尿失禁 (排尿障害)	原因	膀胱に尿が充満し,尿が尿道から漏れ出す.
	対策	失禁が尿排出障害に起因するかの鑑別が必要.
機能性尿失禁 (環境障害)	原因	膀胱機能の問題ではなく,精神および身体機能の問題の場合
	対策	トイレ環境改善や介護者のサポートなどの対応.

表4 機能性尿失禁の現象と対処法

	現象	対処法
認知症によるもの	トイレと違う場所で排泄する トイレがわからない トイレに誘うと怒る トイレが汚れて困る 尿量がはっきりしない おむつをとってしまう	1) トイレに行きたいサインをみつける 2) トイレの表示をはっきりさせる 3) 脱ぎ着しやすい服 4) 便器の使い方を確認 5) 後始末が自分でできるかを確認 6) 機嫌を損なわないように自然にトイレに誘導
ADL低下によるもの	トイレまで間に合わない トイレが汚れて困る 洋服が汚れる 転倒の危険があって怖い 夜のおむつ交換が大変	1) 治療・機能回復訓練(リハ) 2) トイレ動作の工夫 3) 介助方法の習得・工夫 4) 住環境整備 5) 福祉用具の活用(手すり,段差など) 6) 社会資源の活用

(横山・他,2012)[7]

尿禁制例の58%にみられた[5,6].すなわち認知症と尿失禁の間には密接な関連があると言える.

認知症を伴う患者では,トイレに行けない,トイレの場所がわからないなどによる機能性尿失禁を呈する.機能性尿失禁とは,尿道,膀胱といった臓器が問題で失禁が起きるわけではなく,トイレまで遠くて間に合わないという環境が原因でおきる失禁をいう.足腰などの運動機能が衰えた場合と認知症による精神機能が衰えた場合があり,高齢になると両方が混在し複雑になる.機能性尿失禁の現象と対処法について**表4**[7]に示す.

器質的尿失禁では,切迫性尿失禁であることが多いが残尿の増加による溢流性尿失禁の場合もある.排尿は膀胱および下部尿路機能による蓄尿と排尿の繰り返しであり,中枢神経の影響を受ける.また,下部尿路機能が正常であっても失禁なくトイレで排尿するためには,複数の行動をスムーズに行う必要がある.一連の動作を排尿サークル(**図2**)として考えると理解しやすい[2).「蓄尿→尿意を感じる→我慢する→排尿しようと思う→行動を起こす→排尿する→後始末をする」の各々に問題が生じた場合,その後につながる行動も問題となり排尿障害となる(**図3**).

アセスメント項目は,先ほどの排便障害のアセスメントとほぼ同項目である.排尿

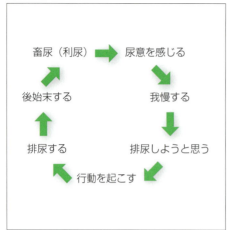
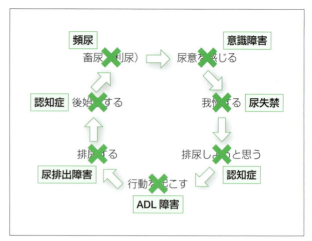

図2　排尿サークル　　　　　図3　排尿障害

では排尿日誌が重要である．これは患者の排尿状態を客観的に把握するためのツールであり，排尿ごとに採尿し排尿時間，尿失禁量，尿意切迫感，1回排尿量，飲水量などを1日ずつ記録する．2～3日記載することで排尿パターンの把握ができる．日本排尿機能学会ホームページ（http://www.luts.gr.jp/）で参照できる．残尿測定は排尿後の膀胱内に残った尿量を測定する．一般的には残尿量が50 mL以下であれば問題ないと判断する．自発的な発言は乏しい認知症患者では，排泄のサインを示す場合がある（**表5**）[8]．

　排尿障害は，排尿回数の異常，尿線の異常，排尿困難，尿閉，残尿感，排尿痛，尿失禁などに区別される．24時間で2,800 mL以上，体重1 kgあたり40 mL以上の排尿量があると多尿と診断され，少ない場合を稀尿，日中8回以上排尿がある場合を頻尿，就寝中排尿に2回以上起きる場合を夜間頻尿とよぶ．認知症の場合，トイレに行くこともできず，尿量の把握もできないため，尿量チェックも重要である．

認知症の排泄障害に対するリハビリテーション栄養

　認知症の中核症状を構成する記憶や注意など，認知機能そのものの向上を目的としたリハは，Cochrane Libraryでも認知機能向上効果の有意性が示されていない[9]．しかし，認知機能そのものの向上を目指すのではなく廃用を防ぎ残存機能を高めることで二次的に認知機能の向上が期待できる回想法や各種の学習などのリハの価値は否定できない[10]．脳を活性化して生活能力を維持向上させるリハの原則は，①快刺激であること，②他者とのコミュニケーション，③役割と生きがいの賦活，④正しい方法を繰り返しサポートすることである．リハの有効性は，方法よりもこれらの原則が順守されているかに大きな影響を受ける[11]．

1) 起立訓練の意義

　McLeodら[12]は，健常人では1時間に平均4回の起立動作を行っており，自立した生活を送るのに不可欠であるとしている．自力で起立できないと廃用や身体の不活

表5 トイレに行きたい/行けるサイン

- おむつを外そうとする
- 便をいじる
- 陰部をいじる
- トイレ周囲を徘徊する
- 看護/介護者のそばから離れない
- 不穏/興奮行動がある
- 脱衣したがる
- 大声を発する
- 衣服の脱ぎ着に時間がかかりすぎる
- 厳しい表情になる
- いつも同じ言葉を口走る
- 暴力をふるうことがある
- 異食をする
- おむつを交換するときに下半身を隠そうとする
- ナースコールを頻繁にならす
- トイレに何度も行きたがる
- トイレ誘導で一度でも成功したことがある
- 起床時のトイレ誘導で一度でも成功したことがある
- 食後のトイレ誘導で一度でも成功したことがある
- 入浴中に排便がみられたことがある

(穴澤・他, 2009)[8]

動で筋力や体力低下をきたす，起立困難であることが転倒の一般的原因となり，転倒の20%は車椅子からの立ち上がりの間に起こり，22%はベッドから立ち上がる際に起こる[13-15]．また，Branchら[16]は，起立動作の自立度が失われることが，施設入所のリスクを増大させることに最も関連すると報告している．つまり，起立動作が可能になることがADL向上，転倒予防，在宅復帰の重要な因子となる．

病院において脳卒中や骨折の患者は歩けない状態が続くと，ベッド臥床や車椅子生活を余儀なくされ，体幹や健側下肢の筋力低下などの廃用症候群をきたしやすくなる．近藤ら[17]によると，脳卒中患者に早期リハを開始した場合であっても，下肢には筋萎縮が麻痺側も非麻痺側も同様に生じており，その回復には中間群では約3倍を要する．つまり，一度廃用性の筋萎縮・筋力低下を生じてしまうと，それを取り戻すには長期間を要し，また，発症後から生じている廃用性筋力低下を最小限に防ぐためにも，できるだけ早期から起立訓練やレジスタンストレーニングを行う必要がある．

2）排泄と栄養素

水分コントロールとして排尿記録と水分摂取量の確認が必要である．適正な水分摂取量は1日体重あたり25〜35 mL/kgである．しかし，心臓や腎臓疾患などがある場合には必要量は異なり専門医への確認が必要である．認知症患者の場合，極端に水分摂取の過剰または不足がみられるので正確なアセスメントが必要である．飲んだことを忘れた，飲むことを忘れたいずれもが問題となる．また，リハ後の状態，その日の温度湿度，発熱状況なども摂取の水分量の検討に重要である．

良好な排便コントロールのためには，食事量と食物繊維量と水分量のバランスが必要である．食物繊維は不溶性食物繊維（穀類，繊維質野菜，豆類，果物類）と水溶性食物繊維（野菜類，豆類，海藻類，果物類）に大別される．不溶性食物繊維の働きは

大腸にて水分吸収を促進し便量を増加させ，腸管壁を移動しながら刺激による排便誘発につなげている．水溶性繊維では，大腸の水分量を一定に保ち，便の軟らかさを調節し，便の良好な形（バナナ型）をつくり便秘・下痢の予防に働く．

　ビフィズス菌などの微生物によるプロバイオティクスとオリゴ糖やファイバーなどのプレバイオティクスを上手に利用し，乳酸菌ビフィズス菌増殖促進作用，整腸作用，感染予防，免疫力回復など腸内環境改善にて排便を目指すのも大切である．

3) 排泄と薬剤

　排泄調整を行う際，生活リズムや食習慣などの改善を試みても効果がみられない場合には，薬剤の効果的な使用を考慮した排便コントロールが必要となる．基本的事項だが，急性下痢に関しては感染性腸炎などの判別を行い，止痢剤使用可能であるか確認する．認知症患者の場合，便秘状態を表出できずにイライラしたり怒ったりすることを経験する．認知症治療薬には便秘の副作用をもつ薬剤もあり，下剤の効果的な併用が重要となる．まず，整腸剤による排便能力改善を期待し，困難なようであれば腸蠕動運動の問題か直腸排出力低下の評価を行う．

　腸刺激性の下剤は最小限にしたいが，6カ月以上続く慢性の機能性便秘の改善薬として，腸管内への腸液の分泌を上げ，便の水分含有量を増やして柔軟化し，腸管内輸送を高め，排便を促進させるルビロストン（アミティーザ®）が発売された．排泄調整には状況に応じての薬剤選択が必要である．

おわりに

　「口から食べ，運動して，いい便を出す」．この一連の流れを貫いていくことが，自分の管理栄養士としてのこだわりである．トイレで自然な形の便がすーっと出てくる快感は何物にもかえがたい．この気持ちよさは認知症であったとしても記憶に残ると願いたいし，1人の人間として最後まで普通の日常生活が送れるようこれからも支援を続けていきたい．

（嶋津さゆり）

文献

1) 高崎良子，西村かおる：排便障害の主なアセスメント項目．看護技術 **55**：23，2009．
2) 北川定謙・他：尿失禁にどう対処するか．日本公衆衛生協会，1993．
3) Campbell AJ et al：Incontinence in the elderly：prevalence and prognosis. *Age Ageing* **25**：65-70, 1985.
4) Noto H：Urinary dysfunction in dementia；2 multi-infarct dementia. *Voiding Disorder Digest* **2**：277-284, 1994.
5) Palmer MH et al：Risk factors for urinary incontinence one year nursing home admission. *Res Nurs Health* **14**：405-412, 1991.
6) Ouslander JG et al：Urinary incontinence in nursing homes Incidence remission and associated factors. *J Am Geriatr Soc* **41**：1083-1089, 1993.
7) 横山剛志，野尻佳克：認知症患者の排尿障害に対するリハビリテーション治療．*MB Med Reha* **148**：37-38，2012．
8) 穴澤貞夫・他：排泄リハビリテーション理論と臨床，中山書店，2009，p286．
9) Clare L et al：Cognitive rehabilitation and cognitive training for early-stage Alzheimer's disease and vascular dementia. *Cochrane Database Syst Rev* CD23740535, 2003.
10) 山口晴保：認知症の正しい理解と包括的医療・ケアのポイント．協同医書出版社，2005，pp

113-176.
11) 山口晴保：認知症のリハビリテーションとケア．認知症テキストブック（日本認知症学会編），中外医学社，2008，pp181-199.
12) McLeod PC et al：Measurements of repetitive activities of the knee. *J Biomech* **8**：369-373, 1975.
13) Sorock G, Pomerantz R：A case-control study of falling episodes among hospitalized elderly. *Gerontologist* **20**：240, 1980.
14) Yoshida K et al：Motion analysis in the movements of standing up from and sitting down on a chair. *Scand J Rehabil Med* **15**：133-140, 1983.
15) Tinetti ME et al：Risk factors for falls among elderly persons living in the community. *N Engl J Med* **319**：1701-1707, 1988.
16) Branch LG, Meyers AR：Assessing physical function in the elderly. *Clin Geriatr Med* **3**：29-51, 1987.
17) 近藤克則，太田 正：脳卒中早期リハビリテーション患者の下肢断面積の経時的変化．リハ医学 **34**：129-133，1997.

12. 認知症の音楽療法

> **ポイント**
> ・音楽療法は音楽を用いた心身の障害に対するセラピーであり，専門的な技術をもった音楽療法士によって行われる．
> ・音楽療法により認知症患者の行動や心理的問題，生理的機能，社会的問題を改善できる可能性がある．
> ・今後音楽療法が普及するためには，音楽療法士の地位の確立と他職種との連携が課題となる．

音楽療法とは

　日本音楽療法学会では，音楽療法を「音楽のもつ生理的，心理的，社会的働きを用いて，心身の障害の軽減・回復，機能の維持・改善，生活の質の向上，行動の変容などに向けて，音楽を意図的，計画的に使用すること」と定義している．また，音楽療法は音楽を用いたセラピーであり，そのための技術をもった専門家が行わなければ成果を上げることが難しいとしている．学会の概要にも，単にうたを歌ったり，音楽を聴くといったこととは違い，音楽療法士が個々のニーズに合わせて音楽を提供し，成果を分析しながら行う支援法でなければならないと明記されている[1]．音楽のもつ特性を利用し，感情に働きかけ，心身の障害にアプローチする音楽療法は，音楽を使用したリハといっても過言ではない．

　音楽療法は，乳幼児から高齢者まで，すべての年齢層が対象となる．また，音楽療法が行われる現場は，知的障害児施設，障害者福祉施設・デイケア，老人福祉施設，老人ホーム，老人保健施設や特別養護老人ホーム，養護学校，精神科病院，一般病院，ホスピスなど幅広い．

音楽療法の分類

①受動的療法と能動的療法

　音楽を聴くことを中心とした音楽療法を，受動的療法（receptive therapy），歌ったり，楽器を演奏したり，音楽に合わせて体を動かしたり，作曲などを行う音楽療法

を，能動的療法（active therapy）とよぶ．

②集団療法と個別療法

音楽療法には，複数の参加者を一堂に集めて行う集団療法（group therapy）と，一人ひとりの個人に対して行われる個別療法（individual therapy）がある．わが国では，集団療法を行う事例の方が多いといわれているが，近年では，各症例のニーズや特性を反映しやすい個別療法を行う事例も増えつつある．

音楽療法のメソッド

馴染みのある音楽や，対象者の気分にあった音楽をバックグラウンドミュージックとして聴くことによって，対象者の心を開き，リラックスさせることができる．たとえば，うつ状態の症例には，その気分に近いメランコリックな音楽から聴かせることで，対象者との良好な関係が得られやすい（同一性の原理；isoprinciple）．

軽快なリズムの音楽に合わせて，手を叩いたり，太鼓，鈴，タンバリンなどの打楽器を演奏したり，風船，ボール，お手玉などを投げたり，ストレッチや体操，踊りなど，体を動かすことによって，抑うつ気分の改善のほか，身体機能の維持・改善も期待できる．

また，よく知られた童謡，唱歌，歌謡曲などを歌うことで，回想療法的な効果が期待できるほか，発声や呼吸法の訓練にもなる可能性がある．歌詞から連想された内容，特に対象者の経験，生い立ちなどを話し合うことで，対象者とケアスタッフ，あるいは対象者同士の信頼関係などにも発展する場合がある．

認知症患者で集中力が低下している場合などは，対象者がよく知っている歌を，ランダムに次々とメドレー形式で歌ってもらい，曲の途中で集中が途切れないよう，すばやく次の曲に切り替えていくといったフラッシュソングセラピーという方法も取り入れられている．前奏を聴いて知っている曲とわかると，対象者は安心感，満足感を得られ，多くの曲を歌うことによってより充足感が得られるといわれている．

過去に音楽を学習したことのある対象者の場合は，作曲などを行わせることによって心理学的な介入を行うことも可能である．

認知症に対する音楽療法の効果

認知症に対する音楽療法の効果について検証したレビューを2つとその他の研究について紹介する．

1）McDermottらによるレビュー

認知症患者に対する音楽療法の効果が報告されはじめたのは，1990年代ごろからである．その後，さまざまな研究が報告されたが，McDermottらは音楽療法の効果をより科学的に検証するため，2012年にこれまでの文献を収集しメタ解析を行った[2]．認知症患者に対する音楽療法に関連すると思われる文献は，MEDLINE，EMBASEなどの電子媒体で検索したところ，253件がみつかった．そのうち基準に合致した60件が解析の対象となった．また，電子媒体に掲載されていないものから，10件が対象

として追加された．計 70 件から症例報告や介入研究でないものなどを除いた 18 件によりメタ解析が行われた．

18 件のうち 15 件では量的研究，3 件では質的研究が行われていた．量的研究では，ランダム化比較試験（randomized controlled trial；RCT）は 6 件，非ランダム化比較試験（non-randomized controlled trial；NRCT）は 4 件，介入前後比較試験（before-and-after study；B＆A）が 5 件であった．NRCT4 件のうち 3 件は日本で行われた集団療法によるものであった．そのほか，日本の文献は B＆A に 1 件認められ，計 4 件だった．

McDermott らは，18 件の研究の成果を 3 つの系統に分類した．1 つ目は徘徊や不穏，うつ状態といった認知症患者の行動や心理学的問題の改善（8 件），2 つ目は心拍数やコルチゾールの分泌量，血清メラトニンといった生理的機能の改善（5 件），3 つ目は認知症患者と介護者との信頼関係などといった社会的な問題の改善（5 件）である．

①行動や心理学的問題の改善

Raglio ら[3]は，RCT により音楽療法を行うことで Neuropsychiatric Inventory（NPI）のスコアが有意に低下し，認知症の周辺症状が改善したと報告した．特に妄想，不穏，無気力などが改善された．Brotons ら[4]ほか 5 件の研究では，短期的に不穏が改善されたと報告された．しかし，長期的な効果について検討した研究では，個人差が大きく，有意な結果は得られなかった．Ashida[5]は，小グループで馴染み深い音楽を楽しむセッションを行い，うつ状態の改善に有効だったと報告した．Guétin ら[6]は，患者をリラックスさせる受動的音楽療法が不安やうつ状態を有意に改善したと報告した．Groene[7]は，徘徊に対する音楽療法の効果について検討したが有意な改善は得られなかった．

②生理的機能の改善

Kumar ら[8]は，音楽療法によって血清メラトニン濃度が有意に上昇し，患者がリラックスし穏やかになる効果があったと報告した．Suzuki ら[9]は，音楽療法により唾液中のクロモグラニン A の濃度が低下したと報告した．クロモグラニン A は副腎髄質のクロマフィン顆粒中から分離されるもので，メンタルストレスマーカーとして有用だとされている．

③社会的な問題の改善

Raglio ら[10]の RCT では，音楽療法によって対象者とセラピストとの共感行動（empathetic behaviour）が増えたと報告された．そのほか，いくつかの研究で対象者とケアを担当する家族との関係の改善も報告された．

2） Ueda らによるレビュー

Ueda らは，MEDLINE などのほか医学中央雑誌などからも検索した日本語文献も含む 842 件から，1 例報告など基準に合致しない文献を除いた 20 件のデータを集積しメタ解析を行った[11]．うち 6 件は日本からの報告だった．RCT が 10 件，NRCT が 10 件ですべての文献を合計した対象者数は 651 名だった．音楽療法を行うことで，不安やうつ状態について中等度の改善が認められた．3 カ月以上の長期にわたって音楽療法を継続すると，その効果はさらに強くなった．不穏，徘徊などの行動に対しても

音楽療法は有効だった.

　音楽療法は，エクササイズや回想療法といった他の非薬物治療よりも認知症の周辺症状（BPSD）を改善する効果が認められた．しかしながら，クエチアピンやリスペリドンなどの薬物療法と比較すると，その効果は弱いこともわかった.

　リズムを用いたいくつかの研究で，音楽療法が認知機能を改善する傾向が認められたものの，有意差は認められなかった.

3）その他の報告

　Brotons ら[12]の研究によれば，アルツハイマー型認知症患者 26 名に対して 1 回 30 分，週 2 回のセッションを 2 週間続ける音楽療法プログラムを行うことによって，WAB（Western aphagia battery）失語症検査の自発話，聴覚的理解，復唱，語想起の 4 項目のうち，自発話の項目のみ有意な改善が認められた．下位項目についても会話内容，流暢性ともに改善が認められていた．音楽療法は，失語症のすべての症状を改善するわけではないが，会話内容や流暢性といった特定の機能の改善に寄与する可能性がある.

　Bodak ら[13]は，2 例の脳血管障害後の高次脳機能障害の症例に対し，12 の音板からなる鉄琴を用い，音楽療法士が音階や馴染みのあるメロディーなどを 30 分間演奏するセッションを，週 1 回 4 週間行う音楽療法を行った．これによって，メスラム図形抹消検査（Mesulam shape cancellation test）のスコアの改善が認められた．血管性認知症の症例で，空間認識能の障害を合併している症例では，このような特殊な音楽療法が奏功する可能性も否定できない.

　音楽療法には，認知症の周辺症状を軽減する未知の効果が潜在しているかもしれない．しかし，現時点では症例の蓄積が少なく，質の良い研究も限られ，揺るぎないエビデンスを確立するには至っていない．今後，より多くの介入がなされ，質の良い研究を積み重ねることによって，音楽療法の有効性を示すエビデンスや新たな知見が得られるのではないだろうか.

音楽療法士

　音楽療法が効果を発揮するためには，適切な技能を備えた音楽療法士の存在が不可欠である．日本音楽療法学会では，音楽療法士の育成，認定を行っており，現在までに約 3,000 人の音楽療法士が認定されている.

　音楽療法士を受験するためには，同学会の正会員であり，学校法人格を有する専門学校，高等専門学校，短期大学，大学を卒業するか，行政の認定する音楽療法士資格などを有し，医療，教育，福祉，心理の現場において，対象者と直接かかわる臨床経験を 5 年以上（音楽を用いた臨床経験 2 年を含む）を有する必要がある．また，音楽療法の知識，経験だけでなく，ピアノ実技や音楽理論の試験に合格する必要がある．ピアノ実技では，クレメンティのソナチネ，モーツァルトやベートーヴェンのソナタなどを演奏できなくてはならない．音楽理論の試験では，音名，音程，調性判断，移調，和音記号，速度・発想標語などの基礎知識が出題される.

　この試験に合格した者が口頭試問や弾き歌いの実技試験を受験し，合格すると音楽

療法士として認定される．弾き歌いの試験では，指定された課題曲をキーボードまたはギターで伴奏しながら歌うが，この際，即興演奏の能力なども評価され，伴奏がすべて記載されている楽譜をもち込むことは許されない[1]．このように音楽療法士には，対象者の前で臨機応変に即興も交えて音楽を演奏する技能が要求されている．

しかしながら，音楽療法が診療報酬，介護報酬として認められていないこともあって，常勤，非常勤にかかわらず音楽療法士が雇用されている施設はまだ少ない．実際にはボランティアとして，あるいは介護など他の業務に携わりながら音楽療法を行っている音楽療法士も存在しているのが現状のようである[14]．また，音楽療法士と理学療法士，作業療法士，言語聴覚士といったセラピスト，看護，介護，医師など他職種との連携についても，まだ十分とはいえない状況のようである．今後，音楽療法が普及するためにも，音楽療法士の現場における地位の確立と他職種との連携の構築が大きな課題となると思われる．

おわりに

シャーマン（祈禱師）が，祈りやまじないとともに音楽を用いることはよく知られている．音楽による癒しは，有史以前から行われていたと考えられる．旧約聖書『サムエル記』にみられる，ダビデがサウルの前で竪琴を弾くと，悪鬼がサウルの体から離れたというエピソードは，うつ病に対する音楽療法だったとして，しばしば引用されている．また，アリストテレスも音楽には心に溜まった苦しみなどを排出して心を浄化する作用，つまりカタルシス効果があると考えたといわれている．近代では，バッハの『ゴールドベルク変奏曲』が，当時，不眠症に悩むカイザーリンク伯爵のために演奏されたといったエピソードもまことしやかに語られている．今世紀の2つの世界大戦では，傷病兵などに対して音楽療法が行われ，現代の音楽療法の基礎が形作られた．

こうして発展を遂げてきた音楽療法には，まだまだ潜在的な可能性が秘められている．音楽療法の力を認知症ケアによりよく活かすため，認知症ケアにかかわるすべての職種のみならず，社会全体でそのあり方を考えていく必要性を感じる．　　　　（吉田貞夫）

文献

1) 日本音楽療法学会ホームページ：http://www.jmta.jp/
2) McDermott O et al：Music therapy in dementia：a narrative synthesis systematic review. *Int J Geriatr Psychiatry* **28**：781-794, 2013.
3) Raglio A et al：Efficacy of music therapy treatment based on cycles of sessions：a randomised controlled trial. *Aging Ment Health.* **4**：900-904, 2010.
4) Brotons M, Pickett-Cooper PK：The effects of music therapy intervention on agitation behaviors of Alzheimer's disease patients. *J Music Ther* **33**：2-18, 1996.
5) Ashida S：The effect of reminiscence music therapy sessions on changes in depressive symptoms in elderly persons with dementia. *J Music Ther* **37**：170-182, 2000.
6) Guétin S et al：Effect of music therapy on anxiety and depression in patients with Alzheimer's type dementia：randomised, controlled study. *Dement Geriatr Cogn Disord* **28**：36-46, 2009.
7) Groene RW：Effectiveness of music therapy：Intervention with individuals having se-

nile dementia of the Alzheimer's Type. *J Music Ther* **30**:138-157, 1993.
8) Kumar AM et al:Music therapy increases serum melatonin levels in patients with Alzheimer's disease. *Altern Ther Health Med* **15**:49-57, 1999.
9) Suzuki M et al:Behavioral and endocrinological evaluation of music therapy for elderly patients with dementia. *Nurs Health Sci* **6**:11-18, 2004.
10) Raglio A et al:Efficacy of music therapy in the treatment of behavioral and psychiatric symptoms of dementia. *Alzheimer Dis Assoc Disord* **22**:158-162, 2008.
11) Ueda T et al:Effects of music therapy on behavioral and psychological symptoms of dementia:a systematic review and meta-analysis. *Ageing Res Rev* **12**:628-641, 2013.
12) Brotons M, Koger SM:The impact of music therapy on language functioning in dementia. *J Music Ther* **37**:183-195, 2000.
13) Bodak R et al:Reducing chronic visuo-spatial neglect following right hemisphere stroke through instrument playing. *Front Hum Neurosci* **8**:413, 2014.
14) 坂下正幸:音楽療法士の労働実態と生活に関する一考察 いま音楽療法の臨床で起こっていること. *Core Ethics* **4**:437-456, 2008.

第2章 認知症のリハビリテーション栄養

13. 認知症終末期のリハビリテーション栄養

> **ポイント**
> - 認知症の病状の進行は認知症のタイプにより異なり、終末期の判断は多職種による多面的な慎重な判断が必要である．
> - 認知症終末期の介入方法は医学的に根拠となる研究は乏しく、世界各国、文化、宗教などにより大きく異なる．
> - 認知症終末期への介入も患者にとっての有益か否かを念頭に、医療従事者は家族とともに常に見直し、真摯に再検討する姿勢が求められる．

はじめに

　認知症の終末期の介入については人工栄養の適応を含め，医学的な問題だけではなく，社会的，文化的な背景に個人の価値観，倫理観などが加わり，わが国ではまだ一定の見解は得られていない．しかし，2007年には厚生労働省より「終末期医療の決定プロセスに関するガイドライン」[1]，2012年には日本老年医学会より「高齢者ケアの意思決定プロセスに関するガイドライン 人工的水分・栄養補給の導入を中心として」[2] が表明された．「人は老いて，必ずいつか死を迎える」という命題を社会に改めて提示し，臨死期の栄養のあり方，人生の終焉の迎え方を社会に問いかけるきっかけになった．本項ではこうした背景をふまえ，認知症における終末期を検討し，各国における対応を参考に，終末期におけるリハ栄養のかかわりを考えてみる．

認知症の病期分類[3]

　ここでは，すべての認知症を包括する臨床病期を紹介するが，認知症のタイプにより，多彩な症状，経過をたどり，すべてを網羅する病期を設定することは困難である．なかでも栄養障害の出現は認知症のタイプだけではなく，他の併存疾患などの影響も大きく，個々の事例ごとの判断が必要となる．以下，最も多いタイプの認知症であるアルツハイマー型認知症の病期を中心に解説する．

1）初期
　一般的に中核症状が主症状であり，BPSDは認められないか，軽微な時期である．

この時期では各認知症の病態の特徴が強く出現し，アルツハイマー型では記憶障害，見当識障害，実行機能障害がみられるため，食事の摂取や食器の使い方を忘れることなどがみられる．Lewy 小体型では日内変動が「食べむら」につながりやすく，前頭側頭型では嗜好の変化や食事中の立ち去り，拒食や過食などが認められる．なお，この時期には嚥下に問題をきたすことは少ない．

2）中期

中核症状とともに BPSD，機能障害が出現してくる．また，脳の萎縮とともに，すべての認知症において失行や失認といった症状が出現する．多くの場合，食事介助を必要とするようになり，食事が始められない，中断する，手を使って食べるなどの症状や誤嚥もみられるようになり，徐々に栄養障害の患者が出現してくる．

3）末期

認知症のタイプ別の特徴が消失し，機能障害の影響が大きくなる．脳の萎縮も重度になり，嚥下機能自体が障害される．全身機能の低下も顕著になり，食事中の立ち去りや常同行動も減少し，意識レベルの低下や傾眠傾向も出現，経口摂取は極端に低下し，栄養障害が急速に進行してくる．

4）終末期

意識レベルはさらに低下し，経口摂取量は著明に低下する．アルツハイマー型認知症の重症度による疾患の進行段階分類 FAST（functional assessment stages）[4]の 7（d）以降の段階，座位を保持することができなくなった段階以降に相当する（第 3 章 1，表 2 参照）[5,6]．人工栄養を実施しない場合，栄養障害は著明に悪化する．こうした重度認知症患者が半年間で死亡する確率は 24.7％で，摂食障害を起こした患者の半年以内の死亡率は 38.6％と予後不良な病期である[7]．しかし，血管性認知症では，認知症の早期であっても嚥下障害を有する事例も多く，がん終末期と異なり認知症での終末期の判断は必ずしも容易ではない．こうした判断には多職種による多面的な判断とともに，家族も含めた情報，認識の共有をすることが必要である．

5）拒食

認知症の病期とは異なるが，認知症患者で身体的には問題なく，活動量の低下もみられず拒食を示す患者に遭遇することがある．こうした患者に対して，当院では独自に作成した食思不振患者のアセスメントシートを使用し，対応可能な原因がないかを検討している[8]．食事内容，嚥下の問題，口腔のトラブル，薬剤の副作用などを系統的にチェックするが，認知症患者では情報の収集が必ずしも容易なく，認知症特有の他の因子も加わり原因の特定は難しい．認知症患者の特有の因子としては，うつ病の合併や視覚障害による色彩の異常などが挙げられ，なかには「毒が入っている」などの妄想によることもあり，それぞれ特有の環境対策が必要とされることがある[9]．また，薬物療法として六君子湯[10]やオランザピン[11]などが，こうした拒食に奏功したとの報告も散見されるが，あらゆる手段を検討しても，対応が困難となることも少なくなく，こうした患者を「終末期」と考えるか，多くの議論がある．

1994 年にスウェーデン，フィンランド，アメリカ，カナダ，オーストラリア，イスラエル，中国の 7 カ国の看護師を対象とした，拒食を示す重度認知症の患者への食事介助への意識調査結果が報告された．「食事介助をしない」と回答した看護師が

最も多かったのはオーストラリアで95%，次いでスウェーデンで80%，最も少なかったのはイスラエルの10%と国ごとに大きな開きがみられた[12]．オーストラリア，スウェーデンなどでは倫理的背景として本人の自己決定権を尊重する「自立尊重原則」が重視され，イスラエルでは宗教的背景もあり生命の神聖性，生命への「不可侵原則」が重視されている．認知症患者の自己決定権をどこまで重視するか，生命への不可侵原則と尊厳原則の調和はどのようにとるべきかなど，多様な課題は残っており，こうした問題には，医学だけではなく，その社会の文化的背景，宗教観などをふまえた幅広い議論が必要である[13]．

認知症終末期におけるリハビリテーション栄養

終末期医療においては，すべての医療行為は延命のためか，症状緩和を目的とするものか明確にする必要がある．延命を目的とした医療行為も，延命以外にも明らかに患者にとって有益になる場合には問題はないが，終末期医療においてはその効果が不明，または不利益となる場合もあり，そうした検討をせずに漫然と実施されるのは厳に控えるべきである．この点は栄養療法，リハでも同様であり，体重増加などの医療者側の目標ではなく，QOLの向上や活動量の増加などの，患者側にとっての有益となる評価 "Patient centered outcome"[14] の向上という視点から，"Person centered care"[15] の考え方に沿って，一つひとつの介入を見直す必要がある．

1）人工栄養

栄養障害のある認知症患者では褥瘡の頻度が高く，感染症の発生から生存期間が短くなると報告され[9]，さまざまな議論はあるものの，認知症の早期から中期の段階では適切な栄養管理が推奨されている[16]．なかでも血管性認知症では認知症の早期であっても嚥下障害が出現することがあり，胃瘻などの人工栄養やリハは考慮されるべきであろう．しかし，アルツハイマー型認知症では嚥下障害は末期に出現する症状とされ，こうした患者への経管栄養の効果は限定的または否定的な報告が多く[17-19]，欧米をはじめとした多くの国々のガイドラインでは人工栄養は適応でないとされている（表）[20,21]．この背景には欧州では経口摂取ができない高齢者への人工栄養を含めた強制栄養は人権侵害という考えに基づいているが，文化的，社会的背景が異なるわが国の医療，介護関係者にとって，現時点で広く支持される考え方とは言えず[22]，欧米のガイドラインをそのままわが国に導入するのは難しい．

しかし，2007年，厚生労働省より「終末期医療の決定プロセスのガイドライン」[1] が発表され，終末医療のあり方，意思決定のプロセスが提案された．2012年に日本老年医学会より出された「高齢者ケアの意思決定プロセスに関するガイドライン 人工的水分・栄養補給の導入を中心として」[2] では，人工栄養の選択を焦点に各々の適応と限界を医療，介護関係者だけではなく患者および家族と共有し，その患者，家族の目標と病状とのギャップを調整，その共有された目標に最も適した栄養療法を選択するプロセスが明記された．こうしたガイドラインは欧米のものと異なり，病態に対して，胃瘻の適応の是非など一義的に栄養療法を指定するものではない．現在，このガイドラインに準拠したさまざまな意思決定ツールが発刊されている[23]．一方では

表 重症認知症患者に対する人工栄養，栄養補給法についてのガイドライン

	助言や勧告内容
米国老年医学会	人工的な栄養投与はほとんどの症例で患者に不利益 適切な口腔ケアが重要．氷片程度で水分補給も好ましい 臨死期には空腹やのどの渇きは覚えない
欧州静脈経腸栄養学会	胃瘻による栄養療法は誤嚥性肺炎，褥瘡の発生率を減少させ，患者のQOLを改善する医学的根拠はない PEGを実施するには批判的な背景を考慮し，慎重にされるべきである
米国アルツハイマー協会	アルツハイマー型認知症で嚥下困難が発症した患者に対する，最適なアプローチは死へのプロセスを苦痛のないものにすることである 経腸栄養がアルツハイマー型認知症末期の患者に利益をもたらす医学的根拠はない．輸液の効果も限定的で，中止の決断も考慮される
英国アルツハイマー協会	経腸栄養導入の意思決定は，患者の意思の尊重と，介護者，家族の十分な話し合いの後にのみ実施されるべきである
豪州アルツハイマー協会	誤嚥性肺炎予防に対する経腸栄養の効果は定まっていない 質の高いケアのためには，あらゆる介入が利益が患者の負担を上回らなくてはならない 患者にとって苦痛のない最期のためには輸液はしないほうがよい 臨死期の輸液の効果は否定的であり，皮下輸液の効果も医学的には証明されていない

(会田, 2012)[21] を改変

健康な時期に自分の人生の終焉をどのように迎えたいかを明示した「事前指示書」の考え方がさまざまな議論のなかで，普及してきている[24]．今後はこうした情報も加味された，本人，家族の価値観，生き方を支える栄養療法の決定がなされることが期待される．

2）リハビリテーション

認知症終末期におけるリハの役割は限定的である．ADLが急速に衰えるこの時期に筋力の増強や維持を目的としたリハは奏功しないばかりか有害となる可能性が高い．こうした時期でのリハは褥瘡や肺炎を予防するための体位変換やオーラルマネジメントが中心となり，多くの終末期のケアと同様である．

①オーラルマネジメント

認知症患者のオーラルマネジメントは早期から重要であるが[25]，その仔細については他の項に譲り，ここでは終末期患者でのオーラルマネジメントを概説する．この時期のオーラルマネジメントは肺炎の予防と「一口の経口摂取」を維持することが目標となる．終末期患者では飲水量の低下から脱水傾向が顕著となり，口腔内は乾燥，口腔内のトラブルは増加してくるが，口渇を訴える患者は少ない．このような患者に対しての輸液の効果，なかでも認知症終末期患者での輸液の功罪についての先行研究は乏しく，がん患者でわずかにあるだけである[26]．がん終末期患者での口渇，口腔乾燥に対する輸液の効果は乏しく[27]，適切なオーラルマネジメントによる口腔環境の維持が肺炎だけではなくQOLの維持改善に有効とされている[28]．また，オーラルマネジメントと一口の食事を介してのコミュニケーションは患者のみならず介護者，支援者にとっても有益であり，医療，介護者はこうした配慮を忘れてはならない[29]．

②褥瘡予防

　栄養状態の低下，活動量の低下による床上時間の増加は褥瘡の発生率を上げる．発生した褥瘡は患者の身体的，精神的苦痛を増加させるだけではなく，家族の介護負担や医療，介護必要度を上げるため，早期からの予防が重要である．適切な体位変換に加え，ベッドやマットなどの環境整備など，発生時には早期からの適切なスキンケア，皮膚保護が重要であり，こうした対応は認知症に特化したものではなく，多くの疾患による終末期と同様である．しかし，最近では予後数日から1週間程度と考えられる患者では，規則的な苦痛を伴う体位変換も控えようという「リバプール・ケア・パスウェイ（Liverpool Care Pathway）」という手法も唱えられている[30]．こうした動きは患者にとっての負担と利益のバランスを最期まで念頭に置いたケアの選択をするよう，医療介護者に訴えている．

臨床倫理と法

　認知症の終末期のように，患者の意思決定能力がない場合に，臨床現場ではさまざまな場面で選択した医療判断が倫理的に妥当なものか，逡巡する場面は少なくない．なかでも終末期医療は医学的に明確な知見は限られ，患者その家族を含めた多様な死生観から画一的なガイドラインの策定は容易ではない．そうしたなかで拠り所となるのは，個別事例ごとに本人の人生の物語という視点で，どのような医療判断が最善なのかを，関係する医療従事者や家族がともに悩み，考えながら方策を選んでいくプロセスであり，それが倫理的に妥当な意思決定につながる[21]．そのようにしてたどり着いた医療判断に，司直が介入し法的問題となることはないとされ[31]，その趣旨は2007年に厚生労働省から発表された「終末期医療の決定プロセスに関するガイドライン」にも盛り込まれている[1]．

　したがって，リハ栄養においても一旦開始された栄養やリハの介入も，常にその功罪を再検討し，中止を含めた介入方法の変更も適切なプロセスを経ての判断に対しては，司直がかかわることはない．言い換えれば，こうした検討なしに患者にとって不利益となる介入を漫然と継続することは，われわれ医療従事者の職業倫理を問われる可能性があると言える．リハ栄養は近年，大きく注目され，多くの患者に福音をもたらすことは本書のなかでも明示されているが，こうした介入も「永遠の生命は存在しない」という自然律の前では適応と限界があることを念頭に，個々の事例に真摯に取り組むことがわれわれの責務であろう．

〔荒金英樹〕

文献

1) 厚生労働省：終末期医療の決定プロセスに関するガイドライン　平成19年5月．地域医療 **45**：114-117，2007．
2) 日本老年医学会：高齢者ケアの意思決定プロセスに関するガイドライン　人工的水分・栄養補給の導入を中心として：http://www.jpn-geriat-soc.or.jp/info/topics/pdf/jgs_ahn_gl_2012.pdf
3) 野原幹司：認知症患者の摂食・嚥下リハビリテーション，南山堂，2011．
4) Reisberg B : Functional assessment staging (FAST). *Psychopharmacol Bull* **24**：653-659, 1988.

5) 本間 昭，臼井樹子：痴呆症学　高齢社会と脳科学の進歩　臨床編　病期（ステージ）分類 Functional Assessment Staging（FAST）．日臨 **61**：125-128，2003．
6) 高橋 智：認知症の BPSD．日老医誌 **48**：195-204，2011．
7) Mitchell SL et al：The clinical course of advanced dementia. *N Engl J Med* **361**：1529-1538, 2009.
8) 荒金英樹：Quality of Life を高める栄養管理 QOL を高める食支援．静脈経腸栄養 **29**：851-856，2014．
9) Kindell J（金子芳洋訳）：認知症と食べる障害，医歯薬出版，2005．
10) Utumi Y et al：Effect of Rikkunshi-to on appetite loss found in elderly dementia patients：a preliminary study. *Psychogeriatrics* **11**：34-39, 2011.
11) 佐藤隆郎：拒食が改善した脳血管性認知症でオランザピンが有効と考えられた 1 例．老年精医 **17**：127，2006．
12) Norberg A et al：Ethical reasoning concerning the feeding of severely demented patients：an international perspective. *Nurs Ethics* **1**：3-13, 1994.
13) 箕岡真子・他：摂食嚥下障害の倫理，ワールドプランニング，2014．
14) Fearon KC：The 2011 ESPEN Arvid Wretlind lecture：Cancer cachexia：The potential impact of translational research on patient-focused outcomes. *Clin Nutr* **31**：577-582, 2012.
15) Barbosa A et al：Effects of Person-Centered Care Approaches to Dementia Care on Staff：A Systematic Review. *Am J Alzheimers Dis Other Demen*, 2014.
16) Suzuki Y et al：The Effects of Percutaneous Endoscopic Gastrostomy on Quality of Life in Patients With Dementia. *Gastroenterol Res* **5**：10-20, 2012.
17) Gillick MR：Rethinking the role of tube feeding in patients with advanced dementia. *N Engl J Med* **342**：206-210, 2000.
18) Finucane TE et al：Tube feeding in patients with advanced dementia：a review of the evidence. *JAMA* **282**：1365-1370, 1999.
19) 星野智祥：認知症患者に対する経管栄養について．プライマリ・ケア **29**：22-30，2006．
20) 会田薫子：延命医療と臨床現場，東京大学出版会，2011．
21) 会田薫子：胃ろうの適応と臨床倫理　一人ひとりの最善を探る意思決定のために．日老医誌 **49**：130-139，2012．
22) 会田薫子：食べられなくなったらどうしますか？　認知症末期患者に対する人工栄養法の実態調査より．臨床栄養 **119**：132-133，2011．
23) 清水哲郎，会田薫子：高齢者ケアと人工栄養を考える　本人・家族のための意思決定プロセスノート，医学と看護社，2013．
24) 厚生労働省：人生の最終段階における医療に関する意識調査 集計結果（速報）の概要：http://www.mhlw.go.jp/stf/shingi/2r98520000035 sag-att/2r98520000035sf3.pdf;
25) 藤本篤士・他：5 疾病の口腔ケア　チーム医療による全身疾患対応型口腔ケアのすすめ，医歯薬出版，2013．
26) Cerchietti L et al：Hypodermoclysis for control of dehydration in terminal-stage cancer. *Int J palliat nurs* **6**：370-374, 2000.
27) Morita T et al：Physician- and nurse-reported effects of intravenous hydration therapy on symptoms of terminally ill patients with cancer. *J Palliat Med* **7**：683-693, 2004.
28) 日本緩和医療学会緩和医療ガイドライン委員会：終末期がん患者の輸液療法に関するガイドライン 2013 年版，金原出版，2013．
29) Strasser F：Eating-related disorders in patients with advanced cancer. *Support Care Cancer* **11**：11-20, 2003.
30) 市原香織・他：看取りのケアにおける Liverpool Care Pathway 日本語版の意義と導入可能性　緩和ケア病棟 2 施設におけるパイロットスタディ．*Palliative Care Res* **7**：149-162，2012．
31) 樋口範雄：続・医療と法を考える　終末期医療ガイドライン，有斐閣，2010．

第3章

主な認知症疾患のリハビリテーション栄養

第3章 主な認知症疾患のリハビリテーション栄養

1. アルツハイマー型認知症

> **ポイント**
> - アルツハイマー型認知症は近時記憶障害が特徴的で，認知症の中で最も頻度が高い．
> - アルツハイマー型認知症とリハ，栄養には関連があるため，リハも栄養も介入せず経過をみることはありえない．
> - アルツハイマー型認知症患者の認知・身体機能を評価し，適切な薬物療法とリハ栄養管理を行うことで安定した療養生活が可能と考えられる．

アルツハイマー型認知症とは

　アルツハイマー型認知症（Alzheimaer's disease；AD）は，神経細胞が通常の老化よりも早く減少してしまうことにより，正常な脳機能が果たせなくなり，認知症になっていく病態である．特に大脳皮質や海馬を中心とする神経細胞の脱落，アミロイドβ（Aβ）から構成される老人斑の細胞外沈着，細胞内の神経原線維変化がみられることが特徴的である．このAβの沈着はAD発症の10〜20年前から始まるとされている．ADの原因はいまだ解明されていないが，遺伝的な要因に加えて，血管性危険因子（高血圧，糖尿病，脂質異常症），喫煙などが考えられている．

　ADの認知機能障害としては，近時記憶障害が特徴的であり，特に記憶課題の遅延再生が健常者や他の認知症疾患との鑑別にも有用である．近時記憶障害のなかでも，日々のエピソード記憶障害が特徴的で，いったん記銘した事柄も脳裏から離れると再び想起することができず，再認すら困難となる．日常生活では，約束を忘れたり，物の置き場所がわからなくなったり，同じことを初めて話すかのように繰り返し話したりすることで，周囲の人に認知機能が低下していることが気づかれることが多い．近時記憶障害とは対照的に，遠隔記憶は比較的保たれていることが多い．

　ADの進行により，記憶障害に引き続き，視空間障害，計算障害，書字障害，言語障害等が加わってくる．言語障害としては「あれ」や「それ」といった指示語が増えてくる．その後，物の名前がわからなくなり，言語の了解が不良になる[1]．

表1 アルツハイマー病による認知症（DSM-5）またはアルツハイマー病による軽度認知障害（DSM-5）

診断基準
A．認知症または軽度認知障害の基準を満たす．
B．1つまたはそれ以上の認知領域で，障害は潜行性に発症し緩徐に進行する（認知症では，少なくとも2つの領域が障害されなければならない）．
C．以下の確実なまたは疑いのあるアルツハイマー病の基準を満たす：

認知症について：
確実なアルツハイマー病は，以下のどちらかを満たしたときに診断されるべきである．そうでなければ**疑いのあるアルツハイマー病**と診断されるべきである．
(1) 家族歴または遺伝子検査から，アルツハイマー病の原因となる遺伝子変異の証拠がある．
(2) 以下の3つすべてが存在している：
   (a) 記憶，学習，および少なくとも1つの他の認知領域の低下の証拠が明らかである（詳細な病歴または連続的な神経心理学的検査に基づいた）．
   (b) 着実に進行性で緩徐な認知機能低下があって，安定状態が続くことはない．
   (c) 混合性の病因の証拠がない（すなわち，他の神経変性または脳血管疾患がない．または認知の低下をもたらす可能性のある他の神経疾患，精神疾患，または全身性疾患がない）．

軽度認知障害について：
確実なアルツハイマー病は，遺伝子検査または家族歴のいずれかで，アルツハイマー病の原因となる遺伝子変異の証拠があれば診断される．
疑いのあるアルツハイマー病は，遺伝子検査または家族歴のいずれにもアルツハイマー病の原因となる遺伝子変異の証拠がなく，以下の3つすべてが存在している場合に診断される．
(1) 記憶および学習が低下している明らかな証拠がある．
(2) 着実に進行性で緩徐な認知機能低下があって，安定状態が続くことはない．
(3) 混合性の病因の証拠がない（すなわち，他の神経変性または脳血管疾患がない，または認知の低下をもたらす可能性のある別の神経疾患，全身性疾患または病態がない）．

D．障害は脳血管疾患，他の神経変性疾患，物質の影響，その他の精神疾患，神経疾患，または全身性疾患ではうまく説明されない．

（日本精神神経学会日本語版用語監修，髙橋三郎・大野 裕監訳：DSM-5 精神疾患の診断・統計マニュアル，医学書院，2014，p602）[2]

アルツハイマー型認知症の疫学

わが国においては統一された認知症有病率調査は行われておらず，それぞれの地域において疫学調査が行われている．そのため対象や調査方法が異なっており，認知症の有病率は一定の値が示されていはいないが，種々の疫学調査から，現在わが国の65歳以上の高齢者における認知症有病率は3.8～11.0%であり，認知症は増加傾向にあると考えられる．認知症疾患のなかでも特にADが増加しており，次いで血管性認知症（Vascular dementia：VaD）やLewy小体型認知症（DLB）の頻度が高いとされている[1]．

アルツハイマー型認知症の診断基準

現在ADの臨床診断にはアメリカ精神医学会による精神疾患の診断基準・統計マニュアル，改訂第5版（DSM-5）（**表1**）[2]やICD-10などが広く使用されている．
また，認知症，ADのスクリーニング検査として，MMSE（mini-mental state ex-

amination）や改訂長谷川式簡易知能評価スケール（HDS-R）などの簡易評価スケールが使用されている．

アルツハイマー型認知症の治療

　AD 患者の認知機能障害に対してコリンエステラーゼ阻害薬（ChEI）や NMDA 受容体拮抗薬が薬物療法として使用されている．また，非薬物療法として主なものに，リアリティオリエンテーション，回想法，認知刺激療法，運動療法，音楽療法，光療法などがある．しかしこれらの非薬物治療法はいずれも AD に対して有効である可能性はあるが，十分なエビデンスはない[1]．また，AD に対する栄養療法・食事療法も確立されたものがない．

リハビリテーション栄養のエビデンス

　低栄養状態は QOL や日常生活動作（ADL）の低下や免疫能力の低下を引き起こし，感染症や褥瘡を起こしやすくなる．認知症患者が特に嚥下障害を合併していると容易に低栄養状態や脱水となり，体重減少が起こる．中期や後期の認知症では低栄養状態はよくみられ，それに伴って意欲の低下やせん妄，不穏などの BPSD が発生する．また，認知症の進行に伴い，うつ症状の合併や，嗅覚や味覚の低下，失行や食物として認識できなくなるなどのために食事を拒否する場合がある．このために認知症患者においても，早期からのリハと栄養管理の介入が重要になる．特に AD 患者は AD のいずれの時期でも体重減少が起こり，AD 発症以前から起こることもある[3]．

　AD 患者の栄養管理のためには，①月に 1 度は体重測定を行い，② 2 kg 以上の体重減少や食欲低下がみられた場合は原因の精査が必要と考えられる．また 3〜6 カ月で 5％の体重減少がある場合は栄養介入が必要である．

　また，栄養と認知症・AD との関連については抗酸化物質，ホモシステイン（Hcy）に関連するビタミン，脂肪酸などの研究が報告されている．しかしこれらの報告ではこれらの栄養素の摂取が AD に対して効果的であるとの報告もあれば，否定的な報告もあり，一定の結論に至っていない[1]．しかしながら Hcy 関連のビタミンである葉酸とビタミン B_{12} はアミノ酸代謝に重要であるが，ともに加齢に伴う萎縮性胃炎や制酸剤の服用などで消化または吸収が低下することが知られている．AD 患者に対してリハを行う場合，その強度に応じた栄養管理を行うが，十分な効果を得るためにはブイ・クレス®などを用いて，積極的な栄養補給を検討する．

　AD 患者に対する運動療法についてはその内容や強度は千差万別であり，効果はその負荷に応じた結果であるため有効性に対する評価はさまざまである．施設入所中の AD 患者を対象に実施された RCT では，運動療法群では，12 カ月後も ADL と身体機能の低下は有意に少なかったが，行動障害やうつ症状，栄養状態には差がなかった．また，運動による明らかな弊害もなかった．中等度から重度の AD 患者を包括的な運動療法，歩行，会話の 3 群に割付けし，16 週間の介入前後でうつ症状を評価したところ，包括的な運動療法群で最も改善が大きいとの報告もある．運動の種類や程度，

効果判定法によっては，結果は一定ではなく，AD に対する運動療法の有効性についてのエビデンスは十分とは言えない[1]．しかしリハも栄養も介入せず，経過をみることはありえない．AD のステージ別に認知機能と身体機能を評価し，適切なリハと栄養管理を行うことで，AD 患者の身体機能の低下を防止し安定した療養生活を送ってもらうことが可能と考えられる．

ステージ別のリハビリテーション栄養

AD の ADL を総合的に評価し，ADL の障害を基準とし尺度が詳細に表わされているものに FAST（Functional Assessment Stage）（**表 2**）[4] がある．これは正常高齢者を含めて全部で 7 段階に分かれている．

1）認知症初期

FAST では「2．非常に軽度の認知機能低下」～「3．軽度の認知機能低下」に相当する．この時期は十分 ADL が保たれており，医療者からの指示も理解が可能なレベルである．栄養補給も経口的に可能であるため，必要な栄養量の補給が可能である．

2）認知症中期

FAST では「4．中等度の認知機能低下」～「5．やや高度の認知機能低下」に相当する．このころは徘徊，外出が問題となる時期であり，ADL はまだ十分に保たれている．しかしながら医療者からの複雑な支持を理解することが困難になってくる時期であり，リハの内容を検討する必要が出てくる．嚥下機能は保たれており，経口栄養が十分可能である．徘徊・多動によるエネルギー消費に見合う栄養補給が必要になる．

3）認知症後期から末期

FAST では「6．高度の認知機能低下」～「7．非常に重度の認知機能低下」に相当する．脳萎縮の進行に伴い語彙の数が減少し，コミュニケーションができなくなることがある．また食事に集中できなくなり，食事介助や食事環境整備が必要になる．この時期から動作が緩慢になり，歩行にも介助が必要になる．やがて歩行能力の喪失，立位の保持，座位の保持もできなくなり，座らせきり・寝たきり状態となることが多い．これにより四肢の関節の拘縮が起こる．この時期には運動負荷などのリハではなく，関節拘縮予防や褥瘡発生予防としてのリハが必要になる．多くの場合，AD は末期まで嚥下機能は保たれる．そのため経口的な栄養補給を第一に考慮する．しかし経口的な栄養補給には限界があり，体重の減少などの栄養状態の低下がみられた時には，食事内容の検討，栄養補助食品の利用などを考える．また全身管理のための経腸栄養，静脈栄養の併用，移行も検討する．

FAST における「7（e）笑う能力の喪失」～「7（f）昏迷および昏睡」の時期は明らかな AD の末期と考えられる．この時期には嚥下障害が現われてくることがある．そのため低栄養状態と誤嚥性肺炎の危険性が高まる．この時期は栄養状態の低下が多くみられる．栄養補給の方法としては経腸栄養または静脈栄養の併用を行いながらも，最後まで経口栄養を少しでもできるように取り組む．

表2 FAST

FASTステージ	臨床診断	FASTにおける特徴	臨床的特徴
1. 認知機能の障害なし	正常	主観的および客観的機能低下は認められない	5〜10年前と比較して職業あるいは社会生活上，主観的および客観的にも変化は全く認められず支障をきたすこともない．
2. 非常に軽度の認知機能低下	年齢相応	物の置き忘れを訴える．喚語困難	名前や物の場所，約束を忘れたりすることがあるが年齢相応の変化であり，親しい友人や同僚にも通常は気がつかない．複雑な仕事を遂行したり，込み入った社会生活に適応していくうえで支障はない．多くの場合，正常な老化以外の状態は認められない．
3. 軽度の認知機能低下	境界状態	熟練を要する仕事の場面では機能低下が同僚によって認められる．新しい場所に旅行することは困難	初めて，重要な約束を忘れてしまうことがある．初めての土地への旅行のような複雑な作業を遂行する場合には機能低下が明らかになる．買い物や家計の管理あるいはよく知っている場所への旅行など日常行っている作業をするうえでは支障はない．熟練を要する職業や社会的活動から退職してしまうこともあるが，その後の日常生活の中では障害は明らかとはならず，臨床的には軽微である．
4. 中等度の認知機能低下	軽度のアルツハイマー型	夕食に客を招く段取りをつけたり，家計を管理したり，買い物をしたりする程度の仕事でも支障をきたす	買い物で必要なものを必要な量だけ買うことができない．誰かがついていないと買い物の勘定を正しく払うことができない．自分で洋服を選んで着たり，入浴したり，行き慣れている所へ行ったりすることには支障はないために日常生活では介助を要しないが，社会生活では支障をきたすことがある．単身でアパート生活している高齢者の場合，家賃の額で大家とトラブルを起こすようなことがある．
5. やや高度の認知機能低下	中等度のアルツハイマー型	介助なしでは適切な洋服を選んで着ることができない，入浴させるときにもなんとかなだめすかして説得することが必要なこともある	家庭での日常生活でも自立できない．買い物を1人ですることはできない．季節に合った洋服を選んだりすることができないために介助が必要となる．明らかに釣り合いがとれていない組み合わせで服を着たりし，適切に洋服を選べない．毎日の入浴を忘れることもある．なだめすかして入浴させなければならないにしても，自分で体をきちんと洗うことはできるし，お湯の調節もできる．自動車を適切かつ安全に運転できなくなり，不適切にスピードを上げたり下げたり，また信号を無視したりする．無事故だった人が初めて事故を起こすこともある．きちんと服が揃えてあれば適切に着ることはできる．大声をあげたりするような感情障害や多動，睡眠障害によって家庭で不適応を起こし医師による治療的かかわりがしばしば必要になる．

ユマニチュードとリハビリテーション栄養

　近年認知症ケアの技術として注目を浴びているのが「ユマニチュード」である．このユマニチュードの4つの柱が，①「見る」，②「話す」，③「触れる」，④「立つ」である．特に「立つ」ことは「社会における自己」を認識する関係性を経験すること，自分を一人の人間として認識することにつながる．そのため可能な限り「立つ」ケアを考える．「立つ」ことの生理学的メリットとして，骨に荷重をかけることで骨粗鬆症を防止する，筋力の低下を防止する，血液の循環状態を改善する，肺の容積を増やすなどが考えられる[5]．

　ユマニチュードを行ううえで「立つ」ステージまで進み，当初は複数の介助者の介助で立位がとれるかを確認する程度であったものが「歩行」まで行うようになった場合，患者に対して十分な栄養補給がなされていなければ，ケアを行うだけで栄養状態

表2　つづき

6. 高度の認知機能低下	やや高度のアルツハイマー型	(a) 不適切な着衣	寝巻の上に普段着を重ねて着てしまう．靴紐が結べなかったり，ボタンを掛けられなかったり，ネクタイをきちんと結べなかったり，左右間違えずに靴をはけなかったりする．着衣も介助が必要になる．
		(b) 入浴に介助を要す入浴を嫌がる	お湯の温度や量を調節できなくなり，体もうまく洗えなくなる．浴槽に入ったり出たりすることもできにくくなり，風呂から出た後もきちんと体を拭くことができない．このような障害に先行して風呂に入りたがらない，嫌がるという行動がみられることもある．
		(c) トイレの水を流せなくなる	用を済ませた後水を流すのを忘れたり，きちんと拭くのを忘れる．あるいは済ませた後服をきちんと直せなかったりする．
		(d) 尿失禁	時に（c）の段階と同時に起こるが，これらの段階の間には数カ月間の間隔があることが多い．この時期に起こる尿失禁は尿路感染やほかの生殖泌尿器系の障害がよく起こる．この時期の尿失禁は適切な排泄行動を行ううえでの認知機能の低下によって起こる．
		(e) 便失禁	この時期の障害は（c）や（d）の段階でみられることもあるが，通常は一時的にしろ別々にみられることが多い．焦燥や明らかな精神病様症状のために医療施設を受診することも多い．攻撃的行為や失禁のために施設入所が考慮されることが多い．
7. 非常に高度の認知機能低下	高度のアルツハイマー型	(a) 最大限約6語に限定された言語機能の低下	語彙と言語能力の貧困化はアルツハイマー型認知症の特徴であるが，発語量の減少と話し言葉のとぎれがしばしば認められる．さらに進行すると完全な文章を話す能力は次第に失われる．失禁がみられるようになると，話し言葉は幾つかの単語あるいは短い文節に限られ，語彙は2，3の単語のみに限られてしまう．
		(b) 理解し得る語彙はただ1つの単語となる	最後に残される単語には個人差があり，ある患者では"はい"という言葉が肯定と否定の両方の意志を示すときもあり，逆に"いいえ"という返事が両方の意味をもつこともある．病期が進行するに従ってこのようなただ1つの言葉も失われてしまう．一見，言葉が完全に失われてしまったと思われてから数カ月後に突然最後に残されていた単語を一時的に発語することがあるが，理解し得る話し言葉が失われた後は叫び声や意味不明のぶつぶつ言う声のみとなる．
		(c) 歩行能力の喪失	歩行障害が出現する．ゆっくりとした小刻みの歩行となり階段の上り下りに介助を要するようになる．歩行できなくなる時期は個人差はあるが，次第に歩行がゆっくりとなり，歩幅が小さくなっていく場合もあり，歩くときに前方あるいは後方や側方に傾いたりする．寝たきりとなって数カ月すると拘縮が出現する．
		(d) 着座能力の喪失	寝たきり状態であってもはじめのうち介助なしで椅子に座っていることは可能である．しかし，次第に介助なしで椅子に座っていることもできなくなる．この時期ではまだ笑ったり，噛んだり，握ることはできる．
		(e) 笑う能力の喪失	寝たきり状態であってもはじめのうち介助なしで椅子に座っていることは可能である．しかし，次第に介助なしで椅子に座っていることもできなくなる．この時期ではまだ笑ったり，噛んだり，握ることはできる．この時期では刺激に対して眼球をゆっくり動かすことは可能である．多くの患者では把握反射は嚥下運動とともに保たれる．
		(f) 昏迷および昏睡	アルツハイマー型認知症の末期ともいえるこの時期は本疾患に付随する代謝機能の低下と関連する．

（大塚・他，1991）[4]

が低下する可能性が十分に考えられる．ケアの内容に合わせて栄養管理を検討する．

（岡田有司）

文献

1) 日本神経学会監修：認知症疾患治療ガイドライン2010，医学書院，2011，pp17-23，183-185，219-220．
2) 日本精神神経学会日本語版用語監修：DSM-5 精神疾患の診断・統計マニュアル，医学書院，2014，pp602-603．
3) Belmin J：Practical guidelines for the diagnosis and management of weight loss in Alzheimer's disease：a consensus from appropriateness ratings of a large expert panel. *J Nurt Health Aging* **1**：33-37, 2007.
4) 大塚俊男，本間 昭監修：高齢者のための知的機能検査の手引き，ワールドプランニング，1991，pp59-64．
5) 本田美和子：ユマニチュード入門，医学書院，2014，pp74-83．

2. 血管性認知症

> **ポイント**
> - 脳血管疾患は低栄養を呈することが多く，栄養状態は発症 1 カ月後の ADL や死亡率に関連する．
> - 認知症のステージや個別性を評価して，早期から呼吸リハや嚥下リハ介入を行う．
> - 同一患者でも症状や時期により必要栄養量が変化する．

血管性認知症とは

2010 年の厚生労働省の調査によると，介護が必要となった主な原因の第一位は脳血管疾患 22％，次いで認知症 15％ である（**図**）[1]．介護側となる医療従事者や家族，患者の QOL 維持向上のためには，血管性認知症についての理解を深める必要がある．

血管性認知症（vascular dementia；VaD）は，脳梗塞や脳出血などの脳血管障害

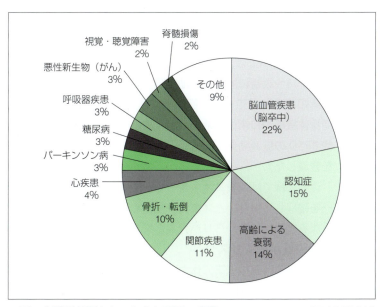

図　介護が必要となった主な原因・疾患　　　　（厚生労働省）[1]

(cerebrovascular disease；CVD）が原因で発症する認知症で，その要因となる病態には，高血圧，脂質異常症，糖尿病，心房細動などがある[2]．また，アルツハイマー型認知症（Alzheimer's disease；AD）のなかにも CVD を有する病態があり，VaD と AD の混合型認知症という概念もあるため，認知症診断において厳密に病理学的な境界を定めるのは困難である．

症状

VaD の症状や特徴などについて，AD と比較して以下に述べる．

①記憶障害・遂行機能障害

原因疾患，脳内の病変の位置によって異なり，成因，病態，症候が多様．VaD は一般に AD よりも記憶障害は軽度で，遂行機能低下は高度である[3]．

②言語障害

脳内の病変の位置や発症してからの時間経過により症状は異なる．一般に，VaD は語想起，呼称，復唱の障害がみられ，AD は文法理解力の低下がみられる[3]．

③感情障害

感情鈍麻，うつ気分，情動の退行，運動遅滞，自発性低下，不安，非現実的思考，心気症状が出現するが，認知症の重症度とは関連しない．VaD は AD よりも行動遅滞，うつ状態，不安が多い[3]．

④神経症候

初期から四肢の麻痺や腱反射の亢進が認められることが多く，歩行障害と尿失禁も早期から出現する．VaD は AD よりも自律神経障害（排尿症状，便秘，起立性めまい）の頻度が高い[3]．

リハビリテーション栄養のエビデンス

1）なぜリハビリテーション栄養が必要か

VaD のリハでは，記憶障害・遂行機能障害，神経症候などさまざまな機能障害の進行予防や改善に向けて運動訓練と認知機能訓練を同時に介入することが多い．

認知症高齢者でも週 3 回以上の高頻度で運動を実施し，長期的に経過を追うことで身体機能や日常生活活動（ADL）の維持・改善効果を認め，認知機能の維持・向上や BPSD の低減効果がある[4]．また低〜中強度の運動は健常高齢者の VaD 発症リスクを軽減した[5]．

運動訓練では消費エネルギーの増加を伴うため，それに見合った食事摂取エネルギーを確保していないと体重減少を招く可能性がある．体重減少は低栄養リスクの一因となるため，早期からリハ介入と栄養管理を併用して行うことが望ましい．

●低栄養が招くリスク

低栄養では意欲低下，体力低下，疲労感の増加へと悪循環を辿ることになりかねない．また，低栄養は認知機能や嚥下機能の低下を含めた入院予後にも関与するため[6]，リハ栄養，すなわち活動量・リハ内容に見合った栄養管理を行うことは必要不可欠で

ある．また CVD 患者は，入院時にすでに低栄養を呈していることが多く，これは発症 1 カ月後の ADL や発症 1 カ月後の死亡率と強く関連する[7]．

2）リハビリテーション栄養の効果

リハによる活動量増加に合わせて積極的に栄養療法を行うことで，良好な身体機能回復につながり，嚥下訓練を含めた積極的なリハの実施が，栄養状態改善につながる[8]．

①栄養療法の効果

栄養管理群と高エネルギー，サプリメントなどの栄養強化群を比較した検討では，栄養強化群で死亡率低下，在院日数短縮，自宅退院率の改善，ADL の改善が報告されている[8]．慢性期脳卒中では分岐鎖アミノ酸（BCAA）の摂取で体力や認知機能の向上を認めている[9]．

②認知障害のリハビリテーションにおける栄養管理の役割

認知機能の改善（ビタミン B_1，ビタミン B_{12}）や，予防的に脳血管疾患イベントを減少させること（ビタミン C），また間接的に体力低下や意欲低下を改善させることで訓練効果を高め，認知・運動機能の転帰を向上させることが期待できる[10]．

3）栄養所要量

VaD の栄養所要量に関する統一した基準はないため，脳卒中患者における報告を参考にすると，健常者と消費エネルギーが異なることに留意する．

たとえば，脳卒中患者の立位の消費エネルギーは健常者よりも 1.25 倍多く必要である[10]．片麻痺患者の場合は，歩行時に補装具の使用で消費エネルギーは低下するが，移動能力が低いほど基礎代謝が低いという報告もある．強い痙攣があれば基礎代謝が増加する[10]．このように，活動量と消費エネルギーの関係は複雑であり，同一患者でも時期により変化し得ることを念頭に置くべきである．

4）評価方法

栄養状態の評価に用いられるアルブミン（Alb）値は，VaD において低値の場合は生命予後の低下に関連する[11]．Alb 値は筋蛋白合成指標となるため，リハ効果の評価にも用いられる．しかし，測定条件や病態によっても変動することから Alb 値単一では全体像を評価できない．

リハの早期介入は，四肢・身体機能の廃用を防ぐうえでは有効と考えるが，疼痛のための歩行意欲の低下や，過重な身体への負荷による呼吸循環機能，消費・摂取エネルギーの差による体重変化などへの悪影響に留意しなくてはならない．そのため，リハ介入中は多職種で患者の主訴や病態，身体所見，身体計測，血液生化学データなど複数の指標を組み合わせて評価することが望ましい[6]．

ステージ別（CDR）のリハビリテーション栄養

臨床認知症評価法（Clinical Dementia Rating；CDR）とは，認知症の重症度を認知機能障害と生活機能障害から評価する方法である．記憶，見当識，判断力と問題解決能力，地域社会の活動，家庭および趣味，身の回りの世話の 6 カテゴリーを評価し，認知症なし（CDR 0），疑わしい（0.5），軽度（1），中等度（2），重度（3）の 5 段階で日常生活動作の程度を判定する．

VaDとADの高齢者を対象にした調査では，CDRが重度の者ほど高齢であり，MMSE，Barthel Index，Vitality Index，MNA®-SFはCDRが重度の者ほど低値であった[12]．このことから，CDRが重度の者ほど，認知機能はもちろん，日常生活動作や栄養状態も低下している．またVaDとADを比較すると，食行動に関する項目（麻痺・拘縮の有無，リンシング・ガーグリング，嚥下障害の特徴，巧緻性の低下，食具使用，適量のすくい取り，提供された食事全量の認知，食事中の注意維持）においてVaDの方が行動障害の出現頻度が高かった．VaDではCDR 1の段階からCVD後遺症による身体機能低下と認知機能の障害を合併しており，認知症の重症化や加齢，廃用症候群が追加されることでさらに自立度が低下する．よって，CDR 1のステージから機能障害などに対して，それらの程度と残存する運動・認知機能などを十分に把握し，重症度が進行しないよう個別のマネジメントを展開することが重要である[12]．

実際の現場では，さまざまなスクリーニング結果を参考に，患者とのかかわりを通して実現可能なプログラム構成を展開する．

● **CDR別機能低下の考察**

麻痺・拘縮，巧緻性の低下はどの群でも半数以上にみられる症状である[12]．拘縮，低栄養状態の場合でも適切な栄養管理を併用しながら関節可動域の改善が可能である[13]．

CDR1群とCDR3群の差が大きく，重症度が上がるにつれて困難になっていた項目はリンシング・ガーグリング，食事開始，食具使用，適量のすくい取り困難度である[12]．リンシング・ガーグリングにおいては呼吸運動能力が必要とされるため，早期から呼吸リハ栄養を介入をすることが望ましい．重度の栄養障害では呼吸筋の改善は困難であるが，排痰を促すことにより呼吸機能の改善は可能である[13]（**表1**）[14]．また，食行動全般における改善を目指すためには直接的な訓練のほかに，食事環境への配慮や声掛け，食具の工夫などのチームアプローチが必要である．

疫学

脳梗塞の大きさが延べ100 mLを超えるとVaDを発症する頻度が著しく増加するという報告がある．視床，海馬，帯状回など認知機能に重要な部位に梗塞を生じた場合，小さな梗塞でも急激に認知機能低下が生じる[2]．

1）診断基準

VaDの臨床診断の要は，①認知症がある，②CVDがある，③両者に因果関係がある，の3点である．①は病歴，簡易知能検査，高次脳機能検査などにより診断し，②は病歴，神経症候，画像診断による．両者の因果関係については，CVD発症と認知症発現との時間的関係，および，空間的関係，すなわち，病変部位と大きさが認知症の責任病巣として妥当かの判断による[3]．

VaDの臨床診断基準には，ICD-10（**表2**）[3]のほかにDSM-5（**表3**）[15]，ADDTC（**表4**）[3]，NINDS-AIREN（**表5**）[3]などがある．ADDTCの診断基準では脳卒中との時間的関係は含まれていないが，NINDS-AIRENの診断基準では，CVDと認知症発症の時間的関係が重視されている．

表1 呼吸リハビリテーション栄養

呼吸訓練	口すぼめ呼吸，腹式呼吸，深呼吸，息こらえ嚥下，咳嗽，強制呼出手技
排痰法	咳嗽，強制呼出手技，体位排痰法，軽打法，振動法，スクイージング
リハ栄養	通常時に使用する呼吸筋は有酸素運動で獲得可能であるが，排痰や咳のように瞬発力を要する呼吸筋の獲得にはレジスタンストレーニングが必要であるため，訓練内容に合わせてリハ前後のBCAA摂取を検討する．

(俵・他，2005)[14]

表2 ICD-10によるVaDの診断基準の要約

A．認知症がある
　認知機能障害は不均一あるいはまだら状で記憶力や知的能力の低下があるが，病識や判断力は比較的よく保たれる
B．突然発症，階段的な増悪，局所的神経徴候など
C．CTあるいは最終的に病理によって確認
D．特徴的な症候
　高血圧，頸動脈雑音，一過性のうつ気分，情動不安定，再発する梗塞により生じる一過性の意識混濁やせん妄
　人格は比較的よく保たれているが，無感情，抑制欠如，自己中心性，妄想的態度，易刺激性，病前性格先鋭化などの人格変化が認められることもある

(日本神経学会監修：認知症疾患治療ガイドライン2010，医学書院，2010，p252)[3]

表3 DSM-5によるVaDまたは血管性軽度認知障害診断基準

A．認知症または軽度認知障害の基準を満たす．
B．臨床的特徴が以下のどちらかによって示唆されるような血管性の病院に合致している：
　(1) 認知欠損の発症が1回以上の脳血管性発作と時間的に関係している．
　(2) 認知機能低下が複雑性注意（処理速度も含む）および前頭葉性実行機能で顕著である証拠がある．
C．病歴，身体診察，および/または神経認知欠損を十分に説明できると考えられる神経画像所見から，脳血管障害の存在を示す証拠がある．
D．その症状は，他の脳疾患や全身性疾患ではうまく説明されない．

確実な血管性神経認知障害は以下の1つがもしあれば診断される．そうでなければ**疑いのある血管性神経認知障害**と診断すべきである：
(1) 臨床的基準が脳血管性疾患によるはっきりとした脳実質の損傷を示す神経画像的証拠によって支持される（神経画像による支持）．
(2) 神経認知症候群が1回以上の記録のある脳血管性発作と時間的に関係がある．
(3) 臨床的にも遺伝的にも〔例：皮質下梗塞と白質脳症を伴う常染色体優性遺伝性脳動脈症（CADASIL）〕脳血管性疾患の証拠がある．

疑いのある血管性神経認知障害は，臨床的基準には合致するが神経画像が得られず，神経認知症候群と1回以上の脳血管性発作との時間的な関連が確証できない場合に診断される．

(日本精神神経学会日本語版用語監修，髙橋三郎・大野 裕監訳：DSM-5 精神疾患の診断・統計マニュアル，医学書院，2014，p612)[15]

2）画像所見

　CT，MRI，SPECT，PETなどのニューロイメージングは，認知症性疾患の診断には欠かせない．CTとMRIで認められるCVDの病巣の数や部位はさまざまであるが，VaDでは基底核や白質に多発性の病巣を認めることが多い．海馬の萎縮など，ADによる変化がないかを除外することも大切である．脳血流SPECTでは，前頭葉の著明

表4 ADDTC による probable ischemic vascular dementia（probable IVaD）の診断基準の要約

A．次のすべてを満足する
　1．認知症がある
　2．既往歴，神経学的症候 and/or 画像診断（CT または T_1 強調 MRI）から，2個（回）以上の虚血発作が証明される
　3．CT または T_1 強調 MRI で小脳以外に少なくとも1個以上の梗塞巣がある
B．診断根拠
　1．認知機能に関連する脳領域の多発性梗塞の証明
　2．一過性脳虚血発作多発の既往歴
　3．脳血管障害（CVD）の危険因子の既往（例：高血圧，心疾患，糖尿病）
　4．Hachinski の虚血スコア7点以上
C．VaD と関連する臨床症候（ただし，さらに要検討のものも含む）
　1．歩行障害，尿失禁の比較的早期からの出現
　2．T_2 強調 MRI で，年齢相応以上の脳室周囲および脳深部白質の変化がみられる
　3．電気生理学的検査または生理学的神経画像研究（SPECT，PET，NMRspectroscopy など）で局所的変化がみられる
D．診断にはあまり役立たないもの
　1．緩徐進行
　2．錯覚，妄想，精神症候，幻覚
　3．痙攣
E．診断が疑わしいもの
　1．画像診断で該当する局所性障害を証明されない超皮質性感覚性失語（AD でみられる）
　2．認知症以外に中枢神経症候を欠くもの

（日本神経学会監修：認知症疾患治療ガイドライン2010，医学書院，2010，p252）[3]

表5 NINDS-AIREN による probable VaD の診断基準の要約

A．認知症がある
　a）記憶障害と，次の認知機能のうち2つ以上の障害がある．見当識，注意力，言語，視覚空間機能，行動機能，運動統御，行為
　b）臨床的診察と神経心理学的検査の両方で確認することが望ましい
　c）機能障害は，日常生活に支障をきたすほど重症である．しかし，これは脳卒中に基づく身体障害によるものを除く
　【除外基準】
　a）神経心理検査を妨げる意識障害，せん妄，精神病，重症失語，著明な感覚運動障害がない
　b）記憶や認知機能を障害する全身性疾患や他の脳疾患がない
B．脳血管障害（CVD）がある
　a）神経学的診察で，脳卒中の際にみられる局所神経症候（片麻痺・下部顔面神経麻痺・Babinski 徴候・感覚障害・半盲・構音障害）がみられる
　b）脳画像（CT・MRI）で明らかな多発性の大梗塞，重要な領域の単発梗塞，多発性の基底核ないし白質の小梗塞あるいは広範な脳室周囲白質の病変を認める
C．上記の両者に関連がみられる．下記 a）ないし b）の両者，またはいずれかを満足する
　a）明らかな脳血管障害後3カ月以内に認知症が起こる
　b）認知機能が急激に低下するか，認知機能障害が動揺性ないし段階的に進行する

（日本神経学会監修：認知症疾患治療ガイドライン2010，医学書院，2010，p253）[3]

な脳循環代謝の低下が特徴とされている．病巣から離れた部位でも血流低下がみられることがある[16]．PET の所見では，VaD は AD よりも血管反応性が低下しており，脳循環予備能が疲弊していることが特徴である[3]．

3）危険因子

加齢，脳卒中の既往，高血圧，糖尿病，脂質異常症，高ホモシステイン血症，運動不足が危険因子となる[17]．

特に，脳卒中の危険因子として糖尿病と脂質異常症がある．糖尿病については，血糖コントロールのみでは脳卒中の再発抑制効果はなく，高血圧等の危険因子を併せて管理することが重要である．脂質異常症では，薬物療法（スタチン）により脳卒中を17％減少させるという報告がある[18]．多発性脳梗塞はVaDの強い危険因子であるが，脳梗塞を有する認知症のすべてがVaDというわけではない．

4）進行・生命予後

脳梗塞の再発を繰り返すことでVaDを発症することが多く，段階的に症状が悪化することも少なくない[19]．VaDの生命予後は非認知症患者に比べ有意に短く，またADよりも予後が悪い．死因は心疾患や脳血管疾患など全身の動脈硬化に起因することが多いのが特徴である[3]．

5）VaDのタイプ別分類[3]

①皮質性VaD（多発脳梗塞性認知症）

大脳皮質・白質を含むさまざまな梗塞が多発して生じる認知症．主幹動脈のアテローム血栓性閉塞または狭窄，心原性脳梗塞が原因となり得る．経過は急性発症または階段状悪化となる．高次脳機能障害として，失語，失行，失認，視空間障害，構成障害や遂行機能障害などがみられる．また，障害された大脳皮質の機能局在に一致して，運動麻痺を含む神経症候も出現する．

皮質性VaDでは後大脳動脈領域梗塞，中大脳動脈領域梗塞が認められることが多い．角回症候群の場合は，計算，書字，見当識障害がみられる．

②認知症発現に関連する部位の単一病変によるVaD

海馬，帯状回，脳弓，尾状核，淡蒼球，内包膝部・前脚などに限局する小病変によるVaDは，急性発症で時間とともに軽快するという経過を示す．優位側海馬病変の急性期には，興奮ないし錯乱，記銘力障害，同名半盲または四分盲などを呈する．

③小血管病変性認知症

小血管の病変による虚血性病変は皮質，皮質下のいずれにも生じる．

・多発性ラクナ梗塞性認知症

穿通枝領域の閉塞により生じる直径15 mm未満の小梗塞（ラクナ梗塞）が基底核や白質，視床，橋などに多発した状態で，症状は片麻痺や偽性球麻痺に加えて認知症を示す．特に白質病変が高度であると認知症を呈しやすい．皮質下性では視床性認知症，基底核の梗塞がその代表である．視床内側の病変の急性期には，傾眠，記銘力障害，意欲・自発性低下，眼球運動障害などがみられる．

・Binswanger病（進行性皮質下血管性脳症）

内包，半卵円中心，基底部にラクナ梗塞を伴うことが多く，ラクナ梗塞に加え大脳白質に広範の変性が生じることで，進行性の高度な認知症を示す．大脳白質の割面，特に脳室周囲，放線冠，半卵円中心の萎縮が目立つ．その萎縮のため側脳室は拡大しているようにみえるが，大脳皮質は比較的保たれる．

④低灌流性 VaD

　脳の循環不全により生じる認知症．心停止，高度の血圧低下等全身性循環障害の後遺症として生じる場合と，主幹動脈の閉塞や高度狭窄により生じる場合がある．主幹動脈の境界域，脳室周囲白質，海馬や大脳皮質の神経細胞が虚血の影響を受けやすい．

⑤脳出血性 VaD

　脳出血，アミロイド血管症などによる多発皮質下出血，くも膜下出血などにより進行性の認知症を示す．アミロイド血管症は脳出血にアミロイドが沈着した状態で，老化現象でもあり，高齢になるほど大出血をきたしやく，再発を繰り返す脳葉型出血が特徴である．くも膜下出血では，出血による脳組織の破壊や浮腫以外にも，続発する脳血管攣縮による脳梗塞，水頭症，脳表へモジデリン沈着症などが認知症の発現の原因となる可能性がある．

〔吉村由梨〕

文献

1) 厚生労働省：平成22年国民生活基礎調査の概況.
2) 福内靖男・他：脳血管障害の臨床．日医師会誌 **125**：259-304，2001.
3) 日本神経学会監修：認知症疾患治療ガイドライン2010，医学書院，2010.
4) 山上徹也，山口晴保：認知症と理学療法．PTジャーナル **45**：831-836，2011.
5) Aarsland D et al：Is physical activity a potential preventive factor for vascular dementia? A systematic reviem. *Aging Ment Health* **14**：386-395, 2010.
6) 横山絵里子，中野明子：血管性認知障害のリハビリテーション―慢性期脳卒中の栄養状態と認知機能，運動機能の検討．脳卒中 **32**：634-640，2010.
7) 日本静脈経腸栄養学会：静脈経腸栄養ガイドライン，第3版，照林社，2013，pp282-288.
8) 笛吹亘・他：脳卒中リハビリテーションへの栄養サポートチーム介入―Functional Independence Measureを用いた効果検証．リハ医学 **45**：184-192，2008.
9) 永井努・他：分岐鎖アミノ酸経口摂取が慢性期脳卒中の体力，認知機能に及ぼす影響．臨床リハ **17**：306-309，2008.
10) 横山絵里子：脳卒中のリハビリテーション栄養．*MB Med Reha* **145**：47-54，2012.
11) 植木昭紀・他：アルツハイマー型老年痴呆および血管性痴呆の生命予後に関する要因の検討―老人性痴呆疾患センターでの追跡調査から．日老医誌 **36**：358-364，1999.
12) 枝広あや子・他：アルツハイマー病と血管性認知症高齢者の食行動の比較に関する調査報告：第一報―食行動変化について―．日老医誌 **50**：651-660，2013.
13) 若林秀隆：低栄養の病態とリハビリテーション：総合リハ **39**(5)：449-454，2011.
14) 俵佑一，朝井政治：呼吸理学療法．ナースのための摂食・嚥下障害ガイドブック（藤島一郎編），中央法規出版，2005，pp148-159.
15) 日本精神神経学会日本語版監修：DSM-5精神疾患の診断・統計マニュアル，医学書院，2014.
16) 北村伸：認知症診断に必要な検査法．*Med Technol* **41**：264，2013.
17) 清原裕・他：地域住民における老年期痴呆の悉皆調査 久山町研究．老年痴呆研会誌 **14**：35-38，2007.
18) Baigent C et al：Cholesterol Treatment Trialists'(CTT) Collaborators. Efficacy and safety of cholesterol-lowering treatment：prospective meta-analysis of data from 90,056 participants in 14 randomised trials of statins. *Lancet* **366**：1267-1278, 2005.
19) 三宅貴夫：認知症ぜんぶ図鑑，メディカ出版，2011，p33.

3. Lewy 小体型認知症

> **ポイント**
> ・進行性で変動しやすい病態であり，身体・精神機能の変化などに応じたリハ栄養管理を行う．
> ・認知症性疾患のなかでも特に転倒や骨折を生じやすい．
> ・幻視やうつ，パーキンソニズムによる摂食嚥下障害や固縮への対応も重要である．

Lewy 小体型認知症とは

　Lewy 小体型認知症（dementia with Lewy bodies；DLB）は 1976 年，Kosaka ら[1]によって初めて報告された変性性認知症疾患で，進行性の認知機能障害に加え，幻視に代表される特有の精神症状やパーキンソニズムを呈する．1995 年に国際ワークショップで臨床・病理診断基準のガイドラインが作成されて以来報告が増えており，現在では変性性認知症のうち，アルツハイマー型認知症（Alzheimer's disease；AD）に次いで頻度が高い[2]．

　病理学的には，大脳皮質，辺縁系，脳幹にびまん性に神経細胞の変性した病変がみられ，変性した神経細胞中には，Lewy 小体という封入体（異常な物質が集積したもの）が認められる．Lewy 小体はもともとドイツの病理学者 Frederic Heinrich Lewy が 1914 年に発見した病変で，パーキンソン病（Parkinson's disease；PD）の際に黒質を含む脳幹で認められており，PD の病因に関連する病理変化として知られていた[3]．Lewy 小体は α シヌクレインとよばれる蛋白質からつくられていることや，α シヌクレインの遺伝子異常をもつ家系では PD を発症することなどがわかり，α シヌクレインの異常が DLB の発症にかかわっている（図 1）[4,5]．

　DLB の特徴的な所見は，認知機能の動揺，幻視，パーキンソニズムの他，起立性低血圧や失神，頑固な便秘，尿失禁などの自律神経症状，うつや誤認，妄想などの精神症状である[6]．治療との関連では，コリンエステラーゼ（ChE）阻害薬が有効である一方，抗精神病薬に対して過敏に反応し，予期せぬ副作用が出現しやすい．さらに，容易に転倒し，骨折や誤嚥による嚥下性肺炎を併発しやすい．これらの症状の特徴を理解し，身体・精神機能の変化などに応じたリハ栄養管理を行うことが重要である．

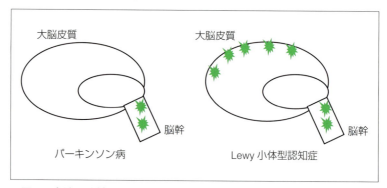

図1　大脳と脳幹部におけるLewy小体の分布イメージ（河野，2011）[5]
パーキンソン病ではLewy小体（図中緑色）が脳幹部だけにある．Lewy小体型認知症は，Lewy小体が脳幹部から大脳皮質に広がっている．

疫学

2009年の全国調査[7]では，65歳以上の認知症では，AD 67.4％，血管性認知症（vascular dementia；VaD）18.9％，DLB 4.6％であった．これに対して65歳未満発症の認知症を対象とした若年性認知症の疫学調査[8]では，VaDが39.8％と最も多く，次いでADが25.4％であり，DLBは3.0％であった．

DLBの発症は60〜80歳代の老年期に多く，性差は少ないがやや男性に多い[9]．報告によりばらつきはあるが，平均死亡年齢は68.4〜92.0歳，平均罹病期間は3.3〜7.3年でADよりも短い[10]．進行期には，嚥下障害や自発性の低下から食事摂取困難となり誤嚥性肺炎を繰り返し，経鼻栄養や胃瘻造設が必要になることが多く，死因としては呼吸器疾患が多い[11]．

診断基準

DLBの臨床診断では第3回DLB国際ワークショップの臨床診断基準改訂版（**表1**）[12,13]の使用が推奨される．進行性の認知症に加えて，認知機能変動，パーキンソニズム，幻視の3主徴のうち2つがあればDLBほぼ確実，1つがあればDLB疑いとされる．わが国では示唆的特徴のうちのSPECTまたはPETによるドパミントランスポーター画像は臨床場面で普及していないので，中核的特徴3項目と示唆的特徴2項目をもってDLBを臨床診断することになる[9]．

リハビリテーション栄養のエビデンス

DLBは認知症のなかでも比較的最近発見され，近年になり診断基準が作成されたこともあり系統的に研究された報告は少ないが，エネルギー消費量や摂食嚥下障害，転倒・骨折に関する報告がある．

PDでは約50％の患者に何らかの摂食障害が出現する[14]．21〜24％程度に低栄養

表1　DLBの臨床診断基準改訂版

(1) 中心的特徴（DLBほぼ確実probableあるいは疑いpossibleの診断に必要）
　　正常な社会および職業活動を妨げる進行性の認知機能の低下として定義される認知症．顕著で持続的な記憶障害は病初期には必ずしも起こらない場合があるが，通常，進行すると明らかになる．
(2) 中核的特徴（2つを満たせばDLBほぼ確実，1つではDLB疑い）
　　a．注意や覚醒レベルの顕著な変動を伴う動揺性の認知機能
　　b．典型的には具体的で詳細な内容の，繰り返し出現する幻視
　　c．自然発生の（誘因のない）パーキンソニズム
(3) 示唆的特徴（中核的特徴1つ以上に加え示唆的特徴1つ以上が存在する場合，DLBほぼ確実．中核的特徴がないが示唆的特徴が1つ以上あればDLB疑いとする．示唆的特徴のみではDLBほぼ確実とは診断できない）
　　a．レム睡眠行動異常症（RBD）
　　b．顕著な抗精神病薬に対する感受性
　　c．SPECTあるいはPETイメージングによって示される大脳基底核におけるドパミントランスポーター取り込み低下
(4) 支持的特徴（通常存在するが診断的特異性は証明されていない）
　　a．繰り返す転倒・失神
　　b．一過性で原因不明の意識障害
　　c．高度の自律神経障害（起立性低血圧，尿失禁など）
　　d．幻視以外の幻覚
　　e．系統化された妄想
　　f．うつ症状
　　g．CT/MRIで内側側頭葉が比較的保たれる
　　h．脳血流SPECT/PETで後頭葉に目立つ取り込み低下
　　i．MIBG心筋シンチグラフィで取り込み低下
　　j．脳波で徐波化および側頭葉の一過性鋭波
(5) DLBの診断を支持しない特徴
　　a．局在神経徴候や脳画像上明らかな脳血管障害の存在
　　b．臨床像の一部あるいは全体を説明できる他の身体的あるいは脳疾患の存在
　　c．高度の認知症の段階になって初めてパーキンソニズムが出現する場合
(6) 症状の時間的経過
　　（パーキンソニズムが存在する場合）パーキンソニズム発症前あるいは同時に認知症が生じている場合，DLBと診断する．認知症を伴うParkinson病（PDD）という用語は，確固たるPDDの経過中に認知症を生じた場合に用いられる．実用的には，臨床的に最も適切な用語が用いられるべきであり，Lewy小体病のような包括的用語がしばしば有用である．DLBとPDD間の鑑別が必要な研究では，認知症の発症がパーキンソニズム発症後の1年以内の場合をDLBとする1年ルールを用いることが推奨される．臨床病理学的研究や臨床試験を含む，それ以外の研究の場合は，DLBとPDDの両者は，Lewy小体病あるいはαシヌクレイン異常症のようなカテゴリーによって総合的に捉えることが可能である．

（日本神経学会監修：認知症疾患治療ガイドライン2010，医学書院，2010，p296)[12]

や体重減少を合併し[15,16]，罹病期間が長くなるにつれ低栄養リスクが高くなる[17]．Leviら[18]は，治療前後のエネルギー消費量を比較し，症状改善のない患者では変化しないが，固縮改善例ではエネルギー消費量が減少，不随意運動増大例では消費が増大すると報告している．DLBとPDのパーキンソニズムの違いについてはさまざまな議論があるが，DLBでは寡動と筋強剛が高率に認められ，振戦は少ない[19]．

DLBとADを対象としたShinagawaらの報告[20]によると，「食物の嚥下困難」「水分の嚥下困難」「咳やむせこみ」「嚥下に長時間」「痰がらみ」「食欲低下」「援助・見守りの必要性」「便秘」といった項目でDLB群はAD群に比べて有意に高い得点を示した．回帰分析では，「食物の嚥下困難」「嚥下に長時間」「援助・見守りの必要性」にはパーキンソニズムが，「水分の嚥下困難」にはパーキンソニズムと精神症状が，「食

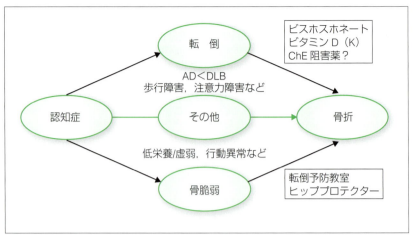

図2　認知症の骨折の要因と治療・予防　　　　　　　　　　　　（羽生，2014)[22]

欲低下」には精神症状が有意に影響を与えていた．これらの結果から，DLBはADに比べて嚥下や摂食の問題が生じやすいが，その原因は多様であり，認知症の重症度やパーキンソニズムのみに起因するものではないと述べている．

認知症疾患治療ガイドライン2010[12]では，DLBに対する非薬物療法の有効性は十分に検証されていないが，適切なケアや環境整備（理学療法，弾性ストッキング，繊維質の食事など）が推奨されている．認知機能低下や幻視などの症状は覚醒度や注意力の低下で悪化するので，社会的な交流や環境を整え，これらを活性化することで，軽減を図る．急に精神症状が悪化するような場合は，感染症，脱水や代謝障害の可能性を除外する必要がある．理学療法（ストレッチ，筋力強化，バランス訓練，運動プログラム），殿部のプロテクターなどは，歩行速度やバランスを改善し，転倒やそれに伴う不具合を軽減する．

Namiokaら[21]は，平均82歳の認知症を認めない高齢患者の過去1年間の転倒既往は約30％であったのに対して，MMSEが20点以下の中等度以上のAD患者では42％と増加し，さらに非AD（DLBとVaD）患者では約70％と報告している．図2[22]に認知症患者の骨折の要因とその治療・予防を示す．

ステージ別のリハビリテーション栄養

認知症のリハ栄養管理を行ううえで，患者の状態（認知機能や生活機能）を客観的に評価することは重要である．

CDR（Clinical Dementia Rating）は，認知症の全般的重症度の評価尺度の一つであり，観察式の認知症評価法として国際的に最も汎用されている．記憶，見当識，判断力と問題解決能力，地域社会活動，家庭および趣味，身の回りの世話の6つのカテゴリーを0〜3点の5段階で評価するもので，結果は合計点とCDR総合点で示され，数値が高いほど重症度が高いと判定される．

DLBと同じLewy小体を原因とするPDの重症度についてはHoehn & Yahr（ホー

表2 パーキンソン病におけるHYステージ別リハビリテーション栄養のポイントとCDRスコア例

HYステージ	CDR（例）	栄養ポイント	リハポイント
Ⅰ 片側のみ障害，症状は軽い	0 障害なし	常食 食嗜好確認，栄養バランス確認	目標：活動性の維持向上 体幹筋力強化訓練，趣味活動など促進
Ⅱ 両側性または体幹の障害	0.5 障害の疑い	常食〜軟食 摂食量の確認，基礎消費エネルギー確認，活動係数の増加	目標：パーキンソニズム改善 姿勢改善，下肢体幹筋力訓練，構音訓練，ADL確認，楽しみ活動導入，生活リズム確認（便秘，自律神経症状改善）
Ⅲ 姿勢保持障害の初期徴候	1 軽度障害	軟食〜嚥下調整食 食形態，食べ方（回数，食器など）の工夫，補助食品の導入，脱水予防，摂取エネルギー確認	目標：パーキンソニズム改善，サルコペニア予防 呼吸訓練，嚥下訓練，動的バランス訓練，日常生活動作訓練，環境調整（転倒予防，誤嚥予防）
Ⅳ 重要な機能障害，日常生活動作の障害は高度	2 中等度障害	嚥下調整食〜代償栄養 補助食品の活用，水分補給，摂食介助の工夫，代償栄養法の検討，蓄積エネルギー考慮	目標：サルコペニア改善，合併症予防 頸部顎関節などの可動域維持，摂食嚥下訓練，呼吸訓練，実用コミュニケーションの工夫，介助での生活活動維持（精神症状，廃用の予防・改善）
Ⅴ 全面的な介助が必要，臥床状態	3 重度障害	嚥下調整食〜代償栄養 代償栄養の工夫（排便コントロール，逆流改善，栄養バランス）楽しみ嚥下の維持	目標：離床促進，合併症予防 日常介護の軽減，生活リズムの維持，意思疎通の工夫，環境・人的支援調整（褥瘡，肺炎後の合併症予防）

（佐久川，2013）[23]を改変

エン・ヤール；HY）の分類がある．参考資料としてHYステージ別リハ栄養のポイントを示す（**表2**）[23]（CDRは例であり必ずしも表通りに対応している訳ではない）．

症例提示

80歳代，男性．Lewy小体型認知症．主訴：ふらつき，倦怠感．左上下肢に軽度麻痺あり．両上肢・右下肢徒手筋力テスト（MMT）5/5．左下肢MMT 2/5．バレー徴候，左手やや下垂．口臭，流涎あり．呂律困難，言葉のでにくさあり．体温36.1℃．

日常生活自立度B-2，認知症高齢者の日常生活自立度判定Ⅲ-B．MMSE16/30点（本人の拒否あり自発書字，図形描写できず，実質16/27点）．既往歴：脳梗塞．身長170 cm，体重51.4 kg，BMI 17.8，下腿周囲長（CC）31 cm，上腕周囲長（AC）21 cm，上腕三頭筋皮下脂肪厚（TSF）6.3 mm．血液検査値：総蛋白6.5 g/dL，血色素量12.5 g/dL．

1）入院までの経過

3年前に妻を亡くし独居．食事はヘルパーの利用と自炊．数日前より食事が進まず，倦怠感，ふらつきあり．体動困難であるところをヘルパーが発見し，入院となる．

ICF：機能障害として，記憶障害と認知機能障害，摂食嚥下障害，幻覚・妄想，睡眠障害，抑うつなどを認める．活動制限として食事，歩行など ADL の低下を認める．個人因子として内向的，環境因子として独居．要介護 1，身体障害者手帳なし．運動制限，高次脳機能障害で介助が必要であり，参加制約がある．
栄養アセスメント：MNA®-SF 8 点，BMI 17.8，血液検査値より軽度低栄養状態．
サルコペニア：高齢者，日常生活自立度 B-2，バレー徴候あり．うつ，寡動傾向であり廃用のハイリスク状態．体動困難，食事が進まなかったことからも，加齢，活動，疾患，栄養のすべてにおいてサルコペニアを認める．
摂食嚥下障害，口腔状態：摂食嚥下障害あり．口臭，流涎あり．舌苔，歯周炎，残根多数．上下義歯があるも，下義歯装着拒否．
栄養ケアプラン：歯科衛生士による口腔内評価および口腔ケア．ST による摂食嚥下評価をふまえ，食形態を決定．看護師は排便状況を確認し，食事時は誤嚥・窒息予防目的に見守りとする．PT による筋緊張の評価をもとに管理栄養士が栄養量を算出．振戦の有無やリハ量など確認しエネルギー量を調節し，1,600 kcal，蛋白質 56 g，軟菜食形態でのプランを立案．
リハビリテーションプラン：理学療法では起立訓練，歩行訓練やバランス訓練，作業療法では上肢機能訓練や認知機能訓練，言語療法では呼吸機能訓練，発声訓練，摂食嚥下訓練をそれぞれ 20～40 分間実施．状況をみながら関節可動域訓練，筋力訓練，ADL 訓練などを実施していく．
その他：医師は全身状態把握し，リハの指示および内服調整．退院後の支援にむけて早期から MSW 介入していく．転倒リスクが高いため環境調整を行う．

2）経過（図 3）

　入院時は視線が合わず会話が成立しない状態であり，突然家族の話をするなど意識変動著明．不安定な小刻み歩行．小声．排泄，更衣，整容など全般的に介助が必要であった．食事は嚥下調整食 4（軟菜一口大），水分は薄いとろみを付加．車椅子座位で自力摂取可能も食べこぼし著明．入院 3 日目に嚥下造影実施．嚥下反射の出現が遅く，反射が弱い．喉頭蓋谷に残留あり．嚥下調整食 3（ソフト食形態），水分は中間のとろみへ変更し食事環境を整えた．交互嚥下できる物性でエネルギー，蛋白質増量も兼ねたゼリー（100 kcal，蛋白質＝3 g）を毎食付加し全量喫食．2 週間後より筋力訓練を行ったが，認知変動著明にてすんなり指示を聞くことができる時もあればリハ拒否もみられた．夜間の不穏が強く内服調整を行った．CDR は変化なし．誤嚥，転倒なく状態安定し，4 週間後に介護老人保健施設へ入所となった．

3）考察

　症例は CDR3 であり，重度の認知症であった．振戦はなく固縮あり，寡動＋．リハも当初は拒否していたため入院時の活動係数は 1.3 とした．当初食べこぼしなどがあったが食形態変更とゼリー付加にて栄養量が確保できた．退院時身体計測値は AC と TSF は変化なかったが CC は 32 cm と微増した．最初は耐久性が低く，歩行不安定であったが，3 週間後より耐久性向上し，退院時はリハ 6 単位可能であった．これらの経過から，入院前のエネルギー摂取不足と廃用に対してリハ栄養と薬物療法，環境調整を行ったことが奏功したと考えられた．

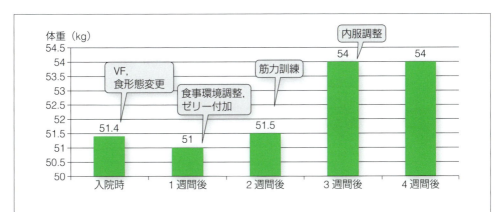

図3 DLB患者の入院中の経過

おわりに

　DLBは幻視やパーキンソニズムに伴う摂食嚥下障害や食行動の問題も多くみられ，転倒にも留意が必要である．認知機能障害ばかりでなく，多彩なBPSD，運動障害，自律神経症状を随伴するDLBにおいて，リハ栄養は重要な役割をもつ．
　野原[24]は，「ほとんどの認知症症例において，進行に伴い体重が減少する．その体重減少が改善可能なサルコペニアであるのか，改善不可能なサルコペニアであるのかを考えて栄養ケアプランを立てる必要がある．」と述べている．入院時の活動量の低

下や不適切な食事環境による摂取量の低下によって生じるサルコペニアは改善可能である．

　また，認知症のリハ栄養管理を行ううえでICF（国際生活機能分類）の視点は欠かせない．DLBの特徴をよく理解し，ICFで問題点を，CDRで重症度を評価する．摂食嚥下障害や口腔状態を評価し，サルコペニアの改善が可能か，振戦や固縮の有無を確認したうえで，身体・精神機能に応じたリハ栄養プランを作成することが大切である．

〔髙山仁子〕

文献

1) Kosaka K et al：Presenile dementia with Alzheimer-Pick and Lewy body changes. *Acta Neuripathol* **36**：221-233, 1976.
2) 小林三恵・他：物忘れ外来（memory clinic）における超高齢認知症患者（oldest-old dementia）の検討．*Brain Nerve* **61**：972-978, 2009.
3) 野原幹司：認知症患者の摂食・嚥下リハビリテーション，南山堂，2011, p12.
4) 池田 学：認知症．中公新書，2010, pp106-108.
5) 河野和彦：レビー小体型認知症，フジメディカル出版，2011, p77.
6) 羽生春夫：レビー小体型認知症の治療．*Mod Physician* **27**：560, 2007.
7) 朝田 隆：厚生省科学研究費補助金（長寿科学研究事業）認知症の実態把握に向けた総合研究，平成21-22年度報告書，2011.
8) 朝田 隆：厚生省科学研究費補助金（長寿科学研究事業）若年認知症の実態と対応の基礎盤に関する研究，平成18-20年度報告書，2009.
9) 池田 学：認知症．医歯薬出版，2012, pp47-48.
10) Papka M et al：A review of Lewy body disease, an emerging concept of cortical dementia. *J Neuropsychiatry Clin Neurossi* **10**：267-279, 1998.
11) 内海雄思・他：レビー小体型認知症の経過・予後．老年精神誌 **20**：618-622, 2009.
12) 日本神経学会監修：認知症疾患治療ガイドライン2010, 医学書院，2010.
13) McKeith IG et al：Consortium on DLB. Diagnosis and management of dementia with Lewy bodies：third report of the DLB Consortium. *Neurology* **65**：1863-1872, 2005.
14) Leopld NA et al：Laryngeal deglution movement in Parkinson's disease. *Neurology* **48**：373-376, 1997.
15) Wang G et al：Malnutrition and associated factor in Chinese patients with Parkinson's disease：results from a pilot investigation. *Parkinsonism Relat Discord* **16**：119-123, 2010.
16) JaaFar AF et al：A cross-sectionnal study of the nutritional status of community-dwelling people with indiopathic Parkinson's disease. *BMC Neurol* **10**：124, 2010.
17) Barchella M et al：Mini Nutritional Assessment in patients with Parkinson's disease：correlation between worsening of the malnutrition and increasing number of disease years. *Nutr Neurosci* **11**：128-134, 2008.
18) Levi S et al：Increased energy expenditure in Parkinson's disease. *BMJ* **301**：1256-1257, 1990.
19) Asarslamd D et al：Comparison of extrapyramidal signs in dementia with Lewy bodies and Parkinson's disease. *J Neuropsychiatry Clin Neurocsi* **13**：374-379, 2001.
20) Shinagawa S et al：Characteristics of eating and swallowing problems in patients who have dementia with Lewy bodies. *Int Psychogeriatr* **21**：520-525, 2009.
21) Namioka N et al：Compreensive geriatric assessment in elderly patients with dementia. *Geriatr Gerontol Int*, 2014.
22) 羽生春夫：認知症と転倒・骨折．老年精医誌 **25**：111-116, 2014.
23) 佐久川明美：パーキンソン病．サルコペニアの摂食・嚥下障害（若林１秀隆，藤本篤士編），医歯薬出版，2013, pp158-164.
24) 野原幹司：認知症．サルコペニアの摂食・嚥下障害（若林秀隆，藤本篤士編），医歯薬出版，2013, pp140-144.

第4章

施設別の認知症の
リハビリテーション栄養

第4章 施設別の認知症のリハビリテーション栄養

1. 急性期・回復期病院での認知症のリハビリテーション栄養

> **ポイント**
> ・認知症患者の多くは摂食嚥下障害を有し，入院とともに増悪しやすい．
> ・摂食嚥下障害や併存疾患に応じた栄養療法を行う必要がある．
> ・チームアプローチによって個々の認知機能と運動機能に合わせたリハを行うことが重要である．

● 認知症患者での摂食嚥下障害

認知症患者では摂食嚥下障害が問題になりやすい．認知症として代表的なアルツハイマー病（AD）と血管性認知症（VaD）では嚥下障害，食行動変化，食欲低下の現れ方が異なり，認知症のリハ栄養において留意すべきである．

1）嚥下障害

嚥下障害はADに比してVaDで出現しやすく摂食嚥下ステージにおいて特に咽頭期で問題が現れやすい．咽頭期とは咽頭収縮により生じる嚥下圧が駆動力となって食塊が左右の梨状陥凹から食道入口部へ達する段階である．一方，ADでは咽頭期の前段階にあたる先行期や口腔期に問題が現れやすい．すなわち食物を食物として認識する段階，舌運動などによって食塊を咽頭方向に送り込む段階である[1]．

入院した患者の多くは，何らかの急性期疾患（肺炎，外科手術，脳卒中，骨折など）に伴ってADLが低下していることが多い．このような時期には全身状態，意識状態が不良となり，それにともない嚥下機能も低下する．そのため認知症患者が入院した場合は嚥下障害が増悪している可能性が高い．**図**に示した経口摂取ピラミッドのようにまずは土台となる栄養状態，全身状態から改善しなければ経口摂取獲得は難しい．

2）食行動変化

認知症患者では，食事に関連した神経心理学的症状に由来した行動障害，すなわち食行動変化が生じる．食行動変化もADとVaDで現れ方に違いがある．

MMSE 15〜20点の軽度認知機能障害において，VaDでは脳血管障害に伴う片麻痺などによって運動障害を有していることが多く，「紙パックにストローを挿す」「容器のふたを開ける」といった巧緻動作，箸やスプーンといった食具の使用による摂食動作が障害される．また，この時期から食事中の注意・覚醒維持の困難も認められる．

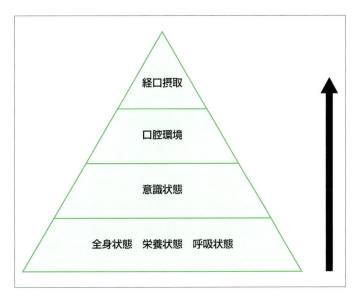

図　経口摂取ピラミッド

一方，AD では巧緻動作の低下がこの時期から認められるが，その他の食行動の変化は認められないことが多い．MMSE 10 点程度となると，VaD では食具の使用が一層困難となる．AD では VaD 患者の有するような麻痺は認めないにもかかわらず，巧緻性の低下以外に観念失行などから摂食動作の障害も認められるようになる．さらに，食事開始困難，食事中の注意・覚醒維持困難など，全般的な食行動の変化が出現する．MMSE 5 点以下の重度な認知機能障害に至ると，AD，VaD いずれも全般的な食行動の障害を認める[2]．

3）食欲低下

高齢者では活動量減少による消費カロリー低下，唾液分泌の減少，消化吸収機能の低下や便秘などにより，食欲低下をきたしやすい．よって，多くが高齢者である認知症患者もしばしば食欲低下を認める．

薬剤投与により食欲低下をきたすことも稀ではない．認知症の有無にかかわらず，高齢者では複数の投薬を受けていることが多く，薬剤による食欲低下が現れやすい．特に認知症治療で使用される頻度の高いドネペジル塩酸塩も食欲低下を起こし得るため注意を要する．他に，ジギタリス製剤，Ca 拮抗薬，テオフィリン製剤，抗うつ薬，抗精神病薬，各種抗生物質なども食欲低下を生じる可能性がある[3]．

4）その他の認知症における摂食嚥下障害

前頭側頭型認知症では食行動変化として，比較的早期から食欲の亢進，濃い味付けへの嗜好の変化，特定の食べ物に固執する常同的な食行動が出現するのが特徴的である[4]．また，Lewy 小体型認知症ではパーキンソニズムに関連して早期から巧緻性の低下や摂食動作の障害，嚥下障害を合併しやすいという特徴がある．

認知症に対する栄養療法

認知症に対する栄養療法について発症予防，進行抑制や認知機能改善効果が報告さ

れているものはいくつかあるが，その効果のエビデンスは乏しい．わが国の認知症疾患治療ガイドライン 2010 においても，「特定の栄養素，食物，あるいは食事パターンと，認知症・アルツハイマー病の発症予防や，認知症の進行の抑制を示す確定的な結果は得られていない」とされ，推奨グレードは C1 の評価である[5]．ω-3 脂肪酸についても MMSE 14〜26 点の AD 患者に対するドコサヘキサエン酸の認知機能改善効果は認められなかった[6]．MMSE が 27 点以上の初期の AD 患者に対してはドコサヘキサエン酸とエイコサペンタ酸塩の投与により進行抑制効果があったと報告されているが，小規模な研究であったため，今後の大規模研究が期待される[7]．

最近注目されているのは，上記で挙げたような特定の栄養素を単一で摂取するのではなく，上記の栄養素を含んだ食材を組み合わせて摂取する食事法である．特に地中海式ダイエットは野菜，豆類，果物，魚類，オリーブオイルを多めに摂取し，チーズやヨーグルトなどの乳製品は少なめに摂取，卵，肉類は控えめに摂取するというものである[8]．

認知症に対するリハビリテーション

1）認知療法

認知症に対するリハとして，認知機能の維持，改善を目的に認知療法が行われることがあるが，強いエビデンスは少ないのが現状である[9]．認知刺激療法（cognitive stimulation therapy；CST）は，過去・現在の出来事や関心事に関する議論，言葉遊び，音楽そして料理やガーデニングなどの実践的な活動を通して思考や記憶を全般的に刺激することを目的にした活動である．小さなグループのなかで指導者や介護者によって行われる．CST は薬物療法と同等な認知症抑制効果があるとも報告されており，今後，期待できる認知療法の一つである[10]．

2）運動療法

運動療法が認知症患者の身体機能を向上させるという報告はいくつかある[11]．しかし，多くが小規模な研究であり最適な運動療法のプログラムや期間は定まっていない．身体機能を向上させるには，歩行訓練，バランス訓練などの荷重訓練や ADL にかかわる課題指向型訓練を行うことが有効である．また，認知症患者の多くは高齢者であり身体機能障害の背景にサルコペニアが強くかかわっていることが想定されるため，筋力増強を目的にレジスタンストレーニングも行うべきである．認知症患者に限ったことではないが，いずれにおいても患者の身体機能に合わせて少し難しい課題を設定することが重要である．

運動療法が認知機能に及ぼす影響として，神経細胞における潜在的な炎症の抑制効果，神経内分泌を介する作用，アミロイドの蓄積阻害作用などが考えられているが，実用的な効果に関するエビデンスは今のところ乏しい．小規模研究では，歩行訓練を含めた有酸素運動は軽度認知障害のある女性高齢者に対して，認知症の進行を予防したと報告された[12]．有酸素運動は，視床下部−下垂体−副腎皮質軸における神経内分泌に作用することによって，認知機能低下を防ぐ可能性が示唆されている．一方，成長ホルモン−insulin-like growth factor-1（IGF-1）軸における神経内分泌も認知症に

かかわる．IGF-1 はアミロイドの蓄積阻害作用や海馬でのアポトーシス予防作用などを有す．最近報告された大規模研究によると，血清 IGF-1 濃度の低下は AD の進行リスクにかかわっており，血清 IGF-1 濃度が高いほど脳容量は保たれる[13]．低負荷のレジスタンストレーニングは血清 IGF-1 濃度を上昇させることがわかっており[14]，認知機能の維持・向上のためにもレジスタンストレーニングが有効かもしれない．

3）その他の非薬物療法

口腔ケアも認知機能の維持に有効であり，認知症患者で発症が多い誤嚥性肺炎も予防できることから全例で行うべきである[15]．

急性期・回復期病院における認知症リハビリテーション栄養の実際

上記を踏まえ急性期・回復期病院における認知症リハ栄養について考える．認知症患者が入院した場合，多くは嚥下障害をきたしている．そのため嚥下機能評価を行ったうえで適切な栄養経路で栄養療法を行い，異化期が過ぎた後は速やかに栄養状態を改善させることが先決である．栄養療法としては単一の栄養剤を経管栄養によって投与するよりもさまざまな食材を経口摂取する方が望ましい．よって，摂食嚥下障害を認めた場合でも，できる限り適切な摂食方法，食形態を設定したうえで経口摂取を行うことを目標とすべきである．食欲が低下して経口摂取が進まない場合は，投与されている薬剤調整を行い，内服薬は極力，少量に抑えたい．口腔ケアは経口摂取の有無にかかわらず全例で行うべきである．

運動療法として異化期に過度な運動負荷をかけることはサルコペニアを助長する可能性があり避けるべきである．異化期を過ぎて栄養状態が改善すれば，運動療法の負荷を増加させていく．ただし単独の訓練を実施するのではなく，有酸素運動とレジスタンストレーニングを組み合わせて行うべきであろう．特に認知症患者では，記憶障害や注意障害などにより単調な繰り返し動作を行う訓練は継続して行うことが難しいことが多く，それぞれの認知機能に合わせながら課題指向型訓練を中心に行うことが望ましい．急性期病院でも回復期病院でも，早期からリハ医や栄養士を含んだ多職種による介入により残存している認知機能および運動機能に応じて最適な栄養療法および運動療法を組み立てていくことが重要である．

症例提示

症例：79 歳，男性．
診断名：アルツハイマー病，肺炎，腎不全（CKD stage V），胃がん術後．
現病歴：4 年前より認知機能低下が出現し，2 年前に精神科を初診し改訂長谷川式簡易認知症スケール（HDS-R）が 16 点でアルツハイマー病と診断された．このときからドネペジル塩酸塩が処方されてきた．他に 12 年前から腎機能障害があり 2 年前より食思不振に伴う脱水症および栄養障害にて度々入院加療された．次第に腎機能は悪化し X−1 月に血液透析に備えてシャント造設術を施行された．その後，食思不振は続き身体活動は低下していたものの日常生活動作は自立して行えていた．

X月Y日，自宅トイレで倒れているところを発見され当院を救急受診し，肺炎および栄養障害・脱水に伴う循環血液量減少性ショックを認めたため入院加療されることとなった．肺炎およびショックは抗生剤および輸液の点滴治療により改善したが，安静臥床状態が続いたため第10病日に廃用症候群改善目的のリハ依頼あり，当科が介入することとなった．

既往歴：9年前に胃がんに対して腹腔鏡補助下胃全摘，R-Y再建術（胃がん術前は体重約65 kgであった）．

生活歴：妻，長女と3人暮らし．3階建ての持ち家，症例の自室は1階．トイレは1階，風呂は2階．歩行，トイレ，入浴などのADLは自立していた．介護度は要支援1．

身体所見：

- 当科初診時
  JCS 3，体重43.8 kg，MMT：両上肢3，両下肢2～3，HDS-R 9点．
  TSF 4 mm，AC 18.5 cm，AMC 17.2 cm，AMA 23.7 cm^2，四肢に浮腫あり．
  寝返り：自立，起き上がり：軽介助，端座位：自立，立ち上がり：軽介助，立位：中介助．

- 当科転科時（入院1カ月半後）
  JCS 3，体重48.3 kg，MMT：両上肢3，両下肢：2～3，握力10/5 kg，HDS-R 8点．
  TSF 2 mm，AC 18.1 cm，AMC 17.5 cm，AMA 24.4 cm^2，四肢に浮腫あり．
  基本動作は当科初診時と著変なし．

- 退院時（入院3カ月後）
  JCS 3，体重45.8 kg，MMT：両上肢4，両下肢3～4，握力14/8 kg，HDS-R 8点．
  TSF 4 mm，AC 19.9 cm，AMC 18.6 cm，AMA 27.5 cm^2，四肢に浮腫あり．
  寝返り：自立，起き上がり：見守り，端座位：自立，立ち上がり：見守り，立位：軽介助．

検査所見：

- 当科初診時
  WBC 4,700（Lympho 700）/μL，Hb 7.4 g/dL，Plt 9.7 万/μL，Alb 1.9 g/dL，BUN 66 mg/dL，Cr 6.7 mg/dL，CRP 1.87 mg/dL．

- 当科転科時（入院1カ月半後）
  WBC 4,800（Lympho 1,100）/μL，Hb 9.6 g/dL，Plt 8.7 万/μL，Alb 1.7 g/dL，BUN 76 mg/dL，Cr 6.6 mg/dL，CRP 0.25 mg/dL，IGF-1 12 ng/mL（75～218）．

- 退院時（入院3カ月半後）
  WBC 4,300（Lympho 1,800）/μL，Hb 8.5 g/dL，Plt 5.1 万/μL，Alb 2.1 g/dL，BUN 45 mg/dL，Cr 7.4 mg/dL，CRP 0.52 mg/dL．

当科介入後経過：
HDS-Rは9点まで低下していた．当科介入時，経口摂取は開始されていたが食事摂取量は2～4割であった．食思不振を改善させるために内服薬の調整を行った．すでに認知症は進行しておりドネペジル塩酸塩は中止した．四肢の筋力低下は認めたが摂食動作には問題がなかった．嚥下障害の可能性も考え嚥下造影検査を施行したところ，先行期，準備期，口腔期には問題を認めなかったが，咽頭期には嚥下反射の惹起不全

と咽頭収縮力低下を軽度認めたため，言語聴覚士による嚥下訓練および口腔ケアを開始した．理学療法士による運動療法も開始したが易疲労性を認めたため運動負荷としてはベッドサイドでの基本動作訓練を中心とした．病棟看護師には車椅子座位保持時間の延長を指示した．その後，徐々に食事摂取量が増えた．しかし，運動機能は改善せず，病棟看護師による離床は進まなかった．集学的な介入が必要と考え入院から約1カ月半後に病棟転棟のうえ，当科へ転科した．

　当科転科時，基本動作能力は介入時と比して著変なくベッド上に臥床傾向であった．嚥下造影検査にて咽頭期の問題は改善し，食事摂取量は10割となっていた．しかし，1日の総摂取カロリーは1,200 kcalと低かった．Harris-Benedictの計算式より基礎代謝量は1,020 kcalと算出され，歩行を前提とした活動係数により必要カロリーは約1,500 kcalと見積もった．食事内容は適宜変更したが，胃全摘後の影響で脂質を増やすと下痢する傾向にあったため，1日脂質摂取量は30 gとし，末期腎不全であったため蛋白摂取量は約0.8 g/kgである40 gとした．そのため主食や高カロリーゼリーなどの炭水化物を主体とした補食により摂取カロリーを調節した．当科転科時の尿検査では窒素出納量はほぼ±0であり，40 gの蛋白摂取量を継続した．車椅子座位保持時間は延長しベッド上および車椅子上で行えるような，立ち上がり動作などを含んだ低負荷のレジスタンストレーニングを自主的に行うように指示したが，自らやることはなく主治医や病棟看護師によって行われた．当科転科1週間後よりリハ室で歩行器を使用した歩行訓練を開始した．当科転科2週間後，尿検査にて，窒素出納量が−1.5 g/日であった．そのためアミノ酸として1日当たりオルニチン1.25 g，グルタミン1.0 gの投与を開始した．自宅に退院することを目標に意欲を引きながら運動療法を続けた．

　入院2カ月半後には基本動作が見守りから軽介助にて，短距離歩行が手引きで可能となったが，尿・排便はオムツ管理であった．入院中の介護保険の区分変更で要介護度4となり，家族への介護指導を行うとともにデイサービスを中心とした介護サービスを導入することとして入院3カ月後に自宅へ退院した．退院後も歩行訓練，レジスタンストレーニングを継続するようにデイサービス施設に申し送りをした．

考察：
本症例では認知症は中〜重度で，さらに末期腎不全により四肢の浮腫，倦怠感を認めていた．他者の介入がなければ自発的な活動性が低く，リハや離床に対する意識が乏しい病棟では積極的介入がないまま廃用性筋萎縮が進行してしまった．自発性が低い本症例に対しては積極的なチームアプローチが重要であると判断しリハの意識が高い病棟へ転棟のうえ，集学的な介入を行った．

　栄養療法においては一般的に身体計測や血液検査などの客観的指標を用いて栄養状態を把握することが多いが，本症例では末期腎不全による低Alb血症，腎性貧血，四肢の浮腫により必ずしも有効な指標ではなかった．そのため，筋力や動作に伴う疲労度によって間接的に栄養状態を把握した．腎不全では蛋白制限をするのが一般的であるが，窒素出納量を算出したうえで活動量に応じて異化を防ぐためにアミノ酸の投与を行った．運動療法として有酸素運動とレジスタンストレーニングを組み合わせて施行することで運動機能は改善した．認知機能は維持していたが，改善は認めなかった．

おわりに

認知症患者は摂食嚥下障害を呈しやすいことを留意し，入院後には個々の症例での摂食嚥下障害の病態を把握し多面的に介入することで早期に栄養状態を改善すべきである．そのためには，生命予後・機能予後を考慮し，時には認知機能および他臓器への影響も妥協したうえで，治療薬を減量・中止し，可能な限り必要栄養量を満たすように経口摂取を目指すべきである．認知療法も併用しながら，個々の認知機能に合わせて有酸素運動と低負荷のレジスタンストレーニングを組み合わせながら課題指向型訓練を中心とした運動療法を行うべきである．

(新見昌央，百崎 良)

文献

1) Suh MK et al：Dysphagia in patients with dementia；Alzheimer versus Vascular. *Alzheimers Dis Assoc Disord* **23**：178-184, 2009.
2) 枝広あや子・他：アルツハイマー病と血管性認知症高齢者の食行動の比較に関する調査報告：第一報—食行動変化について．日老医誌 **50**：651-660, 2013.
3) 葛谷雅文：高齢者の栄養評価．*Geriatr Med* **51**：371-374, 2013.
4) 品川俊一郎：認知症の食行動．老年精医誌 **20**：744-749, 2009.
5) 日本神経学会監修：認知症疾患治療ガイドライン2010，医学書院，2010, pp183-185.
6) Quinn JF et al：Docosahexaenoic acid supplementation and cognitive decline in Alzheimer disease：a randomized trial. *JAMA* **304**：1903-1911, 2010.
7) Freund-Levi Y et al：Omega-3 fatty acid treatment in 174 patients with mild to moderate Alzheimer disease：OmegAD study：a randomized double-blind trial. *Arch Neurol* **63**：1402-1508, 2006.
8) Sofi F et al：Adherence to Mediterranean diet and health status：meta-analysis. *BMJ* **337**：a1344, 2008.
9) Bahar-Fuchs A et al：Cognitive training and cognitive rehabilitation for mild to moderate Alzheimer's disease and vascular dementia. *Cochrane Database Syst Rev* **6**：CD003260, 2013.
10) Woods B et al：Cognitive stimulation to improve cognitive functioning in people with dementia. *Cochrane Database Syst Rev* **2**：CD005562, 2012.
11) Littbrand H et al：Applicability and effects of physical exercise on physical and cognitive functions and activities of daily living among people with dementia：a systematic review. *Am J Phys Med Rehabil* **90**：495-518, 2011.
12) Baker LD et al：Effects of aerobic exercise on mild cognitive impairment：a controlled trial. *Arch Neurol* **67**：71-79, 2010.
13) Westwood AJ et al：Insulin-like growth factor-1 and risk of Alzheimer dementia and brain atrophy. *Neurology* **82**：1613-1619, 2014.
14) Rojas Vega S et al：Effect of Resistance Exercise on Serum Levels of Growth Factors in Humans. *Horm Metab Res* **42**：982-986, 2010.
15) Kikutani T et al：Effect of oral care on cognitive function in patients with dementia. *Geriatr Gerontol* **10**：327-328, 2010.

2. 療養型病院・施設での認知症のリハビリテーション栄養

> **ポイント**
> - 2010年には280万人の認知症高齢者がおり，約100万人が病院や施設，在宅に約180万人と推定される．
> - 多職種がかかわることができる環境でも，対応に苦慮する症例も多い．
> - 見逃されがちな歯科的対応が効果的な症例もあり，考慮する必要がある．

認知症患者の現状

　厚生労働省は，日常生活自立度（日常生活に支障をきたすような症状・行動や意思疎通の困難さは多少みられても，誰かが注意すれば自立できる状態）Ⅱ以上の認知症高齢者数は2010年で280万人（65歳以上人口に対する比率9.5％）で，さらに2015年には345万人（10.2％），2020年は410万人（11.3％），2025年には470万人（12.8％）になると推計している．

　平成23年患者調査[1]をもとに認知症疾患を主傷病名とする入院患者の病床別割合の年次推移（血管性および詳細不明の認知症＋アルツハイマー病）（**図1**）をみると，2008年では認知症患者の約70％にあたる5.2万人が精神病床に入院しており，同約30％にあたる2.2万人が療養型病床群に入院している．また平成22年介護サービス施設・事業所調査[2]によると介護老人福祉施設，介護老人保健施設，介護療養型医療施設において認知症ありの割合は96.4％，95.0％，96.8％であった．年度は異なるが2012（平成24）年の在院（所）数が44万人，30万人，5万人で合計約80万人の利用者がいることを考慮すると，これらの施設には約75.5万人の認知症高齢者がいるものと推察される．さらに「平成24年度制度改正後の有料老人ホームに関する実態調査及び契約等に関する調査研究報告書（社団法人全国有料老人ホーム協会）」[3]によると有料老人ホームの介護付，住宅型の定員数は19万人，12万人と，合計31万人で，認知症ありの判定は全体の約70％であるので約21.7万人の認知症高齢者が有料老人ホームで生活しているものと考えられる．

　これらをまとめると，約280万人の認知症のうち，病院に7.4万人，施設に75.7万人，有料老人ホームに21.7万人おり，したがって在宅には約175.2万人もの認知症患者がいると推定される（**表1**）[1-3]．これは認知症に対する手厚い専門的な治療や

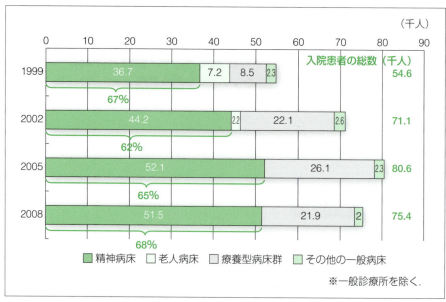

図1 認知症疾患を主傷病名とする入院患者の病床別割合の年次推移（血管性および詳細不明の認知症＋アルツハイマー病） (厚生労働省)[1]

表1 病院や施設などの認知症患者の推定数

		推定数（万人）	
病院	精神病院	5.2	
	療養型病床群	2.2	
施設	介護老人福祉施設	42.4	定員の96.4%が認知症ありとした.
	介護老人保健施設	28.5	定員の95.0%が認知症ありとした
	介護療養型医療施設	4.8	定員の96.8%が認知症ありとした
有料老人ホーム	介護付	13.3	定員の70%が認知症ありとした
	住宅型	8.4	
在宅		175.2	
総計		280	

(厚生労働省)[1,2] (全国有料老人ホーム協会)[3] より推計

ケアを受けることができる患者はごく一部であり，特に外来通院での治療の充実や家族への指導，地域でのサポート体制の整備などの対策が急務であると考えられた．

札幌西円山病院の概要と取り組みの現状

　当院は病床数854床（介護療養型医療施設：306床，療養病棟入院基本料：292床，障害者施設等：13対1入院基本料169床，回復期リハ病棟1：87床），入院患者平均年齢は約83歳である．高齢入院患者が多いため認知症患者も多く，NMスケール（西村式老年者用精神状態尺度）によるアセスメントでは約半数が重症認知症に分類され

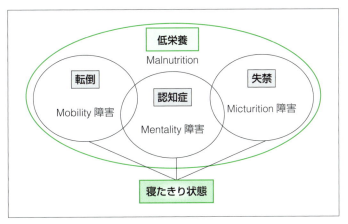

図2 老年症候群（峯廻の4 M's）

る．
　当院では老年症候群の全体像について，前院長である峯廻の4 M's（**図2**）の考え方に基づき[4]，要介護高齢者の栄養改善を目的として2001年よりNSTを設立して，栄養科を中心としてさまざまな取り組みがなされている．すなわち寝たきりになるリスクを増大させる転倒（Mobility障害），認知症（Mentality障害），失禁（Micturition障害）の背景要因は低栄養（Malnutrition）であり，要介護高齢者にとって低栄養に対するケア・キュアがすべての基本であり，また最も重要であるという考え方である．
　また，栄養改善をベースとして，ADLやQOL改善にはリハが重要という考え方に基づき，当院には190人のPT（60人），OT（55人），ST（45人），在宅リハスタッフ（30人）が勤務しており，この流れのなかから「リハ栄養」という考え方が必要となってくるのは自然の流れといえるであろう．しかし，回復期リハ病棟などでは管理栄養士とリハ職が連携をとるなど積極的な展開を行っている一方で，重度認知症の多い介護病棟などでは食べることや栄養改善にいまだ苦労しており，リハまでは到底至っていないという現状がある．
　当院は18の病棟とデイケアに9人の栄養士が担当制で配置されており，栄養士1人が2～3病棟の100人前後の栄養管理を行っている．リハスタッフに関しては患者担当制であり，回復期で5人前後，介護病棟で30人前後の患者を担当しており，回復期では9単位，介護病棟では2単位程度のリハを実施している．また，一般歯科が併設されており1日30人前後の患者の診療を行っており，内訳は入院患者20人（うち病棟往診5人），一般外来10人位である．一般的な歯科治療の他，PAP（舌接触補助床），PLP（軟口蓋挙上床），顎補綴などの摂食嚥下リハにかかわる特殊な歯科治療や専門性の高い口腔ケアなども行っている．
　各病棟では医師，看護師，PT，OT，ST，管理栄養士，MSWが参加して定期のカンファレンスが，介護病棟では1人の患者に関しては年2回程度，回復期リハ病棟では状況に応じて頻回に開催されており，必要に応じて歯科への出席依頼がくる．デイケアのカンファレンスに関しては担当歯科衛生士が毎回参加して，ST，看護師とともに口腔機能向上訓練や口腔ケアの検討，指導などを行っている．しかしいずれの病

棟においても，摂食嚥下障害に対する特殊な歯科治療に関してはSTが患者の摂食嚥下の状況を確認して，病棟カンファレンスで歯科の必要性を訴えない限り歯科受診依頼は行われず，STの経験や技量により歯科の必要性を見逃すケースも少なくないと思われ，大きな問題点である．

また，当院ではNSTが稼働しており，週1回昼休みに医師，歯科医師，看護師，PT，OT，ST，管理栄養士，薬剤師が出席して，カンファレンスを行っている．この対象患者の多くは医師や看護師，管理栄養士からのカンファレンス依頼であるが，介護病棟や神経難病患者の多い病棟などからの依頼が主であり，積極的な（摂食嚥下）リハや栄養管理に関する内容依頼は少なく，高齢患者のターミナル期や重度認知症患者の栄養管理に関する問題に対する対応がほとんどである．

リハ栄養の考え方はサルコペニアの予防や改善をして，ADLやQOLを高めるという意味で非常に重要であるが，当院でもまだ実践されているケースは回復期リハ病棟でのわずかな症例しかなく，他の療養型病院や施設でもほとんど広まっていない状況であると考えられる．さらに大多数の認知症患者が生活していると考えられる在宅での展開も含めて，リハ栄養の考え方を広く啓発する必要がある．

症例提示

認知症患者では拒食症例も多くみられ，NSTカンファレンスなどでさまざまな職種の視点から原因検討をして対応を行っても，効果がみられない症例も多い．そのなかで見逃されることが多いのは歯科的疾患や対応である．特に歯科が介入していない病院や施設などでは口腔の問題が放置されることがほとんどであろう．以下に提示するのはアルツハイマー病の拒食症例である．NSTカンファレンスではさまざまな原因追及がなされ，総合判定ではアルツハイマー病が最も大きな拒食の原因となっているとされたが，義歯治療により劇的に摂食状況が改善して，最終的には摂取量制限にまで至った．

症例：

82歳，女性．アルツハイマー病が進行し，意欲低下が著しく，気分のムラが激しい．自分の意志を表現することが少しできていた．

入院時より固形物の食事は少量しか摂取せず，水と流動食を飲むことでしか栄養摂取しない．栄養摂取量改善を目的としてNSTカンファレンスを実施した．

歯科的には口腔内は $\overline{5432}|3$ のみが残存し，すべてブリッジで連結固定されていた．

上顎総義歯，下顎部分床義歯の不適合により，左下頬側歯肉と上顎右前歯部唇側歯肉に義歯による大きな褥瘡性潰瘍が認められた（**図3, 4**）．また口腔内清掃状態が非常に悪かった．

経過：

X年5月14日にNSTカンファレンスを実施した．カンファレンスで各科情報（**表2**）を検討したが，最終的には「拒食」の原因は，アルツハイマー病との関連が疑われたため，薬剤療法の効果をみながら経過観察するという総合判定となり主治医に伝えられた．

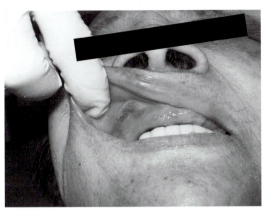

図3 歯科初診時の上顎歯肉の褥瘡

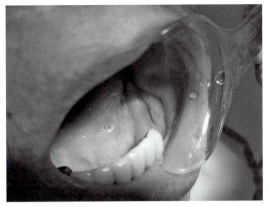

図4 歯科初診時の下顎歯肉の褥瘡

表2 症例の初回 NST カンファレンスでの各科情報の概略

歯科口腔情報	・拒食の一因として義歯不適合による，褥瘡性潰瘍の痛みが考えられる．義歯の調整が必要． ・中等度口腔乾燥．粘膜全体が腫脹して易出血の状態．現在歯のケアと並行して粘膜をスポンジブラシによって清掃することが必要．
看護情報	入院時常食とするも食べず，流動食とすると1カップ摂取．ただし薬とともに勧めないと飲まない．3食ゼリー，昼食にミニパンを提供するが，ゼリーとミニパンを摂取したことは数回．水分 200〜500 mL/日，エンシュアリキッド1缶/日． 食事量低下の原因は認知症による意欲低下が食欲低下となったと考える．また義歯が合わないことも原因であるとも考えられる．
作業療法情報	高次脳機能の問題としては発動性の低下と認知症，心理の問題として意欲障害が考えられる． 方針：現行で経過観察． 食事に対する意欲に異常があり，当面本人に受け入れられている，飲むという形で栄養アップを考える．
栄養食事情報	基礎代謝：788 kcal．必要エネルギー量 1,024 kcal，必要蛋白質量：39.6 g 固形物より飲み物を好むため，流動食となっている．温かい飲み物より冷たい飲み物を好む．食事のみでは 733 kcal，32.9 g しか摂取できていないため，今後も栄養補助食品の付加は必要と思われる．
言語療法情報	RSST：2回，MWST：プロフィール1． MWST においても良好な結果が得られゼリー摂取も問題ない．義歯が合わない印象があり，パンなどを咀嚼した場合，上手な bolus 形成が難しくなると思われる．また出された食事を混ぜて食べるという患者本人のコメントから dementia による拒食拒否と考えられる．
薬剤情報	処方：ワソラン錠，アシノンカプセル，ワーファリン錠，ジゴシン錠，ラシックス錠，チネラック錠，ツムラ麻子仁丸，ルボックス錠，アスパラK散 ジゴキシンとペラバルミンによる相互作用により，ジゴキシンによる副作用（嘔吐感）も考えられる．必ずモニタリングすること．本人が嘔吐感を伝えられない可能性も考慮する必要がある．また，特にこの組み合わせは，死亡例もあり要注意処方．アシノンカプセルにも副作用に嘔吐感あり． ルボックスの効果はあと1〜2週間経過をみなければならない．
総合判定	主治医　K先生へ 1.「拒食」の原因は断定的には言えませんが，アルツハイマー病との関連が最も強いと思われます． 2. ルボックスの効果が出ればよいのですが，期待できません． 3. 当面は現状の栄養方法にてフォローするのが方針となりますが，以下をご注意ください． 　①できるだけ経口で 　②廃用症候群（起立性低血圧）がありますので，歩行訓練などを考慮 　③病前の嗜好調査に基づき，1回は試してみる． 4. 心不全ありますが「拒食」との関連で脱水にもご注意ください． 虚血性心疾患の合併もあり，10％前後の確率にて Sudden Death の可能性もあります．

表3 症例の経過

	5月11日	7月10日	9月7日	1月28日
体重	35.0 kg	35.5	36.7	40.1
上腕周囲長	20.7 cm	20.6	22.0	23.3
上腕三頭筋皮脂厚	13.0 mm	14.0	10.0	14.0
上腕筋囲	16.6 cm	16.2	18.9	18.9
下腿周囲長	25.8 cm	26.0	26.2	27.0
血清アルブミン	3.7 g/dL	3.0	3.9	4.2
血清総蛋白質	7.3 g/dL	5.7	6.9	7.5
ヘモグロビン	12.4 mg/dL	9.1	11.3	12.3
必要エネルギー量	1,024 kcal	1,034	1,059	1,130
基礎代謝	788 kcal	796	815	870
必要蛋白質量	39.6 g	40.1	41.5	45.3
総摂取エネルギー量	1,083 kcal	1,083	1,615	1,314
総摂取蛋白質量	41.7 g	42.2	68.2	59.5
BMI	16.0	16.2	16.8	18.3
上腕三頭筋皮脂厚比	68%中等度	74%中等度	52%重度	74%
上腕筋囲比	83%軽度	81%軽度	84%基準	95%
%総摂取量エネルギー充足率	106%	99%	153%	116%
%総摂取量蛋白質量充足率	105%	105%	164%	131%
評価および栄養補給計画	平均摂取率6.9割 エンシュアリキッドと輸液で充足させている 流動食：733 kcal 32.9 g エンシュアリキッド：250 kcal 8.75 g 輸液：100 kcal 合計：1,083 kcal 41.7 g 固形物より飲み物を好むため，流動食となっている．温かい飲み物より冷たい飲み物を好む．食事のみでは733 kcal，32.9 gしか摂取できていないため，今後も栄養補助食品の付加は必要と思われる．	平均摂取率5.2割 輸液は行っておらず，流動食以外の付加食品で充足させている． 流動食：542 kcal 24.6 g 付加食品：484 kcal 17.6 g 合計：1,026 kcal 42.2 g 血清アルブミンが3.0となり低栄養状態．ルボックスの効果はみられない．病棟を転棟してから食事量の低下がみられ，さまざまな試行を繰り返し現状となっている．このまま経過観察を行っていく．ベットサイドにナースコールマットとポータブルトイレ．歩行訓練はふらつきがあるため手つなぎで実施する．	平均摂取率9.4割 流動食：944 kcal 41.6 g 付加食品：671 kcal 26.6 g 合計：1,615 kcal 68.2 g 食事摂取量が必要栄養量を大幅に上回っており，体重の増加，血清アルブミンも3.9となり栄養状態の改善がみられているが，まだやせであるため付加食品を継続して体重upを図る．ただし急激な体重増加は心臓に対する負担も大きいため，1カ月0.5〜1.0 kg増加を目標とし，体重41 kgを最終目標とする．ナースコールマットと介助バー，ポータブルトイレを使用して，移動・排泄時の安全確保を図る．	平均摂取率9.3割 流動食：988 kcal 46.4 g 付加食品：316 kcal 10.4 g 合計：1,314 kcal 59.5 g 体重変化 9月：37.9 kg， 10月：40.55 kg， 11月：39.65 kg， 12月：39 kg， 1月：40.05 kg 体重も順調に増加がみられるんで付加食品を減らす．また食形態アップを図る．ADLの向上がみられ，手つなぎ歩行可能，表情が豊かになった．

　しかし5月11日から7月10日の2カ月間で血清アルブミンが3.7→3.0 g/dLと低下し（**表3**），平均摂取率も6.9割→5.2割と低栄養状態が進行し，さらに悪化する可能性が危惧された．この間，看護師や栄養士によるさまざまな試行錯誤が行われたが効果はみられず，この時点でも積極的な介入方法が見当たらず，経過観察する予定となっていた．また，廃用症候群（起立性低血圧）があるため，手つなぎでの歩行訓練を行うこととしたが本人の意欲低下が著しく拒否も多かった．しかし，歯科では5

月 14 日のカンファレンス後から口腔に関する積極的な介入を行うこととし，口腔内の褥瘡改善と新義歯作製を開始して，7 月 9 日に治療完了となった．重度のアルツハイマー病患者の場合には受け答えが不可能であったり，指示に従えない，訴えがないなどにより，通常 1 カ月程度で行うことができる新義歯作製と調整が，2〜3 カ月に及ぶことも多く，このケースも新義歯作製，調整に約 2 カ月を要した．また，このような患者では明らかに強い疼痛があると思われる口腔内の深い褥瘡も患者自身が強い訴えをしないことも多いため，それほど重要視されず放置されてきたものと考えられた．

　新義歯装着後の栄養摂取状況は改善し，9 月 7 日には平均摂取率は 9.4 割，エネルギー充足率も 153％，蛋白質量充足率ともに 164％と大幅な改善となった．体重も 7 月 10 日から 35.5 kg → 36.7 kg と増加したが，急激な増加による心臓への負担増加が危惧されたので，栄養量のコントロールを行うこととした．そして翌年 1 月 28 日には体重が 40.1 kg とカンファレンス時より 5.1 kg 増加したため，栄養量をさらに減少させた．また，安定した手つなぎ歩行が可能となり，表情が豊かになったとの報告もあった．

考察：
　本症例のようなアルツハイマー病患者は在宅や施設でよくみかけるが，拒食やリハ拒否などの原因をアルツハイマー病と考えて積極的な介入をせずに，経過観察というケースも少なくないと思われる．たとえ拒食の原因が口腔にあったとしても，口腔内の痛みや違和感，不自由感などを十分に伝えることができないため，放置されることも少なくないであろう．栄養療法やリハにおいては歯科の介入が必要な症例が多いと感じる．

〈藤本篤士，阿部沙耶香，岡村寛子〉

文献

1) 厚生労働省：平成 23 年患者調査．
2) 厚生労働省：平成 22 年介護サービス施設・事業所調査．
3) 全国有料老人ホーム協会：平成 24 年度制度改正後の有料老人ホームに関する実態調査及び契約等に関する調査研究報告書，2013．
4) 峯廻攻守：要介護高齢者の日常生活活動度と栄養．Geriat Med **39**：1075-1083，2001．
5) 藤本篤士：食を支援する義歯治療．歯界展望 **104**：375-380，2004．

第4章 施設別の認知症のリハビリテーション栄養

3. 在宅での認知症のリハビリテーション栄養

> **ポイント**
> ・在宅での認知症のリハ栄養は，本人だけでなく家族や生活環境に合わせて行うことが重要である．
> ・重度認知症においても環境調整を上手に行えば，少量でも最期まで経口摂取は可能なことがある．
> ・終末期においては本人の尊厳と QOL のために何をすべきか話し合い決定していくことも広義のリハ栄養である．

リハビリテーション栄養における在宅の認知症患者のポイント

1）軽度から中等度認知症

　認知症では中核症状による失行，地理的失見当識，遂行機能障害などから運動手順がわからなくなる．また BPSD による抑うつ，焦燥感，注意障害などから運動意欲が減退する．そのため認知症患者は運動強度や頻度だけでなく運動量も低下しやすい．特に在宅認知症患者では施設や病院と異なり医療従事者からの定期的なサポートが得られにくいため引きこもりがちになり，さらに運動量が低下するという悪循環が形成されやすい．また，せん妄の治療として処方された抗精神病薬が過鎮静や錐体外路障害などの副作用を起こし，患者の運動能力低下につながることがある．

　一方で，近年では運動習慣の存在や社会活動の参加が認知機能の維持または認知症発症のリスク低減になるとの報告があり，認知症に対する運動療法が推奨されている．在宅認知症患者では，認知症の症状だけでなく自宅環境や家族のサポート状況に合わせて運動量低下に対応する．そのため家族や介護スタッフから，生活環境や日常の運動行動を聞きだすことが重要である．運動療法では運動手順がわからなければ本人がわかりやすい方法を表示して，本人が信頼している介助者とともに運動を実施する．注意力低下などで運動が途中で途切れてしまうのであれば，介助者が声掛けをして運動していることに注意を向けさせる．また，運動種目も限定せず本人の嗜好に合わせてダンスや水泳，ハイキングなど本人が運動自体を楽しんで実施できるものを選択することで，運動を継続できるようにする．在宅では家族や介護スタッフが介助者となるため，医療者は生活環境を上手に活かして家族らが理解し実践できる内容を具体的

に指導することが求められる．

　認知症では中核症状による失認，失行，記憶障害などから摂食障害を起こす．またBPSDによる妄想・幻視による異食や偏食などの食行動異常がみられることがある．そして摂食障害による栄養状態の悪化が，認知症の増悪因子となりさらに認知機能が低下するという悪循環が形成される．また，抗精神病薬の副作用である過鎮静や錐体外路障害，抗認知症薬の副作用である消化器症状などが摂食嚥下障害を増悪させることがある．一方で近年では認知症の摂食嚥下障害に対して適切な介護と歯科介入があれば終末期まで形ある食材を経口摂取できるとの報告もあり，認知症に対して早期からの食支援や口腔ケアが推奨されている．

　在宅認知症患者の摂食嚥下障害は運動量低下と同様に，患者の症状だけでなく生活環境や家族の状況に合わせて環境調整を行う．自宅内での食事空間をつくり，そこにはテレビなど注意を削ぐものはなるべく置かないようにする．食事のメニューは家族やヘルパーが継続してつくることができるように意識して具体的な内容を指導する．食べこぼしが多い場合は，手づかみでも食べられるものにする．食欲低下がみられる場合は違う味のものを数種類用意して組み合わせたり，食形態を食べやすいものにする．逆に一品食いになってしまう場合には，数種類を小分けにしてワンプレートに載せるなどの工夫も必要である．拒食の場合は好物を用意する，あるいは思い出の深い郷土料理などを出す．一方で過食の場合は話しかけることで手を止めさせて注意をそらしたり，一回量を最初から減らして食事回数を増やす．また，散歩などに連れ出して食事以外に関心を向かせることも必要である．さらに異食をしないよう危険なものは手が届かないところに置くか，鍵がかかるところにしまう．もし異食をした場合には，口から取り出せるようであれば指を咬まれないようにして取り出す．指を咬まれる恐れがある場合，もしくは異物の取り出しが困難と予想される場合は無理して取り出すことはしないようにする．そして異物が取り出せた場合でも取り出せなかった場合でも必ず医師の診察を仰ぐことが必要である．在宅では自宅内の食事空間で自分専用の箸やスプーンや食器をもたせたり，本人が信頼している介助者と食事するなど食事そのものを楽しんでできるように環境調整をしていくことが重要である．

2）重度認知症

　認知症が重度になると咬合崩壊が起きて義歯の使用が不可能となる．また，意思疎通が困難となりなかなか口を開けない一方で，口に入れたら飲み込まず，口から吐き出したり，口腔内にため込んでしまうこともある．ただ無理矢理口のなかに食物を入れるのは，本人が不快と感じて余計に口を開けなくなるという悪循環になることがある．また，誤嚥性肺炎や窒息のリスクも高くなるため注意が必要である．本人の食の嗜好や食事空間を最大限に活かし，認知症が重度であるほど五感を刺激する摂食想起が重要となる．食の嗜好の確認には認知症早期から在宅で看ている家族や介護スタッフからの情報が重要である．色や形，匂い，音など食事に関して本人が最も心地よさを感じるように環境調整を行い，決して無理がないように経口摂取を進める．訪問理学療法士や作業療法士，言語聴覚士は身体機能を評価し摂食時に誤嚥を減らすために，患者本人に適した姿勢や摂食方法について家族や介護スタッフに指導する．訪問看護師や歯科衛生士は口腔評価を行い口腔内の保清と湿潤環境を整え，患者本人が不快と

ならないような口腔ケアと介助方法の指導を行う．訪問歯科医は義歯適合や義歯使用能力の評価と適切な義歯の使用方法の指導を行う．また，義歯使用が困難であれば義歯なしでの食支援を行う．重度認知症では咀嚼能力が低下してくるため軟食や半固形食などが選択されることが多いが，必要以上に食形態は落とさないことが重要である．本人の食欲や嗜好に合わせて食事内容や一口量，摂取介助方法，食事時間，食事空間を上手に調整することで終末期まで少量でも経口摂取が可能である症例も少なくない．

しかし経口摂取量が減少するとともに栄養状態が低下してくると，経管栄養や経静脈栄養などの人工栄養法が検討されるようになる．特に在宅では家族が「何もしないこと」が患者を「餓死させる」ことになるのではないかという心理的不安の軽減を考慮して，医師が点滴をするということが少なくない．しかし日本老年医学会は「終末期においては何らかの治療が患者本人の尊厳を損なったり苦痛を増大させる可能性があるときには，治療の差し控えや治療からの撤退も選択肢として考慮する必要がある」と立場表明をしている．経口摂取が困難となった重度の認知症患者においては，本人の尊厳とQOLのために何をもって最善とするべきかを医師，看護師，家族や介護スタッフらとともに十分に話し合うことが必要である．そして，そのプロセスと決定は重度認知症患者における広義のリハ栄養であると考えている．

症例提示

症例紹介：
・症例
80歳代，女性．
診断：アルツハイマー型認知症（FAST分類 stage 4）．
併存疾患：高血圧，心不全．
社会背景：独身独居，生活保護，要介護2（障害高齢者の日常生活自立度A2，認知症高齢者の日常生活自立度IIb）．
現病歴：
生来健康で独居生活をしていたが，自宅で転倒し，緊急入院した．その際に心不全，高血圧，アルツハイマー型認知症を指摘される．その後リハの継続のため老人保健施設へ入所した．リハが終了し在宅サービスの調整がついたため，自宅へ退所した．
訪問診療での所見：
・身体所見：意識清明，簡単なコミュニケーションは可能だが複雑な動作を伴う指示には従えない．血圧 166/75 mmHg，脈拍 94 bpm．身長 150 cm，体重 34.4 kg，BMI 15.3 kg/m^2．心音清，心雑音はなし，呼吸雑音はなし，腹部所見なし．
・認知機能：改訂長谷川式簡易知能評価スケール 18（点）（見当識は保たれているが短期記憶と計算で失点）．時計描画テスト 0（点）．
・日常生活動作：四肢筋力は軽度低下を認め，屋内歩行は自立だが自力で外出はしない．基本的ADLは概ね自立，Barthel index 85点．

スクリーニング

A 過去3ケ月間で食欲不振，消化器系の問題，そしゃく・嚥下困難などで食事量が減少しましたか？
0＝著しい食事量の減少
1＝中等度の食事量の減少
2＝食事量の減少なし	1

B 過去3ケ月間で体重の減少がありましたか？
0＝3kg 以上の減少
1＝わからない
2＝1〜3kg の減少
3＝体重減少なし	1

C 自力で歩けますか？
0＝寝たきりまたは車椅子を常時使用
1＝ベッドや車椅子を離れられるが，歩いて外出はできない
2＝自由に歩いて外出できる	1

D 過去3ケ月間で精神的ストレスや急性疾患を経験しましたか？
0＝はい　　2＝いいえ	2

E 神経・精神的問題の有無
0＝強度認知症またはうつ状態
1＝中程度の認知症
2＝精神的問題なし	1

F1 BMI （kg/m²）：体重（kg）÷身長（m）²
0＝BMI が 19 未満
1＝BMI が 19 以上，21 未満
2＝BMI が 21 以上，23 未満
3＝BMI が 23 以上	0

BMI が測定できない方は，F1 の代わりに F2 に回答してください．
BMI が測定できる方は，F1 のみに回答し，F2 には記入しないでください．

F2 ふくらはぎの周囲長（cm）：CC
0＝31cm 未満
3＝31cm 以上

スクリーニング値
（最大：14 ポイント）	6

12-14 ポイント：　　栄養状態良好
8-11 ポイント：　　低栄養のおそれあり（At risk）
0-7 ポイント：　☒　低栄養

図1　MNA®-SF（介入前）

経過：
　入所中は，食事は介助者の見守りで主食が米飯，副食は一口大でほぼ完食できていた．歩行能力はT字杖で連続 50 m 歩行が可能なレベルまで向上した．しかし退所後は外出することは少なく買い物や食事の準備はヘルパーに依頼している．食事は栄養バランスを考慮してつくられているが，実際の本人の摂取内容は炭水化物が中心で蛋白質や野菜・果物類の摂取が少ない傾向であった．さらに退所後から便秘であったため，下剤を処方したところ逆に下痢となってしまった．それにより食事量全体がさらに低下し，33.9 kg と体重減少と体力低下がみられるようになった．

栄養評価：

・1日の食事内容

朝食（7時）ご飯1膳，前日の夕飯の残り物．

昼食（12時30分）食パン1枚またはうどんなど．

夕食（18時30分）ご飯1膳，副菜（煮物や野菜炒めなどヘルパーが作ったもの）を半分程度摂取．

MNA®-SF 6点（**図1**）．

体重 33.9 kg，BMI 15.0 kg/m²．

基礎代謝量＝855 kcal（現体重で計算）．

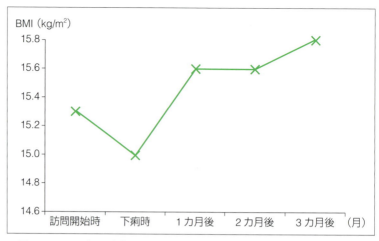
図2　BMIの経月変化

（推測）全エネルギー消費量＝855×活動係数 1.3×ストレス係数 1.0＝1,116 kcal.
（推定）エネルギー摂取量＝約 860 kcal

アプローチ：

　担当ケアマネジャーにより緊急サービス担当者会議が開かれた．偏食に加えて下痢に伴う体重減少と栄養状態の低下を認めた．訪問薬剤師より低栄養の指摘および栄養状態の改善が提案された．またケアマネジャーからはヘルパーとの散歩による外出機会を増やして，体力の向上を図ることが提案された．

　メニュー表からは摂取エネルギーの不足だけでなく本人が炭水化物を好み，蛋白質やビタミン・ミネラルの摂取量が少ないことがわかった．食事が全量摂取できれば栄養バランスや摂取カロリーは目標に到達し得るが，本人の食の嗜好やもともと食事量が少ないことを考えると多品目の摂取は困難であると判断し，不足している蛋白質やビタミン摂取のため補助栄養飲料（200 kcal/200 ml）の摂取が検討された．補助栄養飲料を食事に影響しないよう日中は 15 時ころ，夜間は 20 時ころを目途に 2 回に分けて摂取してもらうように指導した．また，下痢に対しては医師により下剤の種類と処方量の調整を行い，さらに薬剤師より適切な下剤の使用方法について訪問薬剤指導を改めて行った．そして活動量を上げるためヘルパーとは買い物を時々一緒に出掛けるなどの工夫を行った．

　その結果，食事内容には大きな変化は認めなかったが BMI の増加（**図2**）と MNA®-SF が 9 点（**図3**）へと改善を認めた．排便状況は時々下痢をまだ認めることがあるが，全体として状態は安定するようになった．

おわりに

　在宅認知症患者において病院や施設との最大の違いは食事量や内容および，リハ内容が一定できないことにある．そのため本人や家族の生活習慣や食習慣をよく確認することが必要である．患者の認知症症状だけでなく本人の嗜好や習慣に合わせて何が

```
スクリーニング
A 過去3ケ月間で食欲不振，消化器系の問題，そしゃく・嚥下困難などで食事量が減少しましたか？
  0＝著しい食事量の減少
  1＝中等度の食事量の減少
  2＝食事量の減少なし                                                                    [2]
B 過去3ケ月間で体重の減少がありましたか？
  0＝3kg以上の減少
  1＝わからない
  2＝1〜3kgの減少
  3＝体重減少なし                                                                         [3]
C 自力で歩けますか？
  0＝寝たきりまたは車椅子を常時使用
  1＝ベッドや車椅子を離れられるが，歩いて外出はできない
  2＝自由に歩いて外出できる                                                               [1]
D 過去3ケ月間で精神的ストレスや急性疾患を経験しましたか？
  0＝はい      2＝いいえ                                                                  [2]
E 神経・精神的問題の有無
  0＝強度認知症またはうつ状態
  1＝中程度の認知症
  2＝精神的問題なし                                                                       [1]
F1 BMI (kg/m²)：体重(kg)÷身長(m)²
  0＝BMIが19未満
  1＝BMIが19以上，21未満
  2＝BMIが21以上，23未満
  3＝BMIが23以上                                                                          [0]
      BMIが測定できない方は，F1の代わりにF2に回答してください．
      BMIが測定できる方は，F1のみに回答し，F2には記入しないでください．
F2 ふくらはぎの周囲長 (cm)：CC
  0＝31cm未満
  3＝31cm以上

スクリーニング値
(最大：14ポイント)                                                                       [9]

12-14 ポイント：□    栄養状態良好
8-11 ポイント：☒    低栄養のおそれあり（At risk）
0-7 ポイント：□     低栄養
```

図3 MNA®-SF（介入後）

本人にとって最善となるかを念頭に入れ，家族や介護スタッフらと協働してケアの方針を具体的でかつ実践可能な内容で立てるようにする．そしてリハと栄養サポートを上手に組み合わせることにより，その家族を含めた在宅認知症患者のQOLが向上することが期待される．

（諸冨伸夫）

文献

1) 宇山理紗：食べる機能を障害する疾患とその対応 精神疾患・認知症．臨床栄養 111：482-487，2007．
2) 特集 生活習慣病と認知機能―認知症の予防を見据えた生活習慣病の治療を目指して．日本臨床 72：601-756，2014．
3) 会田薫子：認知症末期に対する人工的水分・栄養補給法の施行実態とその関連要因に関する調査から．日老医誌 49：71-74，2012．
4) HDC認知症食支援対策チーム：食のBPSD（記憶・失語・失認・失行・実行機能障害に伴う食の問題）．http://www.gokkuncho.sakura.ne.jp/sector08/bpsd.pdf．2014年7月4日アクセス．
5) 社団法人日本老年医学会「立場表明2012」：「高齢者の終末期の医療及びケア」に関する日本老年医学会の「立場表明」2012．http://www.jpn-geriat-soc.or.jp/tachiba/jgs-tachiba2012.pdf．2014年7月4日アクセス．

索引

あ
アセスメント … 105
アパシー … 13
アルツハイマー型認知症 … 95, 144
アルツハイマー病 … 5
悪液質 … 57

い
意味性認知症 … 9

う
うつ症状 … 13
うつ状態 … 14, 15
運動 … 51
運動療法 … 87, 89, 170, 182

え
エネルギー消費量 … 44, 72
栄養投与ルート … 76, 77
栄養補給法 … 139
栄養療法 … 72, 169
嚥下障害 … 168

お
オーラルケア … 103
オーラルケアマネジメント … 104
オーラルマネジメント … 139
音楽療法 … 130
音楽療法士 … 133

か
ガランタミン … 27, 28
仮説思考 … 42
画像診断 … 22
回想法 … 82
活性酸素 … 60
活動係数 … 75
環境調整 … 183

き
記憶障害 … 9
飢餓 … 57
起立訓練 … 126
基礎代謝基準値 … 73
基礎代謝量 … 72
機能性尿失禁 … 125
偽性認知症 … 14, 15
急性期・回復期病院 … 168
拒食 … 137, 181
近時記憶障害 … 144

け
ケアパートナー … 33
経口栄養剤 … 75
経口摂取ピラミッド … 169
軽度認知障害 … 4, 52, 87
血管性認知症 … 6, 96, 151
見当識障害 … 9
健康づくりのための身体活動基準2013 … 92
検査 … 24
幻覚 … 12
幻視 … 160

こ
コグニサイズ … 51
コリンエステラーゼ阻害薬 … 27, 28
ゴール設定 … 41
呼吸リハビリテーション栄養 … 155
個別療法 … 131
誤嚥 … 13
口腔のケアアセスメントシート … 106
口腔ケア … 110
口腔機能障害 … 103
行動・心理症状 … 12
攻撃性 … 13
抗酸化物質 … 48
告知 … 25
国際生活機能分類 … 40, 81
骨折 … 162

さ
サルコペニア … 63
サルコペニア診断 … 65
サルコペニア肥満 … 66
作業回想法 … 82
作業療法 … 79
在宅 … 182

し
脂肪酸 … 49
自己決定権 … 138
失語 … 10
失行 … 10, 11
失認 … 10, 11
実行機能障害 … 10
周辺症状 … 12
終末期 … 137
受動的療法 … 130
集団療法 … 131
焦燥 … 12
食行動変化 … 168
食事支援 … 37
食事誘発性体熱産生 … 72
食品 … 49
食物繊維 … 127
食欲低下 … 169
褥瘡予防 … 140
身体活動レベル … 74
身体症状 … 53
神経症状 … 21
神経心理学的検査 … 24
神経認知障害 … 3
侵襲 … 57
診察 … 19
診断 … 16, 17
人工栄養 … 138

す
ストレス因子 … 75
ストレス係数 … 75
推定エネルギー必要量 … 45
遂行機能障害 … 10

せ
セレン … 59
せん妄 … 14, 15
生活機能障害 … 92
性的脱抑制 … 14
摂食嚥下リハビリテーション … 97
摂食嚥下障害 … 94, 183
摂食行動 … 119
摂食行動障害 … 98, 99
摂食障害 … 14

前頭側頭型認知症 …………… 20, 96
前頭側頭葉変性症 ……………… 6

そ

早期診断 ………………………… 16

た

多発性ラクナ梗塞性認知症 …… 157
短期記憶 …………………………… 9

ち

地中海食 ………………………… 50
治癒し得る認知症 ………………… 4
中核症状 …………………………… 8
中心静脈栄養法 ………………… 76
長期記憶 …………………………… 9

て

低栄養 ……………………… 56, 152
低栄養の原因 …………………… 57
転倒予防 ………………………… 89

と

ドネペジル ………………… 27, 28
頭部振り返り徴候 ……………… 19

に

日本摂食嚥下リハビリテーション学会嚥下調整食分類 2013 …… 101
尿失禁 …………………………… 125
認知機能低下 …………………… 68
認知機能変動 …………………… 160
認知症 ……………………………… 2
認知症の人のケア ……………… 32
認知症患者の推定数 …………… 176
認知症終末期 …………………… 136
認知症症状 ……………………… 11
認知症初期集中支援チーム …… 79
認知症診断の流れ ……………… 18
認知症短期集中リハビリテーション …………………………… 117
認知症予防 …………… 48, 85, 92
認知療法 ………………………… 170

の

能動的療法 ……………………… 131
脳機能画像 ……………………… 23
脳形態画像 ……………………… 23

は

パーキンソニズム ……………… 160
パーソンセンタードケア …… 35, 80
徘徊 ………………………………… 14
排泄 ……………………………… 121
排泄障害 ………………………… 121
排尿サークル …………………… 126
排尿障害 …………………… 124, 126
排便障害 ………………………… 122

ひ

ビタミン B 群 …………………… 49
非定型抗精神病薬 ……………… 30
非薬物療法 ……………………… 116
微量栄養素欠乏 ………………… 59
評価尺度 ………………………… 24
病期分類 ………………………… 136

ふ

フレイル ………………………… 66
フレイル・サイクル …………… 67
ブリストル排便スケール …… 123
不安 ……………………………… 12
不穏 ……………………………… 14
不足栄養素 ……………………… 60

へ

便失禁 ……………………… 123, 124
便秘 ……………………………… 122

ほ

補綴物の種類 …………………… 107
暴言 ……………………………… 13
暴力 ……………………………… 13

ま

末梢静脈栄養法 ………………… 76

め

メマンチン ……………………… 29

も

妄想 ……………………………… 13
問診 ……………………………… 17

や

薬物療法 …………… 26, 29, 116, 117

ゆ

ユマニチュード …………… 35, 148
夕暮れ症候群 …………………… 14

り

リスク管理 ……………………… 89
リハビリテーション栄養 ……… 40
リハビリテーション栄養アセスメント …………………………… 118
リハビリテーション栄養評価 … 41
リバスチグミン …………… 27, 28
リバプール・ケア・パスウェイ … 140
理学療法 ………………………… 87
療養型病院・施設 ……………… 175
臨床倫理 ………………………… 140

ろ

老年症候群 ……………………… 177

A

activity program ……………… 82
ADDTC …………………………… 156

B

Binswanger 病 ………………… 157
BPSD ……………… 12, 13, 30, 115

C

CDR …………………… 153, 162
ChEI ……………………………… 27

D

DLB の臨床診断基準改訂版 …… 161
DSM-5 ……………… 3, 19, 145, 155

F

FAST ……………………… 147, 148
frailty …………………………… 66

I

ICD-10 …………………… 2, 155
ICF ………………………… 40, 81

L

Lewy 小体型認知症 …… 6, 95, 159

索引

M

MCI ……87
Meals on Wheels ……59
METs …… 44, 91
MIBG 心筋シンチ ……23
MNA®-SF ……185

N

n-3 系不飽和脂肪酸 ……48
NIA-AA ……3
NINDS-AIREN ……156
NMDA 受容体拮抗薬 ……29
NPI ……115
NST ……178

S

sarcopenia obesity ……66
SMART なゴール ……42
SPECT ……23

V

VSRAD 解析 ……22

【編著者略歴】

若林　秀隆（わかばやし　ひでたか）

1995 年	横浜市立大学医学部卒業
1995 年	日本赤十字社医療センター内科研修医
1997 年	横浜市立大学医学部附属病院リハビリテーション科
1998 年	横浜市総合リハビリテーションセンターリハビリテーション科
2000 年	横浜市立脳血管医療センターリハビリテーション科
2003 年	済生会横浜市南部病院リハビリテーション科医長
2008 年	横浜市立大学附属市民総合医療センターリハビリテーション科助教
	現在に至る

E-mail：noventurenoglory@gmail.com
リハビリテーション栄養・サルコペニアブログ：http://rehabnutrition.blogspot.com/
日本リハビリテーション栄養研究会ホームページ：https://sites.google.com/site/rehabnutrition/

認知症のリハビリテーション栄養　　ISBN978-4-263-21493-0

2015 年 1 月 15 日　第 1 版第 1 刷発行
2015 年 4 月 10 日　第 1 版第 2 刷発行

編著者　若　林　秀　隆
発行者　大　畑　秀　穂
発行所　医歯薬出版株式会社

〒113-8612　東京都文京区本駒込 1-7-10
TEL.（03）5395-7628（編集）・7616（販売）
FAX.（03）5395-7609（編集）・8563（販売）
http://www.ishiyaku.co.jp/
郵便振替番号　00190-5-13816

乱丁，落丁の際はお取り替えいたします　　印刷・教文堂／製本・愛千製本所
© Ishiyaku Publishers, Inc., 2015. Printed in Japan

本書の複製権・翻訳権・翻案権・上映権・譲渡権・貸与権・公衆送信権（送信可能化権を含む）・口述権は，医歯薬出版㈱が保有します．
本書を無断で複製する行為（コピー，スキャン，デジタルデータ化など）は，「私的使用のための複製」などの著作権法上の限られた例外を除き禁じられています．また私的使用に該当する場合であっても，請負業者等の第三者に依頼し上記の行為を行うことは違法となります．

JCOPY ＜㈳出版者著作権管理機構　委託出版物＞
本書を複写される場合は，そのつど事前に㈳出版者著作権管理機構（電話 03-3513-6969，FAX 03-3513-6979，e-mail：info@jcopy.or.jp）の許諾を得てください．

◀ 好評 リハ栄養関連書の紹介 ▶

●リハ栄養実践のヒントが見つかります！
実践リハビリテーション栄養
病院・施設・在宅でのチーム医療のあり方
◆日本リハビリテーション栄養研究会　監修／若林秀隆　編著
◆B5判　142頁　定価(本体3,400円＋税)　ISBN978-4-263-21229-5

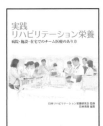

●悪液質に関する研究の現状を解説したこれまでになかった一冊！
悪液質とサルコペニア
リハビリテーション栄養アプローチ
◆荒金英樹・若林秀隆　編著
◆B5判　184頁　定価(本体3,800円＋税)　ISBN978-4-263-21441-1

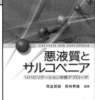

●サルコペニアの摂食・嚥下障害をご存じですか！
サルコペニアの摂食・嚥下障害
リハビリテーション栄養の可能性と実践
◆若林秀隆・藤本篤士　編著
◆B5判　234頁　定価(本体4,400円＋税)　ISBN978-4-263-21869-3

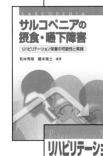

●症例を通して機能訓練やリハにあわせた栄養管理（リハ栄養）を学ぶ！
リハビリテーション栄養ケーススタディ
臨床で成果を出せる30症例
◆若林秀隆　編著
◆B5判　180頁　定価(本体3,600円＋税)　ISBN978-4-263-21867-9

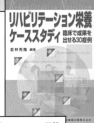

●リハビリテーション栄養のポイントをコンパクトにまとめた一冊！
リハビリテーション栄養ハンドブック
◆若林秀隆　編著
◆B6判　292頁　定価(本体3,600円＋税)　ISBN978-4-263-21863-1

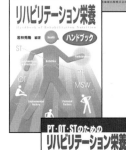

●リハビリテーション栄養の初学者に最適！
PT・OT・STのための
リハビリテーション栄養
栄養ケアがリハを変える
◆若林秀隆　著
◆B5判　120頁　定価(本体3,000円＋税)　ISBN978-4-263-21862-4

●本邦初！「管理栄養士の，管理栄養士による，管理栄養士のためのリハビリテーション栄養」の書！
臨床栄養 2014年9月臨時増刊号（第125巻4号）
管理栄養士のためのリハビリテーション栄養
◆若林秀隆・西岡心大　編
◆B5判　200頁　定価(本体2,700円＋税)

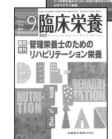

医歯薬出版株式会社　〒113-8612 東京都文京区本駒込1-7-10　TEL03-5395-7610　FAX03-5395-7611　http://www.ishiyaku.c